« RÉPONSES/SANTÉ »

Collection dirigée par Joëlle de Gravelaine

PIERRE FLUCHAIRE

LA RÉVOLUTION DU SOMMEIL

ÉDITIONS ROBERT LAFFONT
PARIS

ISBN 2-221-01230-5

La plupart des gens regardent les choses comme elles sont et se demandent : pourquoi ? Moi, je regarde les choses comment elles pourraient être et je me demande : pourquoi pas ?

JOHN FITZGERALD KENNEDY

Remerciements

Chaque livre est un enfant et vaut, a écrit Gilbert Cesbron, son « pesant de solitude ». Mais on ne peut faire un enfant tout seul et un livre sans être entouré. Ma pensée va vers Mme Joëlle de Gravelaine et M. Charles Ronsac, mon affection vers Annie, mon épouse, sans laquelle ce livre ne serait pas. Merci à Jacques Thomas des renseignements qu'il m'a procurés. Merci à Jeannette Bouton et Guy Werlings de ce qu'ils m'ont fait découvrir.

Sommaire

Deuxième partie

APPRENDRE A CONDUIRE SON SOMMEIL

Troisième partie

LE MODE D'EMPLOI DU SOMMEIL

Quatrième partie

ON PEUT ALLER ENCORE PLUS LOIN

Avant-propos

Ce livre ne se veut pas exhaustif car, pour ce seul aspect du sommeil que nous abordons, il faudrait plusieurs volumes. Il n'a pas non plus la prétention d'exprimer *ex cathedra* des vérités infaillibles, bien qu'il se fonde en grande partie sur des découvertes scientifiques dont certaines très récentes.

Il constitue une approche différente pour apporter un peu plus de lumière dans ce domaine encore si obscur et si mystérieux du sommeil dont le peu que l'on comprenne et que l'on sache est déjà d'une incroyable richesse. Il va vous montrer le sommeil sous un jour nouveau et vous pourrez le contempler d'un peu plus haut.

Ce livre abonde en citations : un grand nombre d'idées émises allant à l'encontre des idées courantes, nous avons préféré recourir aux voix les plus autorisées et nous effacer devant elles.

Nous abordons dans ce livre le très vaste domaine du rêve mais nous nous sommes limités aux aspects de celui-ci qui ont un rapport direct avec la « révolution du sommeil ».

Introduction

Si des extraterrestres...

« Les hommes sont moins instruits sur l'essentiel que jamais et ils n'ont pas plus d'idées que des nourrissons sur les questions les plus simples de la vie [1]. »

En effet, si des êtres vivants venus d'ailleurs, des extraterrestres, débarquaient sur la terre, il est probable que bien peu de chose les étonnerait : ni nos ordinateurs, ni notre télévision, nos avions, nos fusées, ni même nos satellites et nos voyages dans le cosmos. Venant d'un autre système stellaire — puisque aucune des planètes de notre propre système autre que la nôtre ne semble habitée —, cela prouverait qu'ils sont bien en avance sur nous : de milliers ou peut-être de millions d'années (pour atteindre la plus proche étoile, notre avion Concorde mettrait plus d'un million d'années). Alors tout, y compris nos plus extraordinaires découvertes dont certaines ont pourtant dépassé les rêves les plus fous de nos ancêtres, leur paraîtrait bien dépassé et l'humain lui-même n'aurait sans doute pour eux pas plus d'intérêt que pour nous un ver de terre.

Pourtant, en admettant qu'ils veuillent bien s'intéresser à

1. Gunther Schwab, *Les Dernières Cartes du diable.*

nous et aux autres animaux, une chose les plongerait dans une grande stupéfaction : ils verraient, dans cet immense « fleuve » de la vie, des centaines de milliards d'animaux avec leur agitation frénétique et tous ces animaux — et notamment quelques milliards d'humains — passer leur temps à s'opposer les uns aux autres, à se combattre, à rivaliser dans des luttes âpres et souvent sans merci et même s'entre-tuer ou se dévorer les uns les autres.

Car chaque animal, y compris l'humain, est soumis à cette loi : lutter pour protéger sa vie et aussi tuer d'autres vies, animales ou végétales, pour se nourrir et prolonger la sienne car nous ne savons pas, comme savent le faire les plantes, nous nourrir de soleil et de minéraux et tout ce que nous mangeons doit avoir été vivant.

Et puis ils verraient — et c'est cela qui les étonnerait — tous ces animaux, à intervalles réguliers, mettre soudain leur combativité, leur activité et même leur vigilance en veilleuse et sombrer dans le désintérêt, l'indifférence, l'apathie, l'immobilité, au milieu de tous ces dangers. Ils se diraient : pour que ces êtres « débranchent » ainsi, se coupent de leur agitation et de leur attention, il doit y avoir une raison impérieuse, une nécessité vitale. « Qu'est-ce donc qui chaque nuit les attire ainsi dans ce monde solitaire du sommeil, loin de leur travail, de leurs jeux, de ceux qu'ils aiment [1] ? » Quel est donc ce souverain tout-puissant auquel ils se soumettent ainsi, pendant des heures, sans pouvoir lui résister ?

Mais leur surprise serait encore bien plus grande si, interrogeant certains de ces vivants, ceux qui leur semblent les plus évolués, les humains par exemple, et leur demandant : « Mais que faites-vous de si important tandis que vous “ décrochez ” ainsi ? » ils écoutaient la seule réponse qui corresponde à la réalité : qu'ils n'en savent rien !

La quasi-totalité des humains, en effet, ne sait pratiquement rien de son sommeil et n'est même pas capable de répondre sans se tromper ou omettre l'essentiel à des questions pourtant simples en apparence telles que : Que se passe-t-il pendant votre sommeil ? ou : A quoi cela sert-il de dormir ?

Même les savants spécialistes du sommeil ont encore, nous

1. William Dement, *Dormir, rêver*, Ed. du Seuil.

le verrons sur ces deux questions et sur d'autres, beaucoup de doutes, d'interrogations et bien peu de réponses.

Et ce sommeil qui occupe pourtant le tiers de la vie (on passe plus de temps à dormir qu'à travailler) et dont les deux autres tiers dépendent en grande partie, l'homme de la rue en ignore encore presque tout. Il en méconnaît l'origine, la nature, la raison d'être, la justification réelle et le rôle, les fonctions et les mécanismes, la conduite, le mode d'emploi, les usages et les trésors... Le peu qu'il en sait est le plus souvent erroné, parfois à l'opposé de la réalité. Il n'y a aucun autre domaine où il fasse preuve d'une ignorance aussi abyssale et pourtant il n'y a aucun autre domaine qui soit aussi essentiel pour lui, et aussi porteur de richesses.

L'humain est surprenant

Il s'intéresse à tout, sauf à lui-même. Il a l'esprit curieux, veut tout voir, tout connaître, mais il ne sait rien ou presque rien de ce qui le touche de près ou ce qui est lui-même : ses identités, son intimité la plus profonde lui restent étrangères. L'humain connaît maintenant les grandes lois de l'univers mais ignore les règles élémentaires qui régissent sa propre vie et son sommeil.

Il se mêle de tout sauf de ce qui le concerne très directement dans sa vie de tous les jours et de toutes les nuits. Il veut tout régenter, asservir les autres vivants mais n'est même pas capable de se contrôler et en particulier de maîtriser son propre sommeil.

Ces éternels enfants que beaucoup d'entre nous sont restés, l'esprit aux aguets, posent mille questions pour tenter de savoir et de comprendre le monde. Pourquoi alors font-ils preuve de tant d'indifférence devant leur sommeil ? Nous passons notre temps et dépensons notre énergie à nous distraire et à travailler, à tenter de satisfaire des besoins en grande partie factices et nous ne cherchons pas à mieux répondre à nos exigences biologiques essentielles, celle du sommeil par exemple ! Pourquoi, alors que la plupart d'entre nous travaillent souvent très dur, jusqu'à se détruire la santé passent-ils à côté de tous les trésors que nous offre gratuitement le sommeil ?

Cet humain si aventureux qui a creusé la terre, plongé au fond des océans, escaladé les montagnes, qui a maintenant commencé de conquérir le cosmos et a exploré le cœur des atomes et voit par radiotélescope des galaxies situées à douze milliards d'années-lumière ne pense même pas à regarder au creux de la nuit et de son sommeil. Dès qu'il s'agit de son sommeil, lui si téméraire se montre timoré, comme s'il redoutait cette face cachée de sa vie et ce qu'il pourrait y découvrir.

Lui qui aime tout disséquer se contente, dès qu'il s'agit de son sommeil, d'une approche grossière. S'il essaie d'aller au fond des choses dans bien des domaines, là il effleure à peine le sujet, en reste à une conception désuète et passéiste. Et alors que la science a fait dans ce domaine tant de découvertes, pourquoi l'homme en est-il encore à cette notion préhistorique de son sommeil et à son utilisation moyenâgeuse ? Tout va de plus en plus vite et le progrès lui-même avance en « progression géométrique ». Mais pour tout ce qui touche au royaume de la nuit, c'est l'immobilisme, l'attentisme ou même la régression.

L'homme, toujours en quête de rendement, d'efficacité ou qui cherche à tirer de tout — et de lui-même — le meilleur parti, ne fait rien pour exploiter beaucoup mieux tout ce temps (une heure de sommeil pour deux d'éveil) consacré au sommeil et en tirer ses ressources quasi inépuisables ?

Lui qui, à la suite d'Aristote et de Descartes, aime tellement ce qui est prouvé, démontré, est devant son sommeil d'une incroyable crédulité, admettant toutes les idées reçues, les mythes, les légendes et les fantasmes que l'on se transmet de génération en génération.

Enfin, tout a été dit sur tout, paraît-il. Alors pourquoi, sur le sommeil, cette sorte de conspiration du silence ? Que de questions sans réponses auxquelles nous devons ajouter encore celle-ci : vraiment, tout cela n'est-il pas incompréhensible ? Et à cette question, nous allons tenter de répondre. Ce livre, avant tout, veut vous apprendre un vrai « savoir dormir » qui va bien au-delà du savoir bien dormir — qui n'en est que la toute première étape.

Jean Rostand a dit : « Le sommeil est une opinion. » Et selon l'opinion que vous en avez, vous dormirez très bien ou beaucoup moins bien, vous tirerez de votre sommeil beaucoup ou très peu. Pour devenir un bon dormeur, il faut mieux connaître son sommeil, se familiariser avec lui, avec ses mécanismes, pour respecter les règles qui le régissent [1]. Mais avant tout, il faut changer la conception que vous avez de votre sommeil, vous inciter à une véritable révolution.

D'abord, il importe de réhabiliter le sommeil sur lequel on a généralement une opinion très négative ou très passive. Un aphorisme du Patanjali, trois cents ans avant J.-C., assurait que « le sommeil est une idée fondée sur la conception de l'absence ». Il n'est que la cessation de l'état d'éveil et, pour certains, il n'est que perte d'un temps précieux qui serait beaucoup mieux employé à autre chose.

C'est en tout cas une conception très partielle et étriquée qui fait du sommeil un outil de récupération de l'énergie, grâce à cette passivité même. On subit son sommeil plus qu'on ne le vit, plus qu'on ne l'aime. Ce que nous souhaitons ici, c'est que vous vous mettiez à aimer votre sommeil.

D'abord, pour dormir encore beaucoup mieux et chasser cette peur inavouée, souvent inconsciente, que nous avons tous plus ou moins de notre sommeil et qui est si préjudiciable au très bon sommeil. Constamment nous sommes dans une sorte d'état intermédiaire entre le vrai éveil et le vrai sommeil, de la même manière que nous sommes, comme le disait Alexis Carrel, « constamment, quand nous ne sommes pas malades, dans un état intermédiaire entre la maladie et la bonne santé ».

Certes, il y a des fluctuations et nous sommes un peu moins éveillés la nuit et un peu moins endormis le jour mais « en réalité nous ne sommes jamais ni complètement endormis la nuit ni complètement éveillés le jour », comme le disait Thomas Edison, ou bien encore, selon le mot du Pr R. Andrieu, « l'homme n'est jamais en état de sommeil absolu ni de veille rigoureuse ».

Il s'agira donc d'être beaucoup mieux endormi la nuit pour être beaucoup mieux éveillé le jour.

Il s'agira ensuite de mieux connaître et utiliser les fonctions du sommeil : celles reconnues par les savants mais aussi les fonctions oubliées de tous et méconnues du plus grand nombre.

---

1. Cf. Pierre Fluchaire, *Bien dormir pour mieux vivre*, Ed. Dangles.

Et enfin l'on pourra découvrir les splendeurs du sommeil.

Telle sera la première étape, essentielle, de votre « révolution du sommeil », la première marche sur la « planète sommeil » que vous croyez connaître sans l'avoir jamais explorée alors que vous vous y rendez chaque nuit.

Vous pourrez alors mieux conduire votre sommeil, le gérer, l'adapter à toutes les circonstances de votre vie, devenir un grand « manager » de votre sommeil, condition *sine qua non* pour devenir un bon « manager » de votre vie et éventuellement de celle des autres.

L'étape suivante : vous découvrirez que le sommeil « ne sert pas qu'à dormir » mais à bien d'autres usages, bien plus enrichissants que le simple repos et qui s'harmonisent avec lui. Car le sommeil est le cadeau le plus merveilleux de la nature et nous ne savons pas en exploiter tous les trésors parce que personne ne nous en a donné le « mode d'emploi ».

Nous irons beaucoup plus loin encore pour vous aider à devenir le « dormeur champion » que chacun peut raisonnablement espérer être un jour.

« C'est l'heure de s'accoupler au sommeil, au sommeil où roulent des diamants de lucidité. (Henri Certigny) »

Il se pourrait bien...

que le sort de l'espèce humaine dépende, en partie, de la manière dont on saura comprendre et utiliser son sommeil et dont on parviendra à résoudre cette énigme : à quoi sert réellement le sommeil ?

On sait maintenant que s'il avait su mieux exploiter celui-ci, l'être humain serait beaucoup plus en avance sur tous les plans et notamment celui de sa conscience qui n'a guère évolué depuis des centaines de milliers d'années.

Grâce à notre sommeil nous pourrions devenir, comme le disait Thomas Browne, « plus que nous-mêmes », plus adultes, plus conscients parce que nous deviendrions capables de comprendre ce qui se passe dans les profondeurs de notre être, grâce à notre sommeil et à nos rêves, et de vivre enfin vingt-quatre heures sur vingt-quatre.

Si « les nuits sont enceintes », comme le disait Louis Francis, de quoi peuvent-elles bien accoucher ?

Première partie

LE SOMMEIL, CET INCONNU

1.

Le sommeil déconsidéré dans notre civilisation

Macbeth does murder sleep, the innocent sleep.

William Shakespeare.

(Macbeth assassine le sommeil, l'innocent sommeil.)

Depuis, « on a fait mieux : on l'a enterré », dit J. Beradou.

Le sommeil oublié

De quelque côté que l'on se tourne, quel que soit le mode d'expression considéré, ce que l'on cherche à savoir sur le sommeil et l'ardeur qu'on y mette, on s'aperçoit que dans notre civilisation, le sommeil c'est le grand absent. Et cette absence commence à la source, précisément là où l'on s'attendrait à ce qu'il soit étudié à fond, qu'on y apprenne à le réparer, à le remettre en état lorsqu'il présente des anomalies : je veux parler de la Faculté de médecine.

Citons un interne d'un CHU parisien : « Pendant toutes mes études, l'insomnie en tant que telle a dû m'être enseignée environ pendant deux heures, en comptant large. Dans les premières années où l'on étudie encore essentiellement les sciences fondamentales (chimie, physique, physiologie) mais pas encore les maladies et leurs signes (cliniques), nous avons étudié la physiologie du sommeil pendant environ un quart d'heure. Pendant la même année, nous avons eu un cours de pharmacologie consacré aux psychotropes et la partie destinée aux médicaments spécifiques du sommeil a duré un quart d'heure. Donc, pour nous résumer : physiologie et médicament du sommeil : environ une demi-heure. Les cours se situant au début des études médicales, sans que nous ayons encore le moindre contact avec les malades. Inutile de préciser que nous avons tous, ou presque, oublié la teneur de ces cours.

En sixième année d'étude, on nous enseigne la thérapeutique. Le chapitre consacré au sommeil a duré une heure à peu près. « Donc, au cours de mes études, deux heures, en comptant large, ont été consacrées à l'insomnie[1]. »

Voici d'ailleurs ce que nous a dit un médecin connu et spécialiste du sommeil : « Dans les études de médecin, l'insomnie est mise au même rang que le rhume de cerveau ; elle est considérée comme quelque chose de bénin, de secondaire. »

Cette grande absence du sommeil et du traitement de ses troubles, dans les programmes d'enseignement de la médecine, n'est pas l'exclusivité de la France. Dans le « Sleep Project » qui veut mettre en place aux Etats-Unis une campagne d'information sur les troubles du sommeil et dirigée par le Dr Krauthammer, on lit : « Une grande partie des écoles de médecine américaines n'offre pas un seul cours sur les désordres du sommeil et la thérapeutique appropriée. »

Comment s'en étonner puisque le sommeil a été, pendant très longtemps, le grand oublié de la science. Il n'y a guère plus de trente ans que celle-ci a commencé à se pencher sur l'humain et sur les animaux endormis — qui ont beaucoup à nous apprendre dans ce domaine. La science du sommeil est encore dans les limbes.

Cette absence, il est vrai, ne date pas d'aujourd'hui. Déjà, pour les Romains, le royaume du sommeil était celui du vide, du néant : il ne s'y passait rien. Certes, faute de le comprendre, ils l'avaient déifié, mais le dieu Hypnos — qui résidait selon Homère à Lemnos — n'eut jamais de temple ni de statue. Dans la conception romaine, le cerveau s'arrêtait pendant le sommeil et même l'âme quittait le corps pour aller à la rencontre des esprits et des dieux. Il ne restait de nous, endormis, que le corps matériel, c'est-à-dire notre cadavre.

1. Extrait de la revue *Que Choisir?* n° 134, nov. 1978.

Comment s'étonner alors que l'on ait si longtemps, et encore de nos jours, escamoté cette autre moitié du monde de la vie et que le sommeil soit devenu et demeure un continent inconnu, sombré, comme l'Atlantide, au fond de l'océan de notre oubli.

Aussi chercherait-on en vain trace ou mention de sommeil dans des sections entières de l'activité humaine où il devrait pourtant figurer en bonne place.

Pour mieux vous en persuader, nous vous donnerons quelques exemples.

Que l'on veuille trouver du travail ou se distraire, acquérir une maison ou un bateau, trouver un partenaire ou refaire sa vie, retrouver un objet perdu..., il existe des centres qui vous aident ou vous renseignent. Mais essayez de trouver un endroit où l'on vous informerait si vous avez perdu votre sommeil ! Il existe des groupements, des associations, des clubs, des institutions pour tout, absolument tout, mais pas pour le sommeil [1].

Il y a des partis politiques qui se mêlent de tout et ceux dont le programme est axé sur l'écologie, mais même ceux-là ne s'intéressent pas au sommeil... et même pas d'ailleurs à son écologie. A quand le parti du sommeil ? Rien qu'avec les insomniaques (qui représentent le quart des Français), il serait de très loin le parti le plus nombreux de France !

Dans la liste des médecins spécialistes du sommeil, il n'y a rien. Et ce n'est pas parce que notre civilisation est axée seulement sur l'actif, le positif, le rentable. Il en a été ainsi de tout temps. Même les bibliothèques antiques ne répertoriaient pas le sommeil. Il y a constamment des manifestations pour tout. On manifeste à tout propos, dans des enceintes ou dans la rue, pour revendiquer ou se faire connaître, se faire entendre ou clamer son mécontentement, pour un oui ou pour un non (surtout pour un non). Mais jamais personne ne manifeste pour ce droit pourtant vital et si bafoué : le droit au sommeil qui existe comme le droit au travail, au repos, aux loisirs ou à la grève ; ce droit devrait être prioritaire mais il n'a pas même droit de cité. Pourtant, si tous les habitants

1. Sauf le club que nous avons fondé, du sommeil et du rêve. et qui malheureusement n'a pas encore d'équivalent ailleurs

non endormis ou mal endormis de nos villes se levaient au milieu de la nuit et descendaient dans la rue pour crier jusqu'à réveiller les autres qu'ils en ont assez de leurs nuits blanches et de leurs jours sombres et de ce qu'on ne leur propose que des gadgets inefficaces, des bains de pied ou des somnifères qui les assomment (et démolissent aussi leur sommeil), les rues seraient noires de monde car ce serait la moitié des citadins qui défileraient ainsi. Et c'est bien ce qu'ils devraient faire au lieu de rester silencieux.

A quand la révolte des mal-dormants pour la grande révolution pacifique du sommeil ?

Mais aujourd'hui, le seul slogan que l'on entende c'est : « Le sommeil ? Connais pas. » Il n'y a pratiquement aucune statistique sur le sommeil. Prenons celles des accidents de la route : une grande partie de ceux-là sont sans doute dus soit au manque de sommeil provoquant des endormissements au volant, soit à un excès de somnifères provoquant de mauvais réflexes. Mais personne n'en parle jamais et ce n'est pas seulement parce que cette cause est peut-être plus difficile à établir que les autres. W. Dement dit très justement : « On traite le sommeil avec indifférence et les rêves avec dédain. »

Si l'on vous demandait de quel ministère dépend le sommeil, celui de la Santé, du Temps libre, de l'Education nationale, de l'Environnement, de l'Urbanisme ou du Logement, vous seriez bien embarrassé et à juste titre. Personne ne s'en charge ni ne s'en préoccupe.

Il est vrai que l'insomniaque lui-même finit par devenir presque indifférent à son insomnie, l'acceptant comme un mal inévitable. Il vit avec, s'en accommode malgré les dégâts parfois terribles qui en résultent. Certains insomniaques, dit-on, arrivent même à s'y complaire.

Dans l'enseignement, de la maternelle à l'enseignement supérieur en passant par le primaire et le secondaire, le sommeil ne figure à aucun programme de l'Education nationale, même indirectement. Et pourtant, en ce domaine l'éducation est primordiale.

De temps en temps un livre sur le sujet est publié, surnageant à peine dans une production considérable, et rares sont les ouvrages sur le sommeil qui apportent quelque chose de nouveau.

Si de temps en temps les médias parlent du sommeil, c'est

presque exclusivement sous l'angle des troubles du sommeil, comme s'il n'était intéressant qu'à partir du moment où il ne fonctionne plus correctement. On oublie d'aller plus loin et de considérer le sommeil en lui-même et non pas seulement son absence.

Dans la vie courante, il arrive que le matin chacun demande à ses proches s'ils ont bien dormi. On n'y songe plus ensuite. Dans la journée, faire allusion au sommeil, ou à plus forte raison tenter de dormir, est exclu. Il est très mal vu de fermer les yeux à l'école, au bureau, de bâiller. Une « énorme pression sociale » nous en empêche, dit encore Jeannette Bouton. Car le sommeil, cela n'existe que la nuit (bien que ce soit une conception très erronée). Dormir dans la journée serait incongru. C'est bon pour les bébés, les malades, les vieux ou pire, les fainéants. On bâille furtivement alors que c'est si agréable et si utile à notre organisme à condition de pouvoir le faire longuement, en toute liberté et non en réprimant ce mouvement. Les règles de la politesse, paraît-il, s'y opposent. Et pourtant si on bâille comme le définit le dictionnaire Larousse : « Faire en ouvrant largement la bouche une respiration profonde suivie d'une expiration prolongée », on se détend totalement.

On n'ose pas avouer — ni aux autres ni à soi-même — que l'on a sommeil : cela ne ferait pas sérieux. On n'hésite pourtant pas à admettre sa fatigue et l'on avoue sans complexe que l'on a faim ou soif. On n'ose même pas dire qu'on est insomniaque comme s'il s'agissait d'une tare inavouable ou d'une maladie honteuse. Et le matin, écrit Marguerite Yourcenar, « chaque humain a honte de son visage entaché de sommeil ». On n'ose pas avouer davantage que l'on prend des somnifères. Bref, on tait, on camoufle, on élude…, on évite soigneusement d'aborder le sujet.

Il existe des guides pour les bonnes tables mais aucun, jamais, ne vous indique — ce qui serait pourtant au moins aussi important tant pour le plaisir que pour la santé — les endroits où l'on dort bien, les hôtels où les lits sont bons et les chambres à l'abri du bruit ou de la lumière.

A toute heure du jour, et même dans les grandes villes à toute heure de la nuit, on peut trouver à se restaurer, étancher sa soif, acheter des cigarettes, éliminer, se procurer un comprimé mais nulle part, en aucun pays dit moderne on ne peut restaurer ses forces en effectuant une tranche ou un cycle de sommeil, nul lieu accueillant où l'on puisse combler sa dette de sommeil, apaiser un besoin pressant de dormir, satisfaire cette nécessité parfois impérieuse de récupérer. Or, la plupart de nos contemporains sont en état de manque permanent et leur compte en banque de sommeil perpétuellement à découvert. Si un P.-D.G. dont la lucidité et le dynamisme sont essentiels avait dans son bureau ou même dans son arrière-bureau un divan, un lit ou un fauteuil relax et s'en servait, ce serait pour beaucoup un vrai scandale ! On oublie que dans certaines civilisations — très actuelles —, n'importe qui peut dormir n'importe quand dès qu'il en ressent le besoin et en manifeste le désir.

On a rayé le sommeil de la carte. Ce n'est même pas une absence très remarquée car tout se passe comme si tout le monde s'en moquait éperdument. On considère le sommeil lui-même comme une absence d'éveil ou une absence tout court. En chacun il y a cette idée plus ou moins consciente que pendant le sommeil la vie est suspendue, que tout est arrêté et ralenti. Selon Aristote, « un ralentissement quotidien du feu interne expliquerait cette perte de conscience nocturne ». Les Romains croyaient que le sommeil était une sorte de mort provisoire, de petite mort en attendant la vraie, la grande dont Napoléon a dit qu'elle était « un sommeil sans rêve ». Ainsi pour le plus grand nombre il ne se passe rien ou presque dans le sommeil, et l'on pourrait s'interroger sur cette persévérante désaffection de l'humain à l'égard de son sommeil qu'il traite partout « par-dessus la jambe », comme s'il s'agissait d'un sujet tabou et sans valeur alors que paradoxalement ce sujet intéresse au plus haut point tout le monde d'un bout à l'autre de sa vie, d'un bout à l'autre de la planète.

Car le sommeil influe profondément sur toute l'existence, sur tous les plans, le plus matériel comme le plus subtil, le plus physique comme le plus spirituel. Dans l'ordre des besoins, le sommeil est le plus impérieux tout de suite après le besoin d'air et d'eau, et bien avant le besoin de nourriture. Car si on ne peut rester plus de quelques minutes sans oxygène et plus de quelques jours sans liquide, on ne peut rester plus de deux semaines sans dormir alors qu'on peut vivre un mois sans manger. On pourrait presque en conclure que le besoin de sommeil est plus de deux fois plus essentiel que celui de nourriture, bien que celle-ci constitue la plus grande préoccupation de l'humain, que l'on ne parle à table que de cela ou presque et même en dehors pour ceux, si nombreux, pour lesquels la « bouffe », la « grande bouffe » compte tant qu'ils en ont oublié les sarcasmes de Molière et ne vivent que pour manger.

S'il existe une diététique de la nourriture, celle du sommeil manque encore. Alors comment s'étonner de ce que pour la quasi-totalité des humains le sommeil reste ce « puits d'incertitude » dont parlait Charles Péguy.

Chaque nuit, en chaque humain, une pièce se joue dans l'ombre, se déroule dans son corps et son esprit, mais le rideau tombe dès le début et jusqu'à la fin sur notre ignorance et notre indifférence. Elle se déroule devant une salle vide.

Pour justifier ce silence de notre civilisation, on dit qu'il faut préserver cette zone d'ombre de toute incursion intempestive... On nous dit même : essayer de savoir par le sommeil ce qui est en soi, n'est-ce pas du nombrilisme, du narcissisme excessif ?

Bref, partout, tout le temps, avec les meilleurs — et malheureusement fausses — excuses, ce domaine si merveilleux du sommeil a été escamoté et traité comme un univers étranger à nous-mêmes et à notre vie. « Mieux vaut peut-être n'en rien connaître », m'a dit l'un. « J'aime mieux mon néant », m'a dit un autre... Ils ne savaient pas tout ce qu'ils perdaient !

Le sommeil dévalorisé

Le sommeil n'est que perte de temps, de vitalité et de chances.

Thomas Edison.

« Notre civilisation ne s'est pas contentée d'ignorer le sommeil, elle en est l'ennemie », écrivent dans *Le Sommeil* Gay Gaer Luce et Julius Segal. Tout se passe en effet comme si elle voulait le rejeter, comme quelque chose de détestable.

C'est vrai à tous les âges, en tous lieux : chez soi, à l'école, au bureau, à l'atelier. C'est vrai jour et nuit et pour tous, quel que soit son niveau mental, d'instruction, de rang social et c'est d'autant plus vrai que l'on s'élève dans la hiérarchie.

Il est aisé de montrer à quel point l'humain a eu, depuis toujours, une conception très passive et négative du sommeil. Par exemple, pour les Grecs, Hypnos, dieu du sommeil, était frère jumeau de Thanatos, dieu de la mort. Cette comparaison a été maintes fois reprise, celle du sommeil mortiforme... jusqu'au poète anglais Shelley qui parla à plusieurs reprises du sommeil « frère de la mort ». Pour Rimbaud dans « Le dormeur du val » : « Rien ne ressemble plus au sommeil que la mort. » Pour Nerval : « Les premiers instants du sommeil sont à l'image de la mort. » Selon Goethe : « On cesse d'être » dans le sommeil... Et Marguerite Yourcenar fait dire à Hadrien que le sommeil « est une rencontre avec le néant, preuve que chaque nuit nous ne sommes déjà plus ».

Et pour tous, maintenant comme jadis, la première image que suggère le sommeil ce n'est pas celle de la vie, d'une autre vie aussi remplie, aussi intéressante et élaborée que celle de l'éveil mais plutôt celle d'une suspension de la vie. Même dans les dictionnaires on ne donne, comme définition du sommeil, qu'une description de son aspect inactif et superficiel, comme par exemple : « Entier assoupissement des sens », ou « Etat d'une personne dont la sensibilité et l'activité se trouvent suspendues » ; « Mise en repos périodique des organes des sens et du mouvement », etc.

Cela montre bien, une fois de plus, que l'on s'en tient à l'apparence et qu'on oublie totalement le fantastique travail souterrain qui s'y accomplit. Le dormeur est apparenté à un défunt provisoire (*defunctus :* qui a cessé de fonctionner). Pour tous, le sommeil n'est conçu que comme une suspension de ce qui caractérise et différencie l'état d'éveil par rapport au sommeil : la communication avec ce qui est extérieur à soi-même et l'agitation ; il n'est perçu que comme cessation de la relation et du mouvement. On confond être en action et bouger.

Certains vont encore plus loin et pensent que la conscience est abolie dans le sommeil ou, en tout cas, la vigilance ;

heureusement il n'en est rien et nous verrons que cette conception est soit totalement soit partiellement erronée.

Pour tous, le sommeil n'est qu'une période de non-éveil : un dormeur, c'est quelqu'un de retranché du monde, un point c'est tout. Et voici pourquoi le sommeil est resté « une énigme entourée de mystère », selon le mot de Sir Winston Churchill.

Mais l'humain est encore allé plus loin, plus bas même pourrions-nous dire, dans cette dévalorisation du sommeil à partir de laquelle s'est développée une véritable aversion pour le sommeil.

Alcméon, médecin de Crotone, croyait que pendant le sommeil le sang se retirait des veines. Pour Lucrèce, « l'organisme tombe plus ou moins en ruine pendant le sommeil ». Des visions sinistres susceptibles de nourrir bien des fantasmes ! Aristote croyait que le sommeil était seulement fait pour nous permettre de mieux digérer.

Selon Claude Bernard, cet éminent physiologiste, « les vaisseaux se rétrécissent pendant le sommeil, d'où ralentissement du courant sanguin et engourdissement » ! Le sommeil n'était donc pour lui qu'une anémie cérébrale périodique... Le savant allemand Rosenbaum avait du sommeil une explication encore plus curieuse et pas plus valorisante. Le sommeil serait dû à une accumulation d'eau dans les tissus, provoquant une sorte de paralysie momentanée ! Plus récemment, il est devenu un « sous-état ». Kant y voyait « un état d'ordre inférieur, incohérent et improductif ». Benjamin Franklin tout comme Thomas Edison détestait le sommeil. Pour ce dernier, dormir était non seulement une perte de temps mais un signe de faiblesse et même d'imbécillité. Il éprouvait une hostilité obsessionnelle vis-à-vis du sommeil au point d'écrire : « Les gens mangent deux fois trop et dorment deux fois trop longtemps. Il en résulte qu'ils se portent mal et font mal leur travail. » Il voyait là un héritage détestable des temps préhistoriques et comptait bien que l'électricité (domestiquée enfin par lui grâce à l'invention de l'ampoule électrique) allait changer tout cela.

Jadis les rabbins disaient : « Seul Dieu ne dort jamais. Le fait que l'homme dorme prouve qu'il est mortel. » Les temps n'ont guère changé et l'homme moderne n'admet pas beaucoup mieux cette « suspension de la vie » qui le déconcerte.

Il n'admet pas vraiment d'être contraint de dormir. Il n'y souscrit ni de gaieté de cœur ni de gaieté de corps. Certains se demandent s'il est aussi nécessaire de dormir qu'on le dit. Ils se couchent sans avoir sommeil ou ont un mal fou à le trouver. Le matin ils ont un mal fou à en sortir et se lèvent plus fatigués que la veille au soir. Tel est l'enchaînement infernal, le cercle vicieux : l'humain s'endort avec difficulté, dort mal, se réveille mal, récupère mal. Aussi le sommeil lui est-il devenu plutôt antipathique, et plus il s'en défie, plus il dort mal.

Rares sont ceux qui vont au lit avec plaisir, pour le plaisir. On y va quand « on tombe de sommeil », qu'on est éreinté ou qu'on n'a plus rien à faire. Sans prendre conscience que par le sommeil on va prendre un bain de renouveau, qu'il constitue cette fameuse « fontaine de jouvence », que s'endormir à l' « heure cérébrale », est une ivresse comparable à celle que procure une ou plusieurs coupes de champagne, dit Jeannette Bouton.

Dormir n'est plus une partie de plaisir. C'est presque une corvée pour beaucoup comme c'est pour eux une corvée de se lever le lendemain matin. Paradoxalement, ceux qui détestent aller se coucher détestent aussi se lever le matin alors que pour tous les animaux, se lever est une fête quotidienne.

Un écrivain insomniaque a dit — et cela reflète bien l'opinion que certains ont de leur sommeil — : « Le sommeil est un vaisseau fantôme sur lequel je regrette chaque nuit d'être monté. » On dit même, à propos de celui qui dort, qu'il exprime un « malaise social » ! Quelle absurdité !

Le sommeil n'est plus une récompense. La plupart des hommes vont au lit par habitude, par routine, pour faire comme tout le monde ou pour satisfaire à un besoin, sans désir ni joie. Pour se soumettre à un instinct plus puissant que leur volonté, et cette abdication, à la limite, les humilie !

Pour prouver cela, nous avons demandé à un certain nombre de personnes comment ils voyaient, intérieurement, le sommeil, quelle image ils s'en faisaient, et de le dessiner sur papier.

Beaucoup ont hésité longuement avant de commencer leur tracé : jamais ils n'avaient visualisé leur sommeil. La quasi-totalité des dessins que nous avons obtenus, parfois en insistant, représentaient une tête ou un personnage grave, maussade souvent, quelquefois sinistre ou effrayant ; certains ont même dessiné une tête de mort. Moins d'une personne sur vingt a représenté un sommeil sympathique, gai, souriant, avenant, attirant ou même seulement détendu et serein. N'est-ce pas surprenant ? Le sommeil n'évoque-t-il pas l'image du calme, de la détente, de la paix et du repos ?

Aucune de ces personnes n'a imaginé que le sommeil pouvait être de « sexe féminin » et ne l'a représenté sous les traits ou les formes d'une belle fille dont — pourquoi pas ? — on aurait aimé partager la couche ; et ce, malgré la formule « rejoindre les bras de Morphée », en prenant d'ailleurs pour une femme le dieu des songes et fils d'Hypnos...

Ainsi on redoute son sommeil plus qu'on ne l'aime. Mais il n'y a pas que le plan affectif. Dans notre logique, le sommeil n'occupe pas une meilleure place.

Depuis l'âge dit de raison à partir duquel l'enfant a commencé à prendre conscience de sa mort future, et de plus en plus au fur et à mesure où il avance en âge, l'humain est obnubilé plus ou moins constamment par le fait que la vie est courte. Il a l'impression, voire la certitude, que le sommeil lui dérobe un temps pourtant déjà si mesuré, rogne sa durée de vie, ampute son existence et que celle-ci s'en trouve d'autant abrégée puisque pour lui la vie commence au réveil et s'interrompt au coucher.

Le temps total de sommeil représente il est vrai une moyenne de vingt à vingt-cinq ans. Si on arrivait à supprimer le sommeil, ce serait une autre manière d'augmenter sa longévité, l'équivalent actuel de cent ans. Mais cela n'est vrai, bien sûr, que si le sommeil est un temps de « non-vie » et ce livre n'est écrit que pour démontrer le contraire.

Cette conception du sommeil raccourcisseur de temps à vivre est d'autant plus forte que l'on est plus « occupé », que l'on a plus « suremployé son futur ». Pour un adulte (ou qui se croit tel), dormir ou dormir longtemps, c'est bon — nous l'avons déjà dit — pour les enfants, les malades, les vieux, les oisifs ou les paresseux. Pour un homme (ou qui se croit tel), ce n'est pas viril de rester trop longtemps au lit, c'est bon pour « les femmes ». Ce siècle de vitesse et de compétitivité ne tolère plus le sommeil. Lorsqu'on est un homme d'affaires et que l'on a des responsabilités, on rêve (si je puis dire puisqu'on n'a plus ni le temps ni le goût de rêver) de ne dormir que quatre heures par nuit comme Napoléon ou même, si on pouvait, deux heures, pas plus, comme Edison ! Le sommeil est un luxe qui n'est plus à la portée du businessman toujours pressé, entre deux avions ou deux rendez-vous, irrité par cette perte de temps inutile, alors qu'il n'y « arrive plus ». *Busy, in a hurry*... l'homme d'affaires ne veut pas gâcher sa vie à dormir.

Le sommeil, punition des enfants

Il est vrai que tout concourt, dès la prime enfance, à ce que l'on prenne en grippe son sommeil. Car déjà quand on est enfant le sommeil est présenté comme une sanction.

Pour le montrer, nous allons nous référer encore une fois à Jeannette Bouton qui dans ses écrits et ses conférences montre que l'on fait tout — et heureusement de moins en moins grâce à elle — pour provoquer cette aversion des enfants pour leur sommeil.

Voici de cette dernière quelques citations éloquentes [1] :

« Aller au lit quand les autres veillent, c'est se sentir rejeté au " clan des petits ". » « L'enfant se convainc que c'est être " grand " que de lutter contre le besoin de dormir, que de faire semblant de ne pas sentir le message de l'endormissement que lui envoie son cerveau à heures fixes. »

En effet, pour eux, un grand, ça ne dort pas, et de fait un enfant premier couché, dernier levé ne voit jamais ses parents dormir. « Et l'on assiste à ce phénomène étonnant : le sommeil est là tout proche, l'hormone cérébrale agit, l'enfant titube de sommeil et ses paupières tombent, et pourtant il fait tout pour rester éveillé, luttant contre le sommeil par tous les moyens dont il dispose », ajoutent M. et G. Bonnet dans *Connaître l'enfant*.

Jeannette Bouton nous donne encore bien des formules convaincantes : « L'enfant veut être grand, comme on le lui

1. J. Bouton, *Bons et mauvais dormeurs*, Ed. Gamma ; *Réapprendre à dormir*, Ed. ESF.

promet en l'envoyant à l'école, mais il entend : " Au lit, les petits ! " ou : " Si t'es pas sage, t'iras au lit. " On l'envoie au lit comme pour le punir, avec même l'exigence qu'il s'endorme sur-le-champ. » Et si ce n'est pas le cas, trop souvent « on le mate à coups de somnifères ». « Pourquoi ce " sommeil sur commande " et pourquoi devient-il une sanction au lieu d'être une fonction de bien-être, de sécurité et de restauration de toutes les forces physiques, intellectuelles et psychiques ? »

Ou encore : « Le lit devient rapidement, pour l'enfant, un champ de bataille, un terrain où s'exercent le chantage et les représailles, un lieu d'affrontement avec les parents ou le sommeil. » En fait : « On l'expédie au lit comme on l'enverrait au " coin " ou au " cachot ". »

En écho, écoutons, Maria Montessori, pédagogue réputée : « Le lit de l'enfant est la première " prison ". » Les petits sont souvent comme une cage en fer. Comment s'étonner que l'adulte, par la suite, ne voie plus dans le sommeil qu'un enfermement au lieu d'une libération ? Simon Monneret[1] ajoute : « Dans la majorité des familles occidentales, le rituel du coucher de l'enfant est objet de tension, d'anxiété, d'irritation, à la fois pour les parents et pour l'enfant (et le réveil aussi d'ailleurs). Pour lui, il est honteux de dormir. Parce qu'on ne sait pas respecter ses impératifs physiologiques, le sommeil est devenu un *habeas corpus,* une contrainte, quelque chose que les grands lui imposent. C'est dès l'enfance que l'on commence à avoir des opinions erronées sur le sommeil. »

Qu'a-t-on fait du sommeil des enfants ? Un moyen de se débarrasser d'eux, d'être tranquille, de les réduire à l'immobilité. Un enfant qui dort, ce sont des parents libres. Pour l'enfant, dormir est devenu un devoir comme ceux que l'on fait pour l'école. De tout cela naît une aversion pour le lit qui subsiste très longtemps lorsqu'on est devenu adulte et même, parfois, ne s'efface plus malgré l'âge.

Nous ajouterons aussi cette peur du sommeil que l'on crée et entretient chez les enfants avec des histoires dénommées à tort « à dormir debout » car nous les qualifierions plutôt

1. S. Monneret, *Le Sommeil et le Rêve,* Ed. CEPL.

d'histoires « à ne pas dormir couché » : on peuple leur sommeil de loups-garous, croquemitaines, marchands de sable et autres gendarmes ou voleurs... Ces peurs ne s'effacent jamais complètement, ne serait-ce que parce que dans le sommeil, on le sait, on retourne à ses toutes premières années, on retombe en enfance et aux terreurs nocturnes — pour la plupart fabriquées ainsi — dont celle-ci est hantée.

Et si nous avons tant insisté sur cette démolition systématique du sommeil chez les petits, c'est pour mieux attirer l'attention sur ces répercussions insoupçonnées dont on ne se libère pas. Si bien que, si l'on veut retourner la situation, c'est par les enfants qu'il faut commencer, ou plutôt par les parents et les éducateurs. Car de tout cela naît pour le futur une inappétence, une résistance au sommeil qui prennent leur source dans le détournement bête et méchant que l'on impose aux enfants.

Par la suite, l'adulte lui-même se chargera d'en rajouter encore. Malgré toutes les découvertes scientifiques, le sommeil est resté dans l'ombre et associé à elle. Si l'état d'éveil appartient au royaume du jour et de la clarté, celui du sommeil est encore exclusivement celui de la nuit, des ténèbres et de l'obscurité qu'il convertit, souvent inconsciemment, en un domaine maléfique, voire satanique.

Pour lui, la nuit et le sommeil sont plutôt le royaume des démons. Et si l'humain antique avait divinisé le sommeil, l'humain moderne, lui, l'a presque « diabolisé ». Méphistophélès y règne en tyran, et cela est particulièrement évident pour le monde des rêves et des cauchemars. Longtemps, d'ailleurs, l'Eglise elle-même a manifesté de la méfiance envers tout essai de prospection dans ce domaine du sommeil qu'elle désirait peut-être se réserver, pour l'exorciser.

Le rêve méprisé

Chacun sait qu'il est le royaume du fameux « inconscient » et ce terme, déjà, possède une connotation plutôt péjorative.

Aux yeux du commun des mortels, l'inconscient qui vagabonde et s'exprime dans le rêve évoque une sorte de poubelle contenant ce qu'il y a de plus inavouable, tout ce qui n'ose s'exprimer ou paraître au grand jour et dont il faut soigneusement laisser le couvercle fermé afin que ne s'en échappent pas nos complexes, refoulements, instincts, pulsions honteuses (quoique naturelles), sensations interdites et désirs illicites. Tout ce qui est bizarre en nous, désordonné, irrationnel, déraisonnable, non conforme aux règles et à la bienséance, peu digne d'un esprit fort, évolué et maître de lui-même. Toutes nos tares s'y trouvent enfermées, notre atavisme, nos vices cachés ainsi que nos maladies, défauts, travers, tendances perverses, etc. Tout ce que l'on doit censurer et réprimer quand on est quelqu'un de bien et d'honnête. On a même dit que bien des hommes considéraient leur inconscient comme une « fosse septique » où croupit et fermente tout ce qui en nous est douteux, boueux et malodorant. Tout ce qui s'échappe, parfois à notre insu, quand faiblit notre vigilance sous l'emprise de l'alcool, de drogues ou de nos cauchemars. (En anglais : *nightmare,* en allemand : *nachtmar;* le suffixe *-mar* désignant anciennement le diable dans toutes ces langues.)

Notre inconscient s'exprime dans le sommeil par le rêve dont il est le langage normal et naturel. Mais notre civilisation a aussi dévalorisé le rêve, probablement parce que l'« image de marque » de l'inconscient était mauvaise. Elle a aussi depuis des siècles ignoré et méprisé le rêve bien que dans toutes les autres civilisations et de tout temps, sous toutes les latitudes, on ait reconnu son importance, chez les Hébreux par exemple.

Ce furent pourtant le judaïsme, puis le christianisme mal compris qui ont commencé à rabaisser le rêve et son interprétation. Il ne pouvait y avoir divination (ou devination) par le rêve, l'avenir n'appartenant qu'à Dieu.

Au XIXe siècle, s'intéresser aux rêves était considéré comme diabolique (il y avait encore des gens dont le métier occulte était « interpréteur de songes »). En Espagne cela valait le bûcher et en France cela coûtait une lourde amende. Cette loi ne fut d'ailleurs abrogée qu'en 1873, il y a à peine plus de cent ans.

En adorant la déesse « raison », le cartésianisme a tué le rêve. Il a fallu attendre la première année de ce XXe siècle pour que Freud commence à le réhabiliter. Aujourd'hui encore, il est assez mal vu de s'intéresser aux rêves, aux siens et à ceux des autres. Etre un « rêveur » signifie qu'on n'a pas les pieds sur terre ou qu'on est « dans la lune ». *Rêver* est un mot déprécié. Pour beaucoup, le rêve est encore considéré comme un accident de parcours du sommeil, un trouble-fête qu'il faut éviter, une « anarchie psychique, affective et mentale », dit M. Dugas, ou encore « le produit de la pensée errante, sans but et sans direction », selon M. Delage...

Sigmund Freud, dans *Les Nouvelles Conférences sur la psychanalyse,* a écrit : « Les médecins non analystes prétendent que le rêveur a mal dormi, que les régions de son cerveau n'ont pu, toutes, au même degré, parvenir au repos, que certaines d'entre elles ont persisté à vouloir fonctionner et n'y sont arrivées que de très imparfaite façon. Et s'il en est réellement ainsi, nous ferons bien mieux de ne pas nous préoccuper plus longtemps du produit psychiquement sans valeur d'un trouble nocturne. Ou bien le rêve est un acte psychique plein de valeur et de signification. »

Cela aussi nous le montrerons.

Nous verrons comment faire justice de tout cela et montrer que s'intéresser à son inconscient et à son rêve n'est pas réservé, bien au contraire, à ceux qui sont dérangés, rétrogrades ou pervers; que nous n'avons pas à rougir ni à craindre cet inconscient, pas plus que notre sommeil. Il importe de savoir qu'en réalité il s'agit d'un transfert et que justement le sommeil nous délivre et nous met à l'abri de tout.

Le sommeil maltraité

De cette détestable opinion que s'est faite l'homme moderne, vont résulter des conséquences fâcheuses. Il est difficile de mesurer les dégâts dus à cette défiance devant son sommeil, surtout si l'on songe que le bon sommeil et plus encore le bon endormissement dépendent, précisément, d'un « état de confiance ». Mais il y a pire que la méfiance, il y a les mauvais traitements.

Le sommeil des autres n'est pas respecté et en particulier par les noctambules. Dans certains pays, aux îles Fidji, en Birmanie, en Indonésie et ailleurs, réveiller quelqu'un pendant son sommeil est considéré comme un péché grave (mortel, diraient nos religions occidentales). L'âme du dormeur ayant quitté son corps et errant dans les ténèbres, elle pourrait ne pas avoir le temps de revenir s'il ne s'éveillait pas d'un éveil naturel et le dormeur pourrait en mourir. Les Grecs partageaient cette opinion. Hélas, ce respect sacré du sommeil des autres est bien perdu ! Il suffit de penser qu'un motocycliste bruyant traversant Paris la nuit réveille environ deux cent cinquante mille personnes !

Mais c'est aussi son propre sommeil que l'on « matraque ». Quand on prend un somnifère (plus de trois millions de Français chaque soir), on reçoit sur la nuque l'équivalent d'un coup de massue. On inonde les centres du sommeil et du rêve situés dans le tronc cérébral de produits chimiques qui disloquent les cycles du sommeil, écrasent les périodes de rêve et font dormir d'un sommeil artificiel.

Le matin, 89 % des Français se réveillent avec un réveil-matin qui les surprend généralement bien avant la fin du dernier cycle que l'on « casse » ainsi en deux, ce qui équivaut à un second coup de massue. Et l'on s'inflige ainsi chaque matin d'un bout à l'autre de l'année, pendant des années et des années, un « traumatisme cérébral ». On fait venir et on chasse le sommeil à coups de matraque. On fait très attention en traversant les rues mais on traverse n'importe comment chaque nuit. En se couchant et en se levant n'importe quand, on dort comme on vit, complètement déphasé par rapport à ses rythmes naturels de sommeil, en dysharmonie avec eux.

On marche à côté de ses rythmes et même à contre-rythme ; on passe son temps à flanquer de grands coups de marteau dans les rouages délicats de nos horloges biologiques. On en mesurera les ravages si on sait que tous les cycles s'enchaînent comme les engrenages d'une immense horloge. Ce mépris des rythmes naturels du sommeil est vrai pour tous, individuellement et collectivement. Le changement d'heure en donne un exemple.

En Bretagne (où le décalage de l'heure sociale est maximal par rapport à l'heure solaire car elle est plus à l'ouest), pendant les six mois du printemps et de l'été, on oblige les enfants et les grands qui se lèvent à 7 heures, par exemple, à se lever en réalité aux environs de 4 h 30, heure solaire. Et cela aggrave ce que l'on a appelé pourtant les deux fléaux du siècle : la fatigue et l'insomnie.

Les animaux, même domestiques, se refusent à suivre cette « heure folle » (comme certains éleveurs d'Auvergne l'appellent).

Mais c'est toute l'année, constamment, que l'on vous réveille, dès l'enfance, n'importe quand (alors qu'aucun animal au monde ne s'éveille ou n'éveille ses petis avant la fin d'un cycle), que l'on vous envoie au lit quand on est très réveillé, que l'on vous empêche de dormir dans la journée quand on tombe de sommeil, que l'on ne tient jamais compte d'horaires personnalisés alors que chacun a sa propre heure biologique. Les enfants désapprennent ainsi le sommeil, ce qui les prédispose à devenir de futurs insomniaques parce que désynchronisés. Même dans les lieux où il devrait être sacré, le sommeil est bafoué.

Si l'on est malade, en clinique comme à l'hôpital, et que l'on y entre avec un sommeil normal, on risque d'en ressortir insomniaque, avec le sommeil perturbé quelquefois *ad vitam* en quelques jours ou plutôt en quelques nuits. Alors que bien dormir est si important pour supporter la maladie, pour lutter contre elle et guérir, que c'est grâce — en grande partie — à son sommeil que l'on doit retrouver la force physique et morale pour surmonter son épreuve, et que c'est surtout pendant le sommeil qu'a lieu par exemple la cicatrisation. Mais le sommeil du malade ne semble pourtant pas avoir beaucoup d'importance : on le réveille « aux aurores », sans ménagement, par le vacarme dans les couloirs, pour la température, puis une demi-heure après, quand il s'est juste réendormi, pour la tension, puis pour le petit déjeuner, puis pour les visites, etc. Et on lui propose avec insistance, on lui impose presque, chaque soir, comme à tous les autres, un somnifère ; il faudrait à celui-ci une énorme volonté, dont la plupart sont justement momentanément privés, pour le refuser.

Il est vrai que le mépris du sommeil et de ses lois s'étend même au sommeil des médecins de garde, des infirmières, etc. Nous nous contenterons de citer cet extrait du livre de Gay Gaer Luce et Julius Segal[1] relatant ce qui se passe aux Etats-Unis :

---

1. *Le Sommeil.*

« Il n'est peut-être pas d'endroits où l'organisation des services de nuit implique plus de fatigue et soit plus absurde que dans les hôpitaux. [...] Les jeunes internes et les étudiants résidants observent des horaires qui bouleversent complètement leurs rythmes journaliers et ils se trouvent parfois de service pendant trente-six heures de suite. Un neurologue attaché à l'école de médecine Albert Einstein, Elliot Weitzmann, raconte que pendant un mois de stage dans le service des urgences il était sur pied vingt-quatre heures sur vingt-quatre, moins quelques heures de sommeil dans la matinée avant les visites de l'après-midi aux malades : " L'interne manque d'expérience, pour commencer. Quand il est de service, il n'arrête pas ; et c'est parfois une question de vie ou de mort, alors qu'il n'a personne sous la main qu'il puisse consulter. Je savais très bien que j'étais alors beaucoup moins apte à prendre des décisions et j'espérais toujours qu'à partir de 3 heures du matin il n'y aurait plus d'urgence. " »

Nous ajouterons qu'il en est de même dans les affaires ; dans l'industrie, par exemple, on exige des dirigeants beaucoup de travail et des décisions requérant de la compétence, de la vivacité d'esprit, de la lucidité, mais pourtant personne ne se soucie de leur repos dans la journée, pas même eux d'ailleurs.

On peut, dans la journée, se procurer n'importe quoi sauf du sommeil. Certes, il s'agit là d'un exemple beaucoup moins « dramatique » que celui du personnel hospitalier, mais dont les effets se cumulent pendant des années et des années, cette « aberration » durant jusqu'en fin de carrière.

Si les chefs d'entreprise géraient leurs affaires comme ils gèrent leur sommeil et leur repos, elles seraient en faillite depuis longtemps !

Bref, je crois que l'on peut affirmer que notre civilisation foule aux pieds le sommeil. Aristote, déjà, disait : « L'essentiel de la vie réside dans l'état de veille. Le sommeil est au service de l'état de veille. »

On traite le sommeil comme on traitait autrefois ses domestiques... Aujourd'hui encore, l'idée que tous se font de leur sommeil n'a pas varié depuis l'Antiquité. Elle s'est même détériorée.

On en est arrivé à ce point que le sommeil est méprisé des

uns, largement sous-estimé du plus grand nombre, méconnu de tous. Nous sommes devenus les contempteurs de notre sommeil, ce qui est un comble lorsqu'on prend conscience du fait que cette fonction est sans doute la plus précieuse de notre organisme.

On nous accusera peut-être d'avoir brossé un tableau un peu sombre. Telle est bien pourtant la désolante réalité.

2.

Une science encore jeune

Où en est la science dans le domaine du sommeil ? Nous l'avons dit précédemment, la science du sommeil est une science encore très jeune. Aussi est-elle très loin de pouvoir répondre à toutes les questions, pas même aux questions pourtant fondamentales telles que : Le sommeil est-il vraiment nécessaire ? Et si oui, quelle est sa justification ? A quoi sert-il ? Quelle est sa définition ? etc.

Actuellement la science a seulement un espoir de parvenir à des réponses qui feraient une certaine unanimité dans un avenir pas trop lointain. Il faut dire que le domaine du sommeil et celui du rêve sont assez abstrus.

Comme ces questions fondamentales et cette absence de réponses peuvent paraître surprenantes aux non-spécialistes, voire déplacées, parce que les réponses en sont en apparence assez évidentes, nous allons accumuler des citations de grands spécialistes (dont certains mondialement connus) ; leur nombre montrera bien qu'il ne s'agit pas d'un point de vue exceptionnel, mais bel et bien d'une opinion qu'ils partagent pratiquement tous.

En 1939, Nathaniel Kleitman, célèbre pionner de la science du sommeil, dans son ouvrage général sur le sommeil ne fait même pas allusion aux fonctions du sommeil et il admettait « qu'il n'y avait pas de fonction spécifique du sommeil ».

Voici quelques phrases de son plus célèbre élève devenu depuis peut-être le plus grand spécialiste mondial, en tout cas le plus connu : William C. Dement[1].

« Les chercheurs n'ont pu jusqu'à présent définir la fonction du sommeil. » « Nul ne connaît de par le monde la fonction du sommeil. » « On ne connaît pas de fonction fondamentale au sommeil comme manger, respirer, etc. » « Le sommeil est-il vraiment nécessaire ? Qui plus est, comme on ignore la fonction du sommeil (sur le plan biochimique), il est impossible de donner à cette question ne serait-ce qu'un début de réponse. » « Il semble que l'on approche de la réponse à ces grandes énigmes : Avons-nous vraiment besoin de dormir ? Pourquoi dormons-nous ? »

En France, c'est Michel Jouvet, « l'un des papes du sommeil », qui écrit : « Après trente ans de recherches intensives, nous sommes toujours incapables d'assigner au sommeil une fonction certaine. »

Voici, toujours en France, de Pierre Passouant, une des sommités du sommeil[2] : « Pourquoi dormons-nous ? (...) L'expérience, l'observation la plus banale que chacun peut faire indiquent que le sommeil efface la fatigue de la veille. (...) Il apporte la récupération qui permet de recommencer le lendemain. (...) En dépit de ces constatations élémentaires, la fonction du sommeil reste mystérieuse. (...) De nombreuses hypothèses ont été échafaudées. (...) A quoi sert le sommeil ? Restauration de la vie de jour, certainement, mais à part ce rôle évident et reconnu par tous, le problème reste entier : comment se fait cette récupération ? Pourquoi une aussi longue durée de sommeil chez l'homme ? Pourquoi l'alternance des deux sommeils ? Quelle fonction attribuer au rêve ? Autant d'interrogations... » Le consensus ne se fait que sur le mystère...

Les Drs Odile Benoît et Lucile Garma, l'une maître de recherches au CNRS, l'autre assistante à la Salpêtrière où est installé un Centre de recherches sur le sommeil confirment : « Il n'en reste pas moins qu'aucune recherche n'a jusqu'à présent permis de répondre d'une phrase à la question :

1. *Dormir, rêver*, Ed. du Seuil, 1976.
2 *Le sommeil, un tiers de notre vie*, Ed. Stock, 1976.

« Pourquoi faut-il dormir ? » « Peut-être le sommeil n'a-t-il pas de fonction », interroge un autre spécialiste du sommeil et professeur de philosophie à l'université de Chicago, Allan Rechthaffen. Ou Jean Mouret, de son côté : « Faut-il dormir un peu, beaucoup, pas du tout ? Il serait plus facile de répondre si on savait à quoi sert le sommeil. » Quant au Dr Daniel Frydmann [1] : « Bien souvent, le sommeil est considéré comme une chose à la fois nécessaire et inutile. Nécessaire parce que son manque se traduit par un malaise physique et intellectuel, inutile parce que ses fonctions, ses apports n'apparaissent pas clairement. »

Ajoutons cette précision d'Alain Muzet et Paul Naitoh [2] : « Notre ignorance de la finalité du sommeil fait que les divers indicateurs physiologiques du sommeil n'ont actuellement qu'une signification descriptive et non pas fonctionnelle. »

A travers le monde, c'est le même refrain, l'accord de tous les spécialistes pour admettre, comme J. Mouret, qu' « il n'existe à l'heure actuelle aucune définition du sommeil qui soit simple, juste et capable de contenter tout le monde. »

Alors, face à tous ces doutes, toutes ces incertitudes, on peut se demander si les questions ne sont pas mal posées. Un groupe de chercheurs insiste sur la vanité qu'il y a à se mettre en quête des fonctions spécifiques pour une partie aussi stable et difficile à modifier de l'organisme des mammifères que l'est le sommeil... L'argument est le suivant : si des variations dans les « conditions » du milieu produisent peu de changement de la durée du sommeil, on ne peut attribuer à celui-ci la fonction de répondre à ces conditions. Par conséquent le sommeil est une fois de plus réduit à une espèce de retrait qui n'existe que comme partie d'un cycle global sommeil/veille qui est lui-même supposé avoir un rôle d'adaptation.

Il nous semblerait plutôt, quant à nous, que c'est là un argument spécieux et que si le sommeil est précisément aussi immuable, c'est bien qu'il possède une fonction fondamentale que rien ne peut supprimer et en tout cas remplacer : nous ne pouvons pas nous en passer sans dommages. Les grandes vérités sont simples !

1. *Et vous trouverez le sommeil,* Ed. Encre.
2. *Confrontations psychiatriques,* n° 15, 1977.

Mais les savants n'en restent pas là et se disent que le sommeil doit bien avoir une origine. Il semble qu'il n'ait pas existé de tout temps dans la nature et chez le vivant et il n'apparaît qu'à partir d'un certain degré d'évolution.

Si on découvre ce qui l'a engendré, on comprendra peut-être mieux à quoi il a servi et sert encore, car il se pourrait que le sommeil ait eu une fonction mais qu'elle soit maintenant périmée. C'est ce que pense James Bender, directeur du National Institute for Human Relations, de New York : le sommeil, selon lui, n'est plus qu'une habitude acquise, ce qu'on appelle un archétype. « Dans un lointain passé, nous nous étendions dans un coin dès que la lumière du jour disparaissait, tremblants de peur, craignant tout des bêtes de proie », qui, elles, voyaient la nuit. L'absence de lumière, le silence de la nuit, la chaleur des corps serrés les uns contre les autres, l'immobilité, la peur, tous ces éléments produisaient une transe hypnotique à laquelle l'aube mettait fin.

Cela se passait il y a des milliers de siècles. Enfin, la civilisation émergea. Mais nous avons continué de dormir quand venait la nuit — on sait que les « sauvages » dorment plus que les « civilisés » — et nous avons conservé l'habitude ancestrale d'aller nous coucher tous les soirs. Nous apprenons à nos enfants à aller au lit au coucher du soleil.

Le résultat de cette coutume immémoriale et ininterrompue est le caractère obligatoire acquis du sommeil.

Le récit très curieux que nous fait William Dement dans un récent ouvrage[1] rejoint bien cette théorie aujourd'hui partagée par d'autres grands spécialistes : « Je me souviens d'une nuit dans l'arrière-pays du lac Tahoe (situé un peu au sud de Reno à la frontière de la Californie et du Nevada). Tout en conduisant ma voiture, je commençai à réfléchir à ce problème (qu'est-ce qui nous attire chaque nuit dans le monde solitaire du sommeil), songeant au gouffre qui nous sépare de ce lointain passé où l'Homme n'avait pas encore maîtrisé le feu. Avec quelle facilité nous acceptons aujourd'hui les villes, les lumières électriques, les automobiles et les miracles de la technologie ! M'était-il jamais arrivé d'en être séparé et de me trouver dans un lieu totalement obscur où

1. W. C. Dement, *Dormir, rêver*, Le Seuil.

j'aurais pu faire l'expérience de la solitude que connaissaient nos lointains ancêtres ? Je continuais à rêvasser. Soudain, j'eus conscience que je devais précisément me trouver en un tel lieu. Quittant impulsivement la route, j'engageai ına voiture sur un chemin de terre sinueux et roulai près de cinq kilomètres. Ni lune ni étoiles : si mes phares n'avaient fait surgir des lambeaux de réalité dans cette vaste étendue obscure, je me serais senti totalement perdu dans le temps et l'espace. Le chemin s'étant élargi, je m'arrêtai, éteignis les lumières, coupai le contact et descendis de voiture. Sous ma main je pouvais sentir le froid du métal mais je n'y voyais goutte. A peine avais-je fait quelques pas que je fus saisi d'appréhension. A supposer que je m'égare ? De sombres pressentiments m'assaillirent, au point que dans un instant de panique je fis demi-tour. Mais où donc était ma voiture ? De quelle distance m'en étais-je éloigné ? Cette obscurité absolue, cette nuit noire comme un four m'emplissait d'une sorte d'épouvante et d'horreur ancestrales. Tâtonnant et trébuchant, j'arrivai à regagner ma voiture avant d'être complètement paralysé par la peur. En la retrouvant, chaude, sûre, familière, je compris dans une intuition soudaine qu'autrefois la nuit avait été l'ennemie de l'homme et que le sommeil apportait alors une protection contre la terreur qu'engendraient les longues et monotones heures d'obscurité... Une fois endormis, nous cessons de percevoir les dangers du monde extérieur. »

Cette explication de l'origine du sommeil montre bien qu'elle est obsolète puisqu'elle résulte du fait que l'humain (comme certains autres animaux), n'étant pas nyctalope, devait obligatoirement arrêter la nuit son activité physique. De plus, devant les dangers nocturnes, qui sont d'ailleurs amplifiés mentalement par l'obscurité, la peur nous a fait nous réfugier dans le sommeil en faisant disparaître presque totalement notre vigilance pour échapper à cette peur — car la nuit tout est effrayant, la moindre ombre, le moindre craquement auxquels nous ne prêterions même pas attention dans la journée.

C'est un peu le réflexe dit, à tort d'ailleurs, de l'autruche, qui enfouit sa tête dans le sable pour ne plus voir le danger. Réflexe paradoxal puisqu'en débranchant ainsi sa vigilance on devient encore plus vulnérable.

Mais maintenant que le feu — et mieux encore l'électricité — sont capables de remplacer le soleil, en nous éclairant et nous réchauffant lorsqu'il a momentanément disparu, et que, à l'abri des murs de nos maisons, nous sommes en sécurité, le sommeil n'a plus de justification.

Le sommeil a bien eu une fonction majeure, mais celle-ci n'existe plus : l'homme préhistorique dormait parce qu'il ne pouvait rien faire d'autre, n'y voyant pas la nuit, mais, ajoute W. Dement sous forme de boutade : « Peut-être que le sommeil, en nous empêchant de sortir la nuit, nous évite de trébucher dans nos poubelles. »

Cette explication de la raison d'être du sommeil est séduisante car elle rend compte des deux critères apparents du sommeil par rapport à l'état de veille : nos sens sont coupés, sauf l'ouïe qui ne l'est jamais complètement pour assurer la vigie, le service de garde ; nous ne sommes plus reliés à l'environnement que par ce « fil » analogue à celui du téléphone, et notre vigilance est en veilleuse.

Voici une autre explication qui rejoint d'ailleurs en partie celle de William Dement ; elle nous est proposée par Carl Sagan [1] : « On peut concevoir que des animaux trop stupides pour garder spontanément leur calme soient immobilisés par la main de fer du sommeil au cours de périodes de plus grand danger. »

Le sommeil ne serait donc que la conséquence, un héritage, de la stupidité des animaux dont nous descendons, correspondant là encore à une fonction qui nous a été léguée par nos prédécesseurs et en partie périmée (en partie seulement car il nous reste encore une certaine « stupidité »).

Somme toute on ne dormirait plus que par hérédité, parce qu'on nous l'a appris, pour faire comme tout le monde, par routine, par manque d'originalité, d'imagination, par absence de hardiesse. On ne dormirait plus que par habitude.

Pour d'autres le sommeil n'est peut-être pas un instinct fondamental : « A ceux qui seraient tentés de dire que le sommeil est un instinct comme peuvent l'être ceux qui poussent à se nourrir ou à se reproduire, il convient de nuancer cette affirmation. Parce que l'on peut provoquer le

1. *Les Dragons de l'Eden.*

sommeil. Or une impulsion ne se commande pas ; on parvient chez l'animal à le favoriser par stimulation de certaines régions du cerveau : le thalamus ou l'hypothalamus antérieur. Et le sommeil induit présente les mêmes caractéristiques que le sommeil naturel », écrit le Pr Passouant.

Alors sugissent un certain nombre d'objections résultant des expériences de privation de sommeil sur des animaux ou sur des humains, et qui montrent à quel point dès que l'on manque de sommeil tout se détériore, et de plus en plus, sur le plan physique, intellectuel, émotionnel, lorsque la dette de sommeil s'accroît.

Or voici que maintenant les savants eux-mêmes nous apprennent, avec des arguments nombreux et convaincants, que même ces expériences ne prouvent rien.

Pour Michel Jouvet : « Jusqu'à présent pour chercher la clef du sommeil, on s'est contenté d'observer ce qui se passait quand on le supprimait... Le drame est que l'on s'aperçoit aujourd'hui que toutes ces expériences ne servaient à rien. »

Et voici pourquoi, d'après William Dement : « Kleitman prétend qu'il arriva parfois à maintenir un éveil total chez ses sujets durant la première nuit, mais il comprit rapidement que cela devenait tout à fait impossible à partir de la seconde. Pour demeurer éveillés les sujets étaient obligés de recourir à une forme d'activité musculaire quelle qu'elle soit, ne fût-ce que la parole. Kleitman se trouvait devant le premier paradoxe des études sur la privation de sommeil : l'impossibilité de distinguer entre les effets du manque de sommeil et ceux dus à une activité musculaire presque ininterrompue. »

Nous allons nous attarder sur ce point car ces expériences constituent la seule preuve concrète que l'on ait avancée jusqu'ici de la nécessité du sommeil. Pour empêcher quelqu'un de dormir, il faut le réveiller dès qu'il commence à s'endormir, et cela constitue un traumatisme, d'autant plus sévère que l'on doit pratiquer ce réveil de plus en plus souvent et de plus en plus fort.

Ou bien éviter qu'il ne s'endorme et, pour cela, soit le faire bouger physiquement, soit le faire travailler intellectuellement et même à quelque chose qui le captive, en étant debout ou assis mais surtout pas couché. En effet, à partir d'une privation de sommeil de quarante-huit heures, le sujet s'endort en dix secondes s'il se couche et ferme les yeux. Après soixante-douze heures de veille ininterrompue, il s'endort en quatre secondes. Et après cent vingt heures, en une à trois secondes. Alors, peut-être, la fatigue et même par la suite la mort qui en résulte, en passant par la folie (c'était un moyen terrible pour exécuter les condamnés dans la Chine ancienne), proviennent-elles uniquement de ces traumatismes et de leur cumul et si les sujets avaient pu rester détendus et sans rien faire, même sans dormir du tout, cela n'aurait-il eu aucune conséquence : malheureusement il est impossible de le savoir puisque dans ces conditions ils se seraient endormis.

Voici maintenant une autre approche un peu plus scientifique. Dans toute fonction de l'organisme il y a deux systèmes antagonistes. Par exemple, il existe un système qui tend à faire monter et un autre à faire baisser notre tension artérielle, et c'est le bon équilibre entre l'action de chacun de ces deux systèmes qui entretient une tension correcte.

Lorsque vous empêchez un des deux systèmes de fonctionner, ce que vous trouvez ou prouvez, ce n'est pas à quoi sert le système que vous bloquez puisqu'il n'a pas fonctionné, ce sont seulement les dégâts occasionnés par l'autre système lorsqu'il fonctionne trop ou trop longtemps parce que, par exemple, vous le surstimulez.

Dans le cas du sommeil, et en simplifiant, il existe un système de sommeil avec un centre du sommeil : le raphé, et son fluide endormeur : la sérotonine ; il y a un système d'éveil avec un centre d'éveil : la réticulée et deux fluides qui éveillent : la noradrénaline et la dopamine. Pour empêcher quelqu'un de dormir, il faut maintenir constamment excité son centre d'éveil et pour cela, nous l'avons dit, maintenir le sujet en activité permanente, exciter ses sens, le faire remuer, ne pas le laisser une seule seconde inoccupé.

Les conséquences fâcheuses sont dues, sans doute, surtout au fait que l'on a surmené et même poussé à bout le système de l'éveil, qu'on a épuisé par exemple la réticulée, et aussi les muscles (puisqu'il faut bouger pour ne pas s'endormir), et même tout le système nerveux.

Et il n'est pas étonnant que l'on constate un certain nombre de symptômes de plus en plus graves : fatigue, apathie ou agitation, maux de tête, irritabilité, troubles de la perception, difficulté de concentration et même, au bout d'une certaine durée sans sommeil, des hallucinations.

Comme le dit Guy Werlings : « Toutes ces expériences ne montrent que les limites du système d'éveil, mais pas à quoi sert le sommeil puisqu'il n'a pas fonctionné. »

William Dement nous donne une explication supplémentaire : « Les conséquences que nous ressentons après avoir manqué de sommeil, en avoir été privé plusieurs nuits — ou même une seule — ne sont peut-être pas dues au fait que nous manquions de sommeil, mais à un décalage de nos rythmes circadiens, celui du sommeil entraînant le décalage des autres. » (Il y a chez l'humain plus de cent fonctions qui obéissent à ce même rythme.)

Le monde scientifique s'interroge encore sur la ou les fonctions du sommeil et même sur leur existence ou leur actualité. On n'a pas hésité à dire que « le sommeil est le cauchemar de la physiologie » et que « la compréhension du sommeil restait encore en grande partie du domaine du rêve ».

L'humain est un animal paradoxal. Les savants savent mieux ce qui se passe sur la Lune, les planètes ou même les étoiles que ce qui se passe chaque nuit au fond d'eux-mêmes.

Le sommeil méconnu de la quasi-totalité des humains

Si l'on demande à quelqu'un : « A votre avis, à quoi cela sert-il de dormir ? » il commence généralement par vous regarder d'un air étonné, surpris que vous lui posiez une telle question ; quelquefois même il est un peu sur la défensive comme s'il s'agissait d'une question un peu déplacée ou comme si on se moquait de lui.

Puis, après un temps de réflexion et avec une certaine réserve, comme on répond à une question piège (car pour lui la réponse est tellement évidente) : « Le sommeil, cela sert à se reposer. »

Bien sûr, cette idée s'exprime de différentes manières : voici quelques-unes des expressions les plus courantes que nous avons notées, car nous avons effectivement interrogé un certain nombre de personnes (en leur demandant de nous donner une réponse brève) :

Le sommeil, cela sert :
— à récupérer physiquement et nerveusement ;
— à effacer la fatigue ;
— à recharger ses batteries ;
— à se rénover ;
— pour la santé, etc.

Pour tous : on dort parce que l'on est fatigué et on s'éveille lorsque l'on ne l'est plus, à la limite on dort pour éviter d'être fatigué. C'est simple, c'est clair, c'est irréfutable.

D'ailleurs, chacun en a fait lui-même l'expérience : le sommeil efface la fatigue et à l'inverse, quand on a moins dormi ou moins bien, on le sent bien le lendemain : non seulement on est somnolent, mais on est encore ou même plus que la veille fatigué physiquement, mentalement, moralement.

Voilà au moins une question bien tranchée, une affaire entendue. Malheureusement, cela ne correspond pas à la réalité. En effet, tout d'abord, nous avons montré dans un livre précédent que ce n'était pas forcément le manque de sommeil qui créait la somnolence. D'ailleurs nous venons de l'indiquer longuement : les expériences de privation de sommeil ne prouvent rien et les conséquences qui en résultent ne peuvent être (avec certitude en tout cas) attribuées à ce manque de sommeil.

De plus, là encore, les plus grands spécialistes du sommeil nous disent que : « La théorie du sommeil repos est abandonnée », et que « le repos n'est pas la justification du sommeil ».

William Dement affirme que « le " sens commun " nous enseigne que le sommeil résulte de la fatigue et la fatigue de l'activité. Mais cette relation entre sommeil et efforts physiques a été démentie ».

C'est en effet le « bon sens » (ce sixième sens) qui nous fait dire cela. Peut-être faut-il, pour mieux comprendre le sommeil comme pour mieux comprendre l'univers et ses lois (par la physique quantique, par exemple, qui défie parfois le « bon sens »), quelquefois l'oublier.

Ecoutons Hubert Reeves[1] : « Parce que cela est évident,

1. *Patience dans l'azur*, Ed. du Seuil.

parce que cela relève du bon sens. » C'est faire bien confiance à l'esprit humain. C'est supposer qu'il peut, par sa seule réflexion, arriver à une certaine vérité. Le peut-il vraiment ? Peut-être s'il s'agit de porter des jugements sur des situations familières et quotidiennes. Dès qu'on s'éloigne de ces situations, la plus grande méfiance s'impose. Les progrès importants de la physique (et des sciences en général) sont souvent nés de la remise en question des évidences et du bon sens.

Le sommeil est fait pour se reposer, c'est ce que nous dit la raison, mais quelqu'un n'a-t-il pas écrit que « la raison, c'est la somme des opinions reçues et des erreurs accréditées » ? Que nous apprend en effet l'étude plus approfondie du sommeil ?

Tout d'abord qu'il est bien exact que le sommeil (surtout le sommeil très profond) s'accompagne d'une réparation physique et que, dans ce que l'on appelle (nous définirons ultérieurement ce terme : cf. deuxième partie, chapitre 1) le sommeil paradoxal, se produit une régénération psychique.

Mais cela constitue une conséquence du sommeil et non pas sa raison d'être. Conséquence importante, certes, effet principal même du sommeil, mais il ne faut pas confondre la cause et les effets.

Cela n'explique pas en tout cas le sommeil car on pourrait trouver le même repos d'une autre manière. Par exemple sur le plan physique, par une bonne relaxation profonde dans un bon fauteuil approprié et qui restaurerait aussi bien les fonctions corporelles.

D'autre part, toujours sur le plan physique, le sommeil n'est qu'une mise en repos partielle. Beaucoup de nos fonctions continuent : respiration, digestion, circulation, fonctions endocriniennes, etc. Certaines sont un peu ralenties, d'autres sont au contraire plus actives (nous les préciserons par la suite).

Alors on dit : oui, mais il y a le repos mental, cérébral : « La vieille conception du sommeil considérée comme un état de repos nerveux n'est donc plus tenable[1]. »

On sait en effet maintenant que l'activité du cerveau n'est

1. Vincent Bloch, professeur à l'université de Paris Sud et directeur du département de psychophysiologie au CNRS.

pas ralentie pendant le sommeil, bien au contraire. La théorie du sommeil repos n'explique en fait ni le sommeil ni l'insomnie. Par exemple, elle ne permet pas de comprendre pourquoi les grabataires qui n'ont qu'une faible dépense d'énergie dorment à peu près autant que les autres ; ni pourquoi, chez des sujets placés dans un environnement qui leur épargnait presque toute fatigue, on n'observa pas de réduction sensible de leur besoin de sommeil. Ainsi, les astronautes américains des différentes missions Apollo, au cours de leurs divers voyages aller et retour de la Terre à la Lune, firent l'expérience de l'apesanteur totale : la réduction de leur temps de sommeil n'eut rien de remarquable. Aussi « il semble bien que la fonction spécifique du sommeil n'est pas la suppression de la fatigue » (W. Dement).

On ne voit pas très bien non plus si on dort parce que l'on est fatigué, pourquoi le nouveau-né dort vingt heures sur vingt-quatre, à moins de supposer que dormir le fatigue, ce qui est le contraire de la théorie du sommeil repos :

« Au cours de la période pré-polygraphique on pensait que la fonction primaire du sommeil était de restaurer les processus anaboliques et d'éliminer les déchets cataboliques. » (...) « Les caractéristiques physiologiques du sommeil paradoxal étant en opposition avec les notions antérieures sur la fonction fondamentale du sommeil comme état de repos et de récupération. » (Thomas F. Anders *Etudes ontogéniques du sommeil du nourrisson.*)

« Quelqu'un peut avoir toute l'énergie du monde et cependant dormir très peu. Il y a un point faible dans cette théorie plausible du sommeil repos : pourquoi le coureur qui participe aux Jeux olympiques ne dort-il pas davantage qu'un gratte-papier paresseux et pourquoi ne tombe-t-il pas de sommeil après avoir disputé un cinq mille mètres au lieu d'attendre la nuit pour dormir ? » (Gay Gaer Luce et Julius Segal, *Le Sommeil.*)

Cette théorie du sommeil repos n'explique pas non plus l'insomnie : en effet, elle n'explique pas pourquoi les insomniaques qui sont plus fatigués que les autres dorment moins que les autres et n'arrivent pas à trouver le sommeil. D'ailleurs ce n'est que lorsque l'on a dépassé cette théorie tentante mais trop simpliste que l'on a commencé à comprendre vraiment le sommeil et l'insomnie.

Nous voici maintenant très avancés sur le chemin de l'inconnu, du mystère et du scepticisme.

Et cet homme « de la rue » que nous avons interrogé sur l'utilité du sommeil, nous lui avons demandé aussi : « A part le repos, l'effacement de la fatigue, y a-t-il à votre avis d'autres fonctions, d'autres rôles du sommeil ? »

L'esprit général des réponses a été : « Le sommeil ne sert à rien d'autre », exprimé par les quelques phrases types suivantes :

— on repose « la machine », mais on ne fait rien d'autre ;
— à part cela, on perd son temps en dormant ;
— heureusement, le sommeil ne sert à rien d'autre sans cela il n'y aurait pas de repos, etc.

Cependant, certains (de l'ordre de une personne sur quinze à peu près) nous ont dit :

— peut-être y a-t-il d'autres fonctions mais on ne voit pas lesquelles ;
— il sert peut-être à devenir intelligent ;
— il y a sûrement d'autres fonctions qu'on ne connaît pas.

Si la science s'interroge encore sur le sommeil (et aussi l'homme de la rue pour lequel elle n'a pas soulevé le voile du mystère), peut-être pouvons-nous nous-même nous interroger sur ceci :

S'il est quelquefois possible de répondre à la question « Comment ? » (car on arrive à déterminer les mécanismes, les processus), par contre le « pourquoi » des choses ne nous échappe-t-il pas presque toujours ? La science elle-même peut-elle répondre à ce genre de question ?

Ecoutons ce que nous dit Ernest Hartmann *(Les Fonctions du sommeil) :*

« Dans la recherche sur le sommeil, comme dans d'autres domaines de la recherche scientifique, le " pourquoi " est souvent la première question que l'on se pose et la dernière à laquelle on réponde, ou même qu'on laisse sans réponse. Pour le profane, la question : " Pourquoi dormons-nous ? " est une question naturelle et il y apporte même une réponse bien qu'en termes vagues : le sommeil restaure. En général le scientifique élude la question qu'il considère soit comme non scientifique, soit comme trop vaste à traiter. Certains scientifiques considèrent que leur tâche est de n'étudier que les mécanismes ou le “ comment ” et non les fonctions, le “ pourquoi ”. »

Et le Dr J. Lhermitte :

« Le sommeil a un but, mais nous ne devons pas faire preuve d'un finalisme exagéré (...). Si l'on ajoute que la plupart des auteurs qui édifiaient des théories sur le sommeil confondirent le problème du “ comment ” avec le problème du “ pourquoi ” du sommeil, on aura un avant-goût de la fragilité et de l'inconsistance des idées spéculatives émises par tant d'auteurs pour résoudre la question de savoir pourquoi nous dormons. » Pourquoi faut-il dormir ? « Le spécialiste du sommeil ne peut répondre à cette interrogation que par le détour de la description concrète du sommeil, de ses propriétés et des conditions favorables qu'il requiert. »

Drs Odile Benoît et Lucile Garma (*Entre le pourquoi et le comment du sommeil*).

Et Hubert Reeves : « Pourquoi tout cela ? pourquoi l'univers ? pourquoi y a-t-il même un univers ? pourquoi y a-t-il quelque chose plutôt que rien ? La science n'est pas là pour se poser ce genre de questions. Elle est là pour comprendre l'univers qui existe, comment il fonctionne, ses lois, et même pourquoi parfois il y a des aberrations. »

La science considère peut-être avec raison que cela la dépasse, qu'il s'agit là de questions métaphysiques qui ne la concernent pas. Pour étudier la « finalité supérieure », elle serait obligée de passer à une échelle plus vaste hors de portée sans doute de ses compétences.

D'ailleurs la compréhension profonde, intrinsèque, essentielle du sommeil peut-elle exister en étudiant seulement le simple tracé électroencéphalographique ? Peut-on connaître la profondeur de la mer et ses richesses en étudiant seulement les vagues de la surface ?

« Le sommeil n'est pas un simple tracé d'E.E.G. [1], nous dit E. Hartmann, mais un état de comportement. »

Et même si elle va plus profond ou si elle s'intéresse aux autres paramètres caractéristiques du sommeil, peut-on connaître l'eau qui compose l'océan en plongeant en son sein ?

---

1. E.E.G. : Electroencéphalographe qui recueille les pulsations électriques émises par le cerveau (cf. IIe partie A).

La science occidentale étudie un homme qui dort, mais c'est encore le sommeil vu de l'extérieur, même si elle parvient jusqu'au « centre » de l'individu endormi. L'objet n'est pas la matière, elle n'en est que la forme.

Il nous faut aller plus loin et, sans délaisser ou contredire la science, étudier le « cœur » même du sommeil, son vécu et son « âme ». Et malgré notre formation scientifique et l'admiration que nous avons pour les savants spécialistes du sommeil et leurs découvertes, nous citerons cette phrase de Jean Rostand dans *Inquiétudes d'un biologiste :* « La science trouve plus facilement des remèdes que des réponses. »

3.
Réhabiliter le sommeil

Le sommeil en d'autres temps et sous d'autres cieux

Hypnos, roi de tous les bienheureux et des hommes mortels et de tous les vivants que nourrit la terre large, seul tu commandes à tous et tu enveloppes les corps de doux liens. Tu dissipes les inquiétudes, tu reposes heureusement des travaux, tu consoles de toutes les douleurs, tu éloignes la crainte de la mort et tu apaises les âmes, car tu es père de Léthé et frère de Thanatos. Viens, bienheureux, je te supplie de venir, doux et profond, et d'être propice à ceux qui t'offrent de pieux sacrifices. Tu es plus utile au mortel que l'air qu'il respire et que le miel qu'il mange.

Hésiode
(Hymnes orphiques)

Seules notre civilisation et notre culture méprisent autant le sommeil. Les Anciens avaient pratiquement tous, quels que soient les lieux et les époques, une très haute idée du sommeil.

Les Romains, les Grecs, les Egyptiens, etc., eurent une conception très religieuse de leur sommeil : troublés par ses mystères et pour s'en attirer les faveurs, ils l'avaient déifié.

Pour les Egyptiens c'était Set, le dieu des Ténèbres.

vainqueur chaque soir d'Osiris qui incarnait le soleil couchant mais Horus fils d'Osiris et d'Isis vengeait son père en étant victorieux à son tour, chaque matin, de Set.

Le sommeil était donc pour eux quelque chose de sacré, comme il l'est actuellement pour beaucoup d'autres peuples : par exemple en Inde, en Birmanie, dans les Moluques, etc.

Les Romains avaient une vue plus apaisante de leur sommeil et le poète Ovide nous dit :

Sommeil, repos des choses, oh ! douce divinité !
Paix de l'âme, qui crucifie les soucis,
Apaise et réconforte les corps las.

Pour eux comme pour beaucoup d'autres humains de nos jours, le sommeil était le moyen de communiquer avec les dieux et les esprits (de ceux qui étaient morts avant eux) et l'âme allait les retrouver pour recueillir les messages qu'ils désiraient communiquer aux vivants endormis. Le sommeil apportait en même temps une preuve de l'existence de ces dieux, de l'âme, et de la survie des morts.

Puis cette conception mystique, un peu magique, fantastique même, du sommeil s'est prolongée à travers des dizaines de siècles, par les prêtres, les philosophes, les sorciers chargés d'interpréter les messages secrets ainsi reçus et transmis grâce au sommeil, celui-ci étant un relais entre l'ici-bas et l'au-delà.

Chez presque toutes les peuplades dites primitives actuelles, un caractère rituel a toujours entouré le sommeil, temps pour elles, également privilégié, pendant lequel l'âme, ou le souffle, ou la pensée du dormeur quitte son corps pour se déplacer dans une autre dimension, un autre monde peuplé par les ancêtres, les divinités, les esprits du clan.

C'est le cas par exemple, nous dit Nicolas Journel[1], chez les Yakoutes de Sibérie, les Indiens Ojibway, les Masaï, les Dobuans, les Trobriandais ainsi que dans d'autres régions d'Afrique, d'Amérique et d'Asie.

Pour montrer les vertus que les Indiens d'Amazonie attribuent à leur sommeil, ce même article nous raconte cette légende qui explique en ces termes l'origine magique de la

1. *Science et Vie*, mars 1983.

nuit et du sommeil : « Au début des temps, le soleil était fixé dans le ciel et les hommes ne cessaient de manger et de travailler. Lassés par cet état de choses, ils décidèrent d'acquérir le sommeil auprès d'un vieillard appelé " Maître de la nuit " qui vivait dans la forêt. Celui-ci le céda aux hommes, sous la forme d'une petite boîte qu'ils ne devraient ouvrir qu'une fois de retour chez eux. Poussés par la curiosité, les hommes l'ouvrirent en chemin : aussitôt la nuit s'en échappa et plongea la forêt dans une obscurité interminable. Ce n'est que lorsque les hommes, au bout de bien des péripéties, parvinrent à leur maison que les choses se régularisèrent : dorénavant, le temps fut également partagé entre la clarté du jour et le noir de la nuit. Les hommes purent travailler et se reposer en de justes proportions. »

Pour d'autres peuples, actuellement, le sommeil a un tel caractère précieux, impérieux, vital, prioritaire que l'on peut dormir n'importe où, n'importe quand : c'est le cas par exemple dans beaucoup de pays d'Afrique.

La grande réconciliation avec le sommeil

Le sommeil, aliment suprême du Festin de la vie.
William Shakespeare.

Mais si tant de civilisations anciennes ou actuelles ont adoré le sommeil et continuent de le faire, peut-être serait-il grand temps pour la nôtre de réhabiliter le sommeil. Elle en tirerait de très grands plaisirs et d'immenses profits, ce dernier terme étant compris dans tous les sens possibles, du plus concret, matériel, physique jusqu'au plus subtil, abstrait, spirituel.

Il ne s'agit plus de se prosterner devant lui, de le couvrir de fleurs et d'encens, de le porter « aux nues », de le diviniser de nouveau ; il s'agit seulement de lui redonner sa vraie place, celle qu'il n'aurait jamais dû perdre ; il s'agit de s'y intéresser puis de le juger en toute impartialité.

Si les Anciens l'avaient déifié faute (ou pour éviter) de le comprendre, il s'agit pour nous au contraire de mieux l'aimer plus que de le craindre, parce qu'on le connaît mieux, parce qu'on l'apprécie mieux, parce qu'on est beaucoup plus pénétré de sa valeur irremplaçable et des richesses cachées qu'il peut nous procurer. Mais encore faut-il savoir le regarder en face et d'un œil neuf. Et dans cette voie, notre premier pas sera de le réhabiliter, de réviser cette sorte de procès à l'issue duquel on l'a condamné sans même l'écouter, sans que personne ne prenne réellement sa défense, sans avocat et avec beaucoup d'accusateurs, de détracteurs, de témoins à charge ; après une inculpation sommaire, sans motif réel, sans qu'il y ait eu vraiment de dossier constitué, de preuves formellement établies.

Telle est notre entreprise, la révision raisonnée de ce jugement et de cette condamnation ; rouvrir le dossier, plaider de nouveau pour le sommeil.

Il s'agit même de lui restituer ses « lettres de noblesse » pour qu'il soit de nouveau honoré comme il convient, comme il le mérite.

Et il faut d'abord, si vous voulez vraiment « tourner une page », entamer votre révolution du sommeil, qu'il ne soit plus seulement éclairé par vos « vieilles lunes » mais au contraire l'apercevoir sous un jour nouveau. Il faut que je vous montre maintenant son vrai visage sympathique, accueillant, souriant ; il faut en faire ressortir l'attrait avant d'en montrer l'intérêt.

Et s'il est vrai qu'il a, comme Janus et comme nous tous, deux visages, peut-être pouvons-nous maintenant tenter d'en dessiner l'autre : la face cachée à presque tous, qui est peut-être la seule réelle ; la face habituelle n'étant peut-être, après tout, qu'imaginaire, n'existant qu'à cause de notre ignorance. Pour employer un langage à la mode, nous devons redonner une nouvelle « image de marque » au sommeil.

Et d'abord aimer le sommeil avant de s'en faire aimer. Réapprendre l'amour du sommeil, si l'on veut chaque nuit « faire l'amour » avec lui. Le sommeil a été dépoétisé. Il faut retrouver son côté enchanteur, fabuleux comme peut l'être un voyage extraordinaire avec ses imprévus, certes, mais en des régions magnifiques ; une exploration même (car on peut, par le sommeil, chaque nuit faire des découvertes) en un pays inconnu, un pays étrange mais non pas étranger ; et non pas « aux enfers » comme certains le croient encore, mais plutôt au pays des dieux et des bienheureux.

Après tout, il est une croisière que la nature nous offre,

quotidiennement, entièrement gratuite et cependant d'une grande valeur : le sommeil, « ça n'a pas de prix ». C'est peut-être un voyage dans une autre dimension (et sûrement dans une autre dimension de nous-mêmes), un autre univers. Et même s'il n'a que ce côté vacances, même s'il n'est que notre dimanche de chaque nuit, avouez que c'est déjà bien autre chose qu'une simple absence de vie. Il devient plus attractif, plus désirable, surtout si l'on y ajoute encore ce piment de tentation apporté par l'aspect mystérieux, propice aux trouvailles qui le rendent encore plus captivant.

Et aussi cet aspect mythique et mystique que lui attribuaient les Anciens : on est d'ailleurs la nuit beaucoup plus près de Dieu, en communion même avec l'ensemble de la création, la totalité du cosmos ; c'est pour cette raison que les ordres monastiques ont des offices et des méditations de nuit.

Une marée vient chaque soir nous envahir, nous submerger et nous emporter au large, au loin, sur l'océan de la nuit. Certes ce n'est pas toujours sur des flots calmes, sur une mer « d'huile » que nous voguons. Il y a parfois des courants qui nous entraînent, de la houle ; parfois même le vent se lève, il y a des vagues et de la tempête et l'on risque aussi d'y rencontrer des écueils, des récifs ; l'on s'y sent parfois perdu, à la dérive, comme un enfant abandonné. Mais le lendemain, toujours, si l'on a appris à s'éveiller, on accoste sur des rivages tellement agréables.

Et cette traversée en solitaire, accomplie comme en secret, à l'abri des autres et de leurs regards indiscrets, il faut lui rendre non seulement son intérêt bienfaisant mais aussi son charme et son prestige. Dormir est un plaisir, et même une jouissance ; s'endormir, c'est agréable comme une crème au chocolat pour les enfants, un état d'ébriété pour les grands ; c'est même voluptueux, dit Jeannette Bouton, lorsque cet endormissement a lieu à « l'heure cérébrale ». Et si l'on « songe » à tout cela, nos nuits, toutes, peuvent être douces, chaudes et étoilées comme les nuits andalouses.

On doit aussi retrouver dans le sommeil cet « état de grâce » de l'enfance oubliée, avec son côté ludique, amusant, récréatif et recréatif, bain de jeunesse et qui apporte une compensation nécessaire à notre vie de l'éveil souvent trop sérieuse et où l'on se prend trop au sérieux.

La tradition fait de ce second univers le refuge des démons, mais il est aussi celui des anges, des farfadets, celui de la fantaisie, de la drôlerie, de l'humour et même du rire, plus que celui de l'angoisse et de la peur injustifiées. Il est celui de notre enfance retrouvée, car, comme le dit Nietzsche : « Dans tout homme se cache un enfant qui veut jouer », et il doit attendre la nuit pour le faire, dans notre civilisation peut-être trop raisonnable.

Et même la plongée chaque soir dans le sommeil est une « naissance à l'envers ». (Nous justifierons plus loin cette expression : cf. 5e : les autres rôles reconnus du sommeil.)

Le sommeil peut être aussi, nous dit Freud, une « réincarnation à l'envers » (cette expression n'est pas de Freud, mais de nous) puisque l'on peut y retourner, nous dit-il, à ses vies antérieures, les revivre momentanément.

Il y a aussi, par le sommeil, le côté futuriste, voyage dans l'avenir, anticipation du futur (et peut-être, pourquoi pas, dans son propre futur, celui de sa propre vie et de ses vies ultérieures) avec son rôle prémonitoire que nous ne devons sans doute pas écarter. Malgré les découvertes fabuleuses faites dans le domaine du temps chronologique depuis quelques dizaines d'années seulement, il nous reste probablement tant à découvrir ; le sommeil, sûrement, nous y aidera.

Et même si notre sommeil n'est, comme trop le ressentent, qu'un simple bain dans le fleuve de l'oubli (ce fameux fleuve Léthé des légendes antiques), le plus souvent heureusement il est aussi une plongée dans celui de nos souvenirs et nous procure encore ainsi beaucoup de plaisir.

Et même si dormir c'est seulement batifoler, faire, pour une fois, n'importe quoi, sans but, sans raison autre que celle de la distraction et du changement, du mouvement dont notre lit est le vaisseau.

Pour mieux encore réhabiliter le sommeil, faisons appel à certaines grandes voix (nous aurions pu, là aussi, accumuler les citations. Nous en avons choisi seulement quelques-unes, car elles sont à elles seules très convaincantes).

L'une, de Goethe : « Doux sommeil, tu viens comme un pur bonheur, spontanément, sans qu'on te prie ni qu'on t'implore. Tu dénoues les pensées les plus rigides, tu mêles les images de la joie et de la douleur, le cercle des harmonies intérieures s'épanouit librement et emportés dans une agréable folie nous gagnons les profondeurs… »

L'autre, de Cervantes : « Il couvre un homme complètement, ses pensées comme son corps, tel un manteau. C'est la nourriture pour celui qui a faim, la boisson pour celui qui a soif, la chaleur pour celui qui a froid, la fraîcheur pour celui qui a chaud ; c'est la monnaie qui achète au meilleur compte toutes les joies du monde, la balance où pèsent du même poids le roi et le berger, le sage et le fou. »

Oui, c'est cela, il faut recréer l'appétit et la soif du sommeil. « Je m'endormis, et à mon réveil trouvai que ma difficulté avait beaucoup perdu de sa violence », dit encore saint Augustin, et Shakespeare :

« Sommeil qui dénoues l'écheveau embrouillé des soucis,
Bain vivifiant du travailleur meurtri,
Beaume des esprits blessés, second parcours de la grande nature. »

Et il est bien vrai que le sommeil est accueillant pour chacun, sans distinction, quels que soient ses mérites ou ses démérites :

« Le sommeil avait réparé mes excès de vertu avec la même impartialité qu'il eût mis à réparer ceux de mes vices — car la divinité du grand restaurateur tient à ce que ses bienfaits s'exercent sur le dormeur sans tenir compte de lui, de même que l'eau chargée de pouvoirs curatifs ne s'inquiète en rien de qui boit à sa source [1]. »

Non, le sommeil n'est pas le vide, le néant comme certains le croient, ni le chaos, le désordre, le domaine de l'aléatoire comme beaucoup le pensent.

Le sommeil est une fête, il s'y déroule chaque nuit un ballet merveilleusement, méticuleusement réglé, « peuplé de personnages connaissant parfaitement leur rôle pour l'avoir des milliers de fois répété et joué : ce sont nos identités inconnues qui se lèvent tandis que nous dormons, pour arpenter la nuit » [2].

Voici quelques autres citations extraites de la revue *Vital* [1]. Elles sont plus anonymes mais nous aideront à mieux encore

---

1. Marguerite Yourcenar, *Les Mémoires d'Hadrien.*
2. Gay Gaer Luce et Julius Segal, *Le Sommeil.*
3. Janvier 1981.

réhabiliter le sommeil. Ce sont des formules authentiques.

« C'est un plaisir fou de s'endormir à deux, en couple, un départ en voyage magique. C'est comme un partage qu'on fait. Et une découverte de l'autre sans cesse renouvelée. »

« La nuit, les sentiments deviennent plus vrais que pendant le jour. Dans un lit, l'affection cesse d'être une idée, un mot. Elle devient perceptible, comme une immense chaleur douce. »

« Quelqu'un qui dort est toujours attendrissant. Il y a dans le sommeil un abandon qui émeut. Des gens presque antipathiques dans la vie éveillée deviendront attirants lorsqu'ils dorment. »

Il faut que vous ayez la révélation que le sommeil est un régal, un banquet toujours servi au festin de la vie, quelque chose que l'on goûte, que l'on déguste. Il faut que chacun devienne un « gastronome du sommeil » (ne dit-on pas que le sommeil, comme la nourriture, restaure ?).

Et puis le sommeil est sans doute le cadeau le plus précieux de la nature : car le bon sommeil est un des meilleurs atouts de réussite de sa vie et dans la vie. Il est un des cinq facteurs principaux de santé. C'est par lui qu'elle commence. Dormir est une des trois fonctions vitales, les deux autres consistant à absorber et éliminer. Et pour achever de transformer l'image que vous avez de votre sommeil, sachez qu'au-delà de la santé il est :

— source de beauté : une bonne nuit de sommeil pour le teint, les rides, vaut tous les produits de beauté du monde ;

— source de jeunesse car il freine l'usure et donc le vieillissement ;

— source de longévité : sans lui on meurt prématurément ;

— source enfin d'équilibre, de joie de vivre.

On peut vraiment dire que le sommeil est une des plus grandes forces et l'un des plus grands plaisirs de la vie.

Et puis le sommeil, c'est aussi l'entière liberté retrouvée chaque nuit, car on y nargue la logique autant que la morale. Il n'y a plus de lois, mais pourtant ce n'est pas la jungle. On y franchit tous les tabous, les interdits, toute censure personnelle ou collective est abolie, les conditionnements sont effacés et les complexes ont disparu. « Il s'y passe cette chose extraordinaire que seule l'expérience du lit m'apporte : la rencontre du monde de la conscience et de celui de l'inconscience. De là je tire une force importante. N'est-ce pas étrange de songer que c'est dans la position d'abandon du corps que l'on tire la plus grande force qui vous permet d'affronter la vie ? Mais notre civilisation technique ne comprend pas le sommeil. Elle l'assimile à du temps gâché, à une paresse, à une décadence. Il suffit de le perdre pour savoir à quel point il fait partie du bonheur de vivre[1]. »

Le sommeil n'est pas seulement un besoin, il est une joie. Il n'est pas une corvée, il est un plaisir. Il n'est pas une sanction mais une récompense.

Oui, c'est tout cela, le sommeil, et bien d'autres choses encore que nous découvrirons ensemble, pas à pas, en ce continent si vaste (peut-être sans limites), si fructueux (sans doute au moins autant et même plus que celui de l'éveil), si passionnant à explorer puis à exploiter pour accéder aux potentialités qui dorment en nous, aux profondeurs des mystères de la vie, du monde, de l'au-delà.

Nous avons déjà cité cette parole de Jean Rostand : « Le sommeil est une opinion. »

Il y a bien sûr différentes manières de comprendre cette phrase comme il y en a plusieurs de comprendre son sommeil. Et votre propre sommeil peut changer ainsi complètement (et aussi de ce fait votre vie de l'éveil) suivant l'opinion que vous en avez.

La vie n'est pas un combat. Ce sont les religions occidentales qui nous apprennent cela. Elles ont tort. L'Orient nous enseigne que la vie est ou doit être une harmonie. Cette conception de l'éveil est importante pour notre sommeil de la nuit. Mais il est encore plus important d'adopter aussi une conception harmoniste de son sommeil lui-même. Car en perdant le goût du sommeil, on finit par perdre le goût de vivre.

Voltaire disait que le ciel nous avait donné deux choses pour contrebalancer les multiples peines de la vie : l'espérance et le sommeil. Mais le sommeil lui-même est porteur d'une grande espérance.

---

1. *Vital*, janvier 1981.

Le sommeil n'est pas un état passif

Sommeil, forme active de la personnalité qui conditionne le rendement physique et psychique de l'état de veille qui lui succède.

André Missenard
(*L'Homme et le climat,* Plon, 1977.)

Le sommeil doit être considéré non pas comme une simple passivité mais comme une performance active de l'organisme.

G. Fischer (*Dormir,* 1933.)

Si nous voulons que vous ayez de votre sommeil une image nouvelle, il faut que nous lui redonnions la vie. Et d'abord, pour cela, en effacer l'image un peu froide, paralysée, immobile qui est en vous. Car si l'on veut avancer sur le chemin des grandes « retrouvailles » de l'humain et de son sommeil, il est indispensable que disparaisse totalement et dès le départ ce vieux concept éculé du sommeil état passif ; celui du sommeil absence, cessation, négation.

Car il n'est pas seulement, selon la définition complètement dépassée de Carter en Angleterre, « une suspension provisoire de l'état de veille ».

Dans le sommeil « on ne cesse pas d'être », comme le prétendait Goethe. Et s'il donne l'apparence, à certains stades, d'une mort provisoire, alors il s'agit derrière les apparences « d'une mort plus vivante que la vie », selon le mot de Charles Péguy.

Le sommeil est présence et non pas absence. Sinon, il n'y a rien à en espérer, rien à explorer ni à découvrir, nul trésor en son sein et nul profit à en attendre.

Non, le sommeil n'est pas un état pendant lequel tout ralentit ou même tout s'arrête de fonctionner et qui donc n'aurait pas de rôle propre autre que celui de procurer un simple repos par la cessation de l'activité.

Il est vrai qu'une vue grossière, un examen très superficiel ne se fiant qu'aux apparences a pu faire considérer ainsi le sommeil. Mais ce n'est pas parce que le dormeur est presque coupé de l'extérieur (n'étant plus relié que par le fil de son ouïe), silencieux, presque immobile, le plus souvent inerte et comme sans vie dans certaines phases que l'on doit se méprendre.

Tout cela est trompeur et nous sommes ici ensemble pour connaître la réalité. S'il est vrai que la communication avec l'extérieur est en grande partie interrompue, suspendue (pas pendant tout le sommeil et jamais autant qu'on le croit), c'est en fait pour mieux laisser la place à autre chose : « La fin de quelque chose est toujours le commencement d'autre chose », dit un proverbe chinois. C'est pour mieux faire en sorte qu'une autre action y naisse, que des événements d'une autre nature s'y produisent.

C'est pour mieux laisser le champ libre à une autre vie, intense, un travail acharné, une activité très élaborée, très sophistiquée ; mais elle est discrète et même secrète et pour cela ignorée.

Il n'est plus possible désormais, avec les progrès des sciences et des mesures qu'elles ont permis (encore que la plupart des activités du sommeil échappent à toute mesure), de voir le sommeil comme une mer de silence parfois troublée par des rêves ou des réveils.

Il n'est plus possible de regarder le sommeil avec des yeux moyenâgeux c'est-à-dire comme l'univers du vide, du néant, ou tout au moins le domaine de l'absence, une sorte d'île déserte ou plutôt un désert, ou même pire une sorte d'immense « trou » béant, sans fond. Le royaume de la monotonie et de l'ennui, où il ne se passe rien, où il n'y a rien ni personne.

Et si nous employons toutes ces expressions, c'est parce qu'elles sont celles-là mêmes que nous avons entendues lorsque nous avons interrogé certains sur leur sommeil, en leur demandant de nous en décrire le contenu. Et comme nos affirmations vont donc à l'encontre des idées courantes et peuvent paraître un peu surprenantes, nous allons accumuler de nouveau les citations des scientifiques spécialistes du sommeil.

Ces scientifiques eurent aussi, jusqu'aux vrais débuts de leurs recherches sur le sommeil il y a une trentaine d'années, la tentation d'élaborer une théorie passive du sommeil : état uniforme survenant quand l'activité, notamment celle de certaines zones du cerveau, tombait en deçà d'un certain niveau.

Aujourd'hui, cette théorie est abandonnée par tous. On lui

a préféré depuis longtemps une théorie plus active du sommeil.

Voici de quoi vous en convaincre : des chercheurs tels que le Pr Passouant savent en effet que le sommeil « n'a rien d'un état de néant, qu'il n'est pas isolé, distinct de la veille. Au contraire tout le relie à elle : son rythme, sa physiologie, sa chimie », et que, selon E. Schüller : « Le sommeil n'est pas une simple interruption du cours de la vie » ; que « le sommeil n'est pas un simple défaut des facultés de la veille » ; « (...) c'est une activité et non pas une négation... » ; « La conception du sommeil état passif est parfaitement insoutenable... »

« Plus on réfléchit, en effet, sur le sens biologique dévolu à la fonction hypnique, mieux on se persuade qu'elle ne peut pas être envisagée comme une fonction passive, mais qu'elle est bien dans tous ses caractères une fonction active... Elle n'a rien d'une fonction négative mais tous les faits qui s'y rattachent s'inscrivent en faveur du rôle actif du sommeil... Et l'on connaît le mécanisme physiologique qui permet à cette fonction active de s'exercer », écrit encore J. Lhermitte.

Et le psychologue anglais Myers : « Nous ne pouvons pas nous contenter de faire consister le sommeil en un simple défaut des facultés de la veille. »

Et nous pourrions en citer encore bien d'autres car De Sanctis, Auguste Forel, Oscar Vogt, Pierre Janet, etc., ont également entrevu tout le profit que l'on pouvait tirer en envisageant le sommeil comme une activité et non pas simplement comme un arrêt de l'activité.

Mais alors si le sommeil est actif, c'est-à-dire que s'y déroule un mouvement, un changement, une transformation, en quoi consiste cette activité ? On sait maintenant qu'elle est une activité intense bien que sous-jacente et qu'elle est sans trêve quoique variable. Toutes les observations, les mesures effectuées le montrent et le démontrent. Citons par exemple les expériences réalisées pour évaluer, calculer même, l'activité cérébrale du sommeil.

Nous nous attarderons surtout ici sur l'activité de notre cerveau pendant le sommeil (toute notre troisième partie : « Utilisation et mode d'emploi du sommeil », est fondée en effet sur elle) alors que la plupart croient que, sauf pendant le rêve, leur activité cérébrale est très en veilleuse ou arrêtée pendant tout le temps où ils dorment.

De plus, l'activité physique du reste de notre corps fera l'objet du chapitre suivant.

« Ketty a pu montrer que la consommation d'oxygène du cerveau ne diminuait pas dans le sommeil. La consommation d'oxygène étant inchangée la nuit pendant le sommeil par rapport à la veille, on en conclura que le cerveau travaille à l'état de sommeil comme à l'état de veille » (Kayser, *Le Sommeil*).

Il en est de même du débit sanguin mesuré par la méthode isotopique au xénon 133 (gaz radiotraceur que l'on injecte).

« Les enregistrements avec micro-électrodes au contact d'un neurone (cellule cérébrale) (...) ont montré que les décharges électriques des cellules nerveuses étaient quantitativement aussi importantes durant le sommeil que pendant l'état de veille »(Passouant).

« D'autre part, pendant le sommeil paradoxal, le cerveau n'est pas seulement en éveil, mais il est particulièrement actif et attentif... la résistance locale au courant électrique, le potentiel direct du tissu cortical, le flux de sang à travers le cortex étant très proches de ce qu'ils sont pendant la vigilance (...) on s'aperçoit que la température du cerveau demeure à peu près constante pendant la plus grande partie du sommeil (...) la chaleur du cerveau impliquant apparemment un taux élevé du métabolisme cérébral (...) qui est essentiel à la vivacité de l'esprit, à l'intelligence (...) ressemblant au cerveau de l'individu non endormi à ses moments d'attention et d'activité maximale (...) en fait les fréquences de décharge dépassent parfois celles de la veille paisible pour se rapprocher de celles des moments de crise ou de rage » (Gay Gaer Luce et Julius Segal, *Le Sommeil*).

On constate en fait que la consommation d'oxygène par le cerveau est un peu plus faible pendant le sommeil à ondes lentes : 215 millilitres par minute Kayser que pendant le sommeil à ondes rapides (paradoxal) : 223 millilitres, la moyenne étant la même qu'à l'état de veille.

Enfin E. Hartman ajoute : « (...) Une hypothèse possible par exemple serait que les neurones cérébraux se reposent et donc sont inactifs pendant le sommeil. Si on se fonde sur les études menées jusqu'à ce jour, on peut dire que cette hypothèse est controuvée du moins pour ce qui concerne la plupart des grands neurones étudiés jusqu'à maintenant (...). Dans de nombreuses zones du cerveau le schéma général est le suivant : les neurones isolés ont tendance à réduire leur activité pendant la transition entre l'état de veille et le sommeil lent, puis augmentent leur activité pendant l'état paradoxal jusqu'à atteindre un niveau aussi élevé et plus élevé que celui observé pendant l'état de veille (Hobson et Mac Harley). Cela suggère à tout lc moins qu'un processus actif se déroule pendant le sommeil. »

Savez-vous que votre cerveau a, pendant que vous rêvez, un volume plus important que pendant que vous êtes en état d'éveil ? « Un changement qui peut avoir de l'importance du point de vue de la fonction est la découverte d'une absorption accrue de phosphore dans les tissus du cerveau au cours du sommeil par rapport à l'état d'éveil » (Reich, Driver et Karnovsky).

On pourrait dire, suivant l'expression populaire, que l'on « phosphore » beaucoup en dormant. Il y a d'ailleurs une confusion assez courante dans les termes : le fait que par l'électroencéphalographe on détecte des ondes plus ralenties dans le cerveau ne veut pas dire que l'activité elle-même du cerveau est plus ralentie. Il s'agit seulement d'un changement dans le rythme de ces ondes.

On peut dire (même si cela est dû au fait qu'elles sont mieux synchronisées) que les ondes delta du sommeil très profond, par exemple, sont certes environ vingt-cinq fois plus lentes que celles de l'éveil, mais elles sont vingt-cinq fois plus puissantes (leur voltage est vingt-cinq fois plus fort).

On peut donc bien affirmer que le sommeil n'est pas une mise au repos — ou en veilleuse — de notre cerveau, mais qu'il correspond bien au contraire à une réorganisation fonctionnelle cérébrale et même de notre système nerveux dans son ensemble ainsi qu'à une activité propre et originale comme nous allons maintenant le voir.

En tout cas : « Dans le sommeil, le cerveau n'est jamais dans cet état inerte imaginé par les hommes qui portent dans l'étude de la vie les idées d'un mécanisme grossier » (Cabanis).

Il est maintenant important pour la suite de savoir ceci :

L'activité cérébrale est aussi riche que pendant l'éveil et surtout elle intéresse d'autres parties du cerveau.

Voici l'extrait d'un article intitulé : « Sommeil et mémoire » du Pr Vincent Bloch, Elisabeth Dubois-Hennevin et Pierre Leconte : « Le sommeil se caractérise par un changement de style d'activité du système nerveux et non par une réduction globale d'activité de celui-ci (...) ce qui est peut-être plus important encore, c'est le fait que ce ne sont pas forcément les mêmes cellules cérébrales qui s'activent au cours des différents stades du sommeil et de la veille. »

Et de J.-M. Robert (*Comprendre notre cerveau*) : « Dans le sommeil à ondes lentes, le cortex fonctionne peu, mais c'est l'hypothalamus qui est actif (cf. annexe sur le cerveau pour le rôle multiple de l'hypothalamus).

Cela est très intéressant et vous permettra de comprendre pourquoi un certain nombre de facultés *supérieures* habituellement absentes en état d'éveil se « réveillent » alors. Ainsi le sommeil peut donc être considéré comme une activité des plus importantes de notre vie intérieure et non plus comme une interruption, une « échappatoire » à celle-ci.

« Ce que l'on a cru longtemps être la partie non consciente, passive, de notre vie est en réalité une activité psychologique intense » (Ch. Gellman).

« Les cellules du cerveau travaillent à un rythme hallucinant : vingt-quatre heures par jour. C'est pourquoi elles exigent beaucoup d'oxygène et de glucose. Quelques minutes sans l'un ou l'autre et l'on meurt. Cela peut sembler étrange parce que nous pensons qu'en dormant nous laissons le cerveau se reposer, mais le cerveau travaille incontestablement pendant les périodes de sommeil » (Alan E. Nourse, *Le Corps*, coll. Life).

On pourrait presque dire que notre cerveau en profite tandis que le corps est relativement immobile.

Mais même sur le plan physique, si par rapport à l'état de veille il y a beaucoup moins de mouvements extérieurs, de gestes, et si un certain nombre de fonctions sont un peu ralenties : respiration, circulation, métabolisme, etc., cela ne doit pas être généralisé et ne doit pas faire oublier qu'un certain nombre de ces fonctions continuent normalement d'assurer leur service : telle par exemple la digestion ; et même que d'autres sont plus actives pendant le sommeil que pendant l'état de veille : c'est le cas par exemple du fonctionnement du système parasympathique, de celui du système endocrinien, de la sudation, de l'élimination des sels urinaires, etc. La barbe et les cheveux par exemple poussent plus vite pendant le sommeil.

Nous verrons aussi que sur le plan physiologique, un formidable travail souterrain s'accomplit grâce auquel certains mécanismes « tournent » et même sont « poussés » à fond pour que d'autres soient rénovés.

Peut-être maintenant vous représentez-vous Sa Majesté le sommeil autrement que comme une statue de marbre sans chaleur et sans vie et que, comme celle du Commandeur de Don Juan, elle s'est maintenant animée pour devenir plus humaine et plus attirante.

Le psychologue anglais Myers a écrit que « le sommeil était non pas une phase inactive, mais douée de facultés propres ». Il est temps, maintenant, d'examiner avec vous, justement, quelles sont ces « facultés propres ».

Le sommeil sert d'abord à se régénérer

Le sommeil n'est pas, ou pas seulement, la cessation de quelque chose, il est le commencement d'autre chose. Nous venons de montrer qu'il ne correspond pas à une période pendant laquelle « rien ne se passe » mais qu'au contraire s'y déployait une activité physique, physiologique, psychique importante.

Alors des questions se posent à nous maintenant : à quoi sert donc toute cette activité, quel est son but, quels sont ses effets, son influence, ses conséquences sur notre vie de l'éveil ? Tout ce travail, ces changements, ces fluctuations, ces modifications somatiques et psychiques ne peuvent pas être « gratuites ». Quelle est l'utilité de tout cela ? Pourquoi tous ces mécanismes si compliqués, ces processus si ingénieux, si merveilleusement agencés et organisés ?

Nous allons voir (en simplifiant) que la machine humaine

est une machine exceptionnelle, ou selon la parole du Christ, « une merveille de merveille ».

Car elle possède, comme toutes les machines vivantes et contrairement à toutes les autres machines, cette capacité unique de se réparer elle-même : et son atelier de réparation, c'est le sommeil.

On pourrait dire aussi que le sommeil est une sorte de clinique dotée d'une infinité de services et de spécialistes.

On pourrait aussi, par une image peut-être un peu plus commune et plus simpliste mais assez représentative, dépeindre l'un des nombreux rôles du sommeil comme celui d'une « station-service » qui ne serait bien sûr ouverte que la nuit et qui aurait en charge de réparer notre « véhicule », pas les très grosses réparations, mais l'entretien courant.

Dans la journée, cette station est ouverte, mais juste pour pouvoir s'y ravitailler en carburant, aux heures des repas.

La nuit on y travaille « d'arrache-pied » pour une remise en état, et pour que le matin on ait retrouvé ses forces et les bons réglages. Pour que nos corps fatigués par les travaux du jour, intoxiqués par les déchets de leur fonctionnement, déréglés dans leurs commandes nerveuses retrouvent par le sommeil leur fonctionnement correct ; afin de nous restituer au réveil un corps et un intellect non pas neufs mais rénovés, prêts pour de nouveaux efforts.

Il y a pendant la vie de l'éveil une usure, une dépense. Le sommeil est là pour regarnir notre « compte en banque ». Sinon nous deviendrions de plus en plus déficitaires, donc déficients, et la vie elle-même ne serait plus possible. On ne dort pas seulement pour dormir, parce que c'est agréable, mais aussi pour se régénérer ; le sommeil est une des formes de l'instinct de conservation comme la nutrition (conservation individuelle) et la reproduction (conservation de l'espèce).

Il y a pendant le sommeil un énorme travail de reconstitution, de reconstruction même pourrait-on dire, de notre organisme.

Mais il faut bien comprendre que toute cette rénovation ne s'accomplit pas seulement par le simple jeu d'un ralentissement d'un certain nombre de nos fonctions et l'immobilité relative du corps et du mental, ce qui, diminuant la dépense d'énergie (le métabolisme pendant le sommeil est diminué), permettrait par cette passivité de compenser la dépense énergétique de la période d'éveil.

Il est vrai que grâce à elle, les dettes de la journée sont acquittées et les divers déséquilibres supprimés. Mais il faut savoir qu'il y a, même dans le sommeil lent, un énorme travail actif, positif qui, s'il ne mange pas beaucoup d'énergie par lui-même, est un travail essentiellement constructif.

On a découvert, par exemple, assez récemment que pendant le sommeil lent, et surtout pendant le sommeil profond et très profond, s'élaborait une hormone nécessaire pour obtenir et garder un corps sain : une hormone somatotrope ou hormone de croissance, dont l'effet est d'activer le processus de synthèse protéique. Elle est essentielle pour la croissance de l'enfant et elle est également indispensable à l'adulte.

Les protéines sont de très grosses molécules faites d'acides aminés attachés les uns aux autres comme les perles d'un collier. C'est cette constitution des protéines à partir des acides aminés que permet cette hormone. Or ces protéines servent à la construction de nos cellules et elles sont présentes dans tous les tissus de notre corps. Plusieurs dizaines de milliards de nos cellules meurent chaque jour, puisque nous en possédons environ cent mille milliards et que notre corps se renouvelle entièrement (sauf certaines cellules nerveuses) tous les sept ans.

L'hormone somatotrope stimule la production de nouvelles cellules pour remplacer celles qui sont mortes, renforce notre ossature, tonifie nos muscles et restaure nos tissus. Précisons cependant que la régénération de nos cellules s'effectue vingt-quatre heures sur vingt-quatre mais « le pic de sécrétion de certaines hormones hypophysaires coïncide avec les périodes de sommeil profond et très profond. C'est le cas de l'hormone somatotrope, de la prolactine et d'autres au moment de la puberté » (Adams et Oswald).

Précisons d'ailleurs que le sommeil profond et très profond sont récupérés en priorité après des périodes de privation de sommeil, ce qui montre qu'ils sont les constituants fondamentaux du sommeil.

Il y a donc, tandis que nous dormons pendant certaines phases (sommeil profond et très profond), tout un processus très important de maintenance corporelle pour l'adulte et de véritable construction pour l'enfant. Cette hormone est en effet nécessaire pour que l'organisme grandisse et en particulier le squelette.

Il est évident que pour l'enfant cette action régénératrice du sommeil est particulièrement importante car pour lui les « machines sont poussées à fond » ; mais pour tous la sensation de bien-être et de renouveau qui suit l'éveil (surtout lorsque l'on sait s'éveiller) et qui se prolonge dans la journée est étroitement liée à l'action de cette hormone.

Citons le Quotidien du Médecin (mars 1983) « Sommeil et hormone » : « En ce qui concerne les sécrétions hormonales, sans développer ce vaste sujet, il faut citer l'exemple de certains retards de croissance liés à un trouble du sommeil. L'étude de la sécrétion de l'hormone de croissance pendant le sommeil a montré dans certains cas de nanisme une absence de la sécrétion de cette hormone au cours du sommeil lent. »

Il est évident en effet qu'une insomnie prolongée, chez les enfants, risque d'entraîner un arrêt de la croissance par défaut de production suffisante de cette hormone.

Mais cette hormone dite de croissance, sécrétée par l'hypophyse, ne sert pas qu'aux enfants mais à tous, car c'est elle qui règle aussi l'activité des hormones sexuelles, qui accélère la réparation des fractures osseuses, diminue le taux de cholestérol dans le sang.

Par ailleurs, sans vouloir rentrer dans les détails compliqués et inutiles, il nous faut parler maintenant d'autres hormones également très importantes, fabriquées par les glandes surrénales et appelées hormones corticostéroïdes (pour les connaisseurs, il s'agit des fameux dix-sept hydroxy-corticostéroïdes). Ces hormones ne s'accumulent pas de manière continue dans le sang, en quantité croissante jusqu'au matin, elles augmentent par poussées brusques qui correspondent à l'apparition des phases de sommeil paradoxal. Or ces hormones sont un des facteurs déterminants de notre vitalité, de notre résistance à la fatigue et même de notre résistance aux infections. Elles constituent des régulateurs du métabolisme et des ressources de notre énergie ; elles agissent également sur la transmission des impulsions nerveuses et ont entre autres une action sur l'acuité de nos sens. Bref, on peut dire que pendant notre sommeil il y a une circulation intense, pendant des heures, des nombreuses hormones dont le rôle capital est de remettre le corps en état de fonctionnement.

En plus de l'activité interne des hormones spécifiques dans le sommeil, celui-ci sert également à régénérer l'ensemble de nos glandes elles-mêmes. « Lors de l'état de veille les endocrines se fatiguent et s'épuisent. Il faut qu'elles fassent de nouvelles provisions hormonales. Le sommeil le leur permet », précise le Dr Jean Gautier.

Une autre forme importante dans certains cas (pour les blessés ou les opérés) de cette action réparatrice du sommeil est celle-ci : c'est surtout pendant le sommeil profond et très profond que se produit la cicatrisation des plaies.

De plus, il faut savoir qu'il n'y a fixation des minéraux par le corps que pendant le sommeil, cette fixation n'ayant pas lieu pendant l'éveil. Et lorsque l'on connaît l'importance énorme de certains minéraux sur l'ensemble de notre santé, sur notre énergie vitale, pour la conservation de notre jeunesse et aussi pour avoir un bon sommeil, on peut ainsi juger de l'apport majeur du sommeil dans ces différents domaines et aussi des dégâts provoqués par un sommeil insuffisant par déminéralisation. Celle-ci entraîne, entre autres, la frilosité caractéristique de ceux qui ne dorment pas bien.

En résumé, sur le plan physique le sommeil répare les tissus et les organes et rétablit les fonctions de l'organisme. Il remet l'économie en état de marche normale. Cela vous donne un tout petit aperçu du fantastique travail souterrain physique qui s'accomplit chaque nuit en nous-même. On peut le comparer au travail qui s'accomplit également sous terre dans l'humus pendant l'hiver (le moindre mètre carré de terre contient des centaines de millions d'êtres vivants microscopiques qui s'affairent constamment) et qui prépare la renaissance à la vie végétative apparente du printemps. Le sommeil prépare ainsi, en silence, notre renaissance quotidienne.

Il y a également pendant le sommeil (et presque uniquement, semble-t-il, pendant la phase de sommeil paradoxal) tout un travail de rénovation de notre cerveau et de notre psychisme. Pour savoir quelles sont les aptitudes psychologiques qui sont comme « mises à l'écart pour réparation », Hartmann examine celles qui sont absentes — partiellement tout au moins (car aucune n'est totalement absente) — et donc mises au repos pendant le rêve. Par exemple :

La pensée est moins logique, elle est aussi moins « tendue », moins concentrée. L'attention durable est altérée et moins bien contrôlée. Le temps et l'espace paraissent moins bien organisés dans le rêve : par exemple les contours de l'espace visuel sont imprécis et l'on est « à demi inconscient » du temps. De même le jugement est émoussé car il y a une acceptation des événements bizarres et inhabituels qui ne provoquent aucune surprise.

Il a été démontré que chez l'enfant les phases de sommeil paradoxal sont particulièrement importantes pour la maturation du cerveau. Mais pour l'adulte également elles sont précieuses pour la récupération psychique.

Voici un extrait de *L'Homme malade du temps* de Pernout (Ed. Stock) « *Nous constatons :*

« — que les enfants dormant moins de huit heures par nuit présentent un retard scolaire dans 61 % des cas et ne sont dans la moyenne que dans 39 % ; aucun d'entre eux n'est en avance ;

« — que les enfants dormant de huit à neuf heures sont en retard dans 25 % des cas et en avance dans 7 %, la normalité comprenant cette fois 68 % des effectifs ;

« — que les enfants ayant un sommeil moyen de neuf à dix heures ne présentent que 16 % de retards, la scolarité étant normale pour 74 % et l'avance se situant à 10 % ;

« — que les grands dormeurs de plus de dix heures ne comprennent plus que 13 % d'enfants en retard contre 76 % d'enfants dont la scolarité est normale, 11 % étant en avance.

« Il existe une relation significative entre les capacités d'adaptation scolaire et la durée du sommeil. »

Le Dr J.-M. Robert a bien résumé ainsi le rôle du sommeil paradoxal :

« Il a une activité de maintenance des fonctions de notre cerveau : il y a un processus d'autovérification et peut-être d'autoréparation des circuits corticaux et sous-corticaux, indispensables à leur intégrité fonctionnelle malmenée le jour durant par les émotions de toute sorte, le bruit, le surmenage, les toxiques parfois (l'alcool détenant la palme). »

Une confirmation, s'il en était besoin (puisque maintenant tout cela est bien établi), du rôle de réparation physique dans laquelle semble s'être spécialisé le sommeil lent et de réparation psychique du sommeil paradoxal nous est donnée par le fait que le sommeil très profond est augmenté dès qu'un besoin de développement ou de réparation corporelle se manifeste : enfance, adolescence, cicatrisation, grossesse, convalescence, etc.

De même le sommeil paradoxal augmente également en quantité pour parer à un désordre psychique ou à un apprentissage accru : surcharge intellectuelle, frustration affective, stress, etc.

Voici un tableau d'Ernest Hartmann (Les fonctions du sommeil, édit. Dessart et Mardaga) qui montre bien cette spécialisation de chacun des deux types de sommeil (page 82).

Le sommeil à ondes lentes est chargé d'effacer ce que l'on peut appeler la fatigue physique qui survient après une journée d'activité purement physique comme le ski ou le travail physique.

Le sommeil paradoxal, lui, efface la fatigue que l'on pourrait qualifier de mentale : celle qui résulte d'une longue journée d'activité intellectuelle ou émotionnelle, ou les deux à la fois ; cette fatigue qui n'est que trop répandue chez la plupart d'entre nous est souvent accompagnée de tension et même de raideur musculaire.

Le sommeil profond et très profond ayant lieu surtout dans la première partie de la nuit et le sommeil paradoxal dans la second partie, on peut dire que la récupération physique a lieu surtout dans cette première partie et la récupération psychique dans la seconde. (Bien sûr la réalité n'est pas aussi « tranchée » que cela.)

Cela expliquerait en partie les constatations des résultats scolaires de l'extrait cité précédemment : pour les enfants qui dorment moins longtemps, en effet, c'est toujours la fin de la nuit qui est écourtée car on a toujours du sommeil profond et très profond quelle que soit l'heure à laquelle on se couche (deux premiers cycles). Ce qui leur manque est donc du sommeil paradoxal.

« Dormir, c'est mûrir quand on est bébé ; dormir, c'est se développer quand on est adolescent ; dormir, c'est recouvrer

DEUX TYPES DE FATIGUES REQUÉRANT LE SOMMEIL

	Fatigue 1	*Fatigue 2*
Désignation grossière	« Physique »	« Mentale »
Suit typiquement	Une journée d'activité physique, du sport, ou un mélange d'activité physique et intellectuelle sans souci ni angoisse	Une journée de tension émotive ou de travail intellectuel difficile et pas très agréable, ou de l'activité intellectuelle et émotive
Muscles	Habituellement relâchés	Souvent tendus
Symptômes physiques	Aucun	Parfois maux de tête, d'yeux, des crampes ou sensation de tension dans les muscles
Ressenti affectivement	Neutre ou agréable	Neutre ou souvent désagréable
Endormissement	Rapide, facile	Parfois lent, difficile
Modifications mentales (adulte)	Pas de modifications précises	Inconfort, irritabilité, colère, manque d'énergie, incapacité à se concentrer, perte de sociabilité, perte d'aptitude à planifier à long terme ou à établir des schémas soigneux
Modifications mentales (enfant)	Pas de modifications précises	Régression, perte du superego, colère blanche ou hostilité, sautes d'humeur, « trop fatigué pour s'endormir »
Formulation métapsychologique	Pas de changements	Epuisement des mécanismes les plus récemment acquis ou les plus subtils de l'ego, épuisement du processus secondaire, impulsions et surtout colère
Rapport hypothétique avec le sommeil	Représente un « besoin » de sommeil à onde lente	Représente un « besoin » de sommeil paradoxal

l'équilibre après la dépense énergétique du travail quand on est adulte ; dormir, c'est se ressaisir quand on est déficient lors de la senescence », a écrit Jeannette Bouton.

Le système sympathique est la batterie de l'organisme et aussi l'accélérateur. Or la nuit, par le sommeil, on recharge le sympathique, et donc le potentiel énergétique de l'organisme se reconstitue et les facultés intellectuelles renaissent également.

On a dit aussi que le sommeil était à l'organisme ce que le remontage était à la pendule. Et que le sommeil était la coulisse d'un théâtre magique où l'on s'affaire pour que le matin, au lever du rideau, le héros puisse pendant quelques heures jouer convenablement son rôle sur la scène de la vie.

Le soir après le coucher du soleil, on entre dans la période que les Chinois appellent yin. Elle succède à celle du yang, dans la journée qui est la période de l'action. Le sommeil ce n'est plus l'action mais ce n'est pas l'inaction. C'est la période de ce que l'on appelle l' « ection » qui a donné les mots « réflexion », perfection, élection, etc. On y débarrasse son corps et son esprit des toxines physiques et psychiques. On s'y purifie pour se recharger, se remplir d'énergie pour la prochaine période yang.

Déjà, vous voyez que l'idée du sommeil neutralisation du temps et même temps perdu s'estompe, disparaît, et que ce n'est point un bon calcul que d'essayer de réduire son temps de sommeil profond et très profond et de sommeil paradoxal pour gagner du temps de l'éveil et ainsi mieux « profiter de la vie » ; car les dégâts qui en résultent sont tels que c'est vraiment l'inverse qui se produit, puisque un formidable travail souterrain de reconstitution s'y opère.

Le sommeil travaille pour vous tandis que vous dormez, il « roule pour vous ». Et ce travail de rénovation est d'une utilité, d'une nécessité tellement majeure qu'on ne peut imaginer que le temps pendant lequel il existe serait mieux employé à autre chose qu'à dormir. Le sommeil c'est notre printemps quotidien, car c'est le temps du renouveau, celui qui prélude et prépare à notre renaissance matinale à la vie de chaque jour.

Les autres rôles « reconnus » du sommeil

Dormir, c'est avant tout récupérer ses forces et son énergie, dit l'homme de la rue. C'est aussi ce que dit le spécialiste sous une autre forme : pour lui dormir c'est se régénérer, se reconstituer, se reconstruire. Mais le sommeil a encore un grand nombre d'autres rôles reconnus dont certains découlent plus ou moins directement des précédents. La fonction réparatrice du sommeil ne correspond au mieux qu'à une partie de la réalité.

Ouvrons donc maintenant le rideau sur ces différents rôles, en précisant toutefois que nous en évoquerons seulement quelques-uns, les plus importants. De plus cette évocation sera rapide, car lorsque « l'on va au fond des choses, quelquefois on y reste », a dit Jean Cocteau. De plus certains de ces rôles seront explicités par la suite. D'autres enfin sortent du cadre principal de ce livre auquel nous désirons nous tenir. Il n'est donc pas question de dresser une liste exhaustive de tous les rôles du sommeil d'autant plus qu'il en est certains qui ne sont pas (ou pas encore) officiellement admis.

On peut dire d'entrée, avec Hartmann, qu'il est tout à fait justifié de penser qu'une utilité majeure du sommeil consiste à assurer le fonctionnement le meilleur possible, à l'état de veille notamment pour les tâches les plus essentielles : manger, se reproduire, élever des jeunes, etc., ainsi que les nombreuses opérations complexes qui servent à ces tâches et qui en définitive ont comme fonction unique la préservation de l'individu et de l'espèce, que ce soit directement ou indirectement.

Autrement dit le but de conservation de l'individu par le sommeil est encore plus fondamental que celui des autres fonctions de conservation, fonction qu'il assure déjà par lui-même ; mais de plus il est « chargé » de faire en sorte que les autres fonctions de conservation puissent continuer à s'exercer normalement.

D'autre part le sommeil nous délivre périodiquement de la pesanteur, et ce n'est pas le moindre de ses effets. En effet la pesanteur est le premier de nos ennemis et cela sur tous les plans : cette force nous colle, nous cloue au sol et nous attire vers le centre de la terre en attendant de nous y faire entrer. C'est une force implacable.

L'humain, en se mettant debout il y a quelques millions d'années (et nous ne devons pas le regretter car cela a conduit l'animal préhumain à l'hominisation), a défié la pesanteur en adoptant une attitude antinaturelle qui même encore maintenant lui est contre-indiquée.

La station debout est pénible et, pour une grande partie de notre corps, la station assise également, pour la même raison. Ces deux stations, par exemple, contrarient la circulation du sang : tout ce qui est au-dessous de la « pompe » du cœur est trop irrigué parce que le sang a du mal à remonter jusqu'à elle par suite de la gravité, et c'est l'inverse (irrigation insuffisante) pour tout ce qui est au-dessus du cœur et en particulier pour notre cerveau.

De même la pesanteur tasse notre colonne vertébrale (cet édifice d'assiettes creuses empilées : les vertèbres) et cela provoque un écrasement des tissus qui sont entre ces vertèbres.

Les vertèbres sont des os percés d'un trou au milieu pour que cela forme une cheminée par entassement des vertèbres, cheminée par où passe la moelle épinière. Entre ces vertèbres il y a des disques qui sont des coussins élastiques, ce qui permet à la colonne vertébrale de se plier en avant, en arrière et sur les côtés. Ces disques sont composés d'un noyau central entouré d'une gaine fibreuse.

Ce noyau central que l'on appelle nucléus est une espèce de petite bille gélatineuse faite d'un tissu élastique qui a la propriété de pouvoir se gonfler d'eau. Tout poids (et en particulier celui de votre corps) a tendance à aplatir la bille centrale qui laisse échapper une partie de son eau dans les tissus fibreux qui la maintiennent.

Dormir, c'est se mettre périodiquement en position horizontale, ce qui apporte un état « d'apesanteur ». Alors toutes les parties de notre corps sont également irriguées ; nos jambes le sont moins, ce qui les soulage, et notre cerveau l'est plus, ce qui l'avantage.

De plus, la nuit, pour notre colonne vertébrale, en position allongée, l'eau reprend sa place dans les tissus gélatineux de la bille et redonne de la souplesse à tout l'axe vertébral.

Nous verrons aussi que sur le plan psychologique le

sommeil nous délivre de la pesanteur puisqu'il nous délivre aussi, avons-nous dit, du conditionnement, de la logique, de la morale, etc.

Cette action « antigravité » du sommeil, que nous pouvons, en « jouant » un peu sur les mots, rapprocher du retour à un état, dans le rêve, où on se prend moins au sérieux (cf. le chapitre : La grande réconciliation de l'humain avec son sommeil), est importante. Finalement tout ou presque dans la vie n'est qu'une lutte contre l'action du temps par l'intermédiaire de la pesanteur.

Beaucoup de personnes ont une notion horizontale du déroulement du temps.

Jean Cocteau a dit : « La vie est une chute horizontale. »

Nous avons quant à nous une vue plutôt verticale du déroulement du temps qui a tendance à nous tirer vers le bas :

— sur le plan physique : la lutte contre le vieillissement est surtout une lutte contre la pesanteur pour le visage et le corps ;

— sur le plan de l'esprit : nous devenons en vieillissant, presque tous, de plus en plus lourds, matérialistes et nos préoccupations descendent pour la plupart de notre cerveau vers les parties plus basses de notre corps ;

— puis, à la fin, nous descendons dans la tombe de la même manière que les villes les plus anciennes sont enfouies, par étages, par les plus récentes, au fur et à mesure de leur ancienneté comme d'ailleurs aussi les différentes couches géologiques.

De ce fait, le sommeil qui suspend la pesanteur suspend en quelque sorte le cours du temps et freine même son action. On se demande si on ne devrait pas (en admettant que ce soit possible) essayer de dormir la tête en bas comme certains animaux tels que la chauve-souris, le panda.

Voici un autre rôle merveilleux du sommeil : il est le retour périodique à l'état fœtal. Dès que nous fermons les yeux et que nous commençons à voguer vers l'endormissement commence un voyage extraordinaire : nous remontons le temps car nous reparcourons, une à une, à l'envers et en accéléré bien sûr, toutes les étapes que nous avons parcourues depuis notre prime enfance et même en fait depuis notre naissance.

Il y a disparition progressive de tout ce qui constitue notre personnalité, tout ce qui l'a composée au fil du temps, année après année, les facultés acquises les plus récemment disparaissant les premières : l'attention, la logique, la volonté, le sens des responsabilités, etc., et même la notion de temps qui, contrairement à ce que l'on croit le plus souvent, n'est pas une notion instinctive mais une notion acquise : les enfants, les peuples dits primitifs, les animaux n'ont pas du tout la même notion du temps que nous.

Notons qu'il s'agit d'une disparition concernant surtout des notions de relation et dont on est délivré par l'endormissement et pendant tout le sommeil : cela va permettre, comme nous le verrons ultérieurement, que s'exercent en toute liberté d'autres fonctions très importantes qui pendant l'état d'éveil sont comme étouffées, telles l'imagination, la créativité, etc.

L'endormissement ramène donc transitoirement notre psychisme vers celui des origines c'est même d'ailleurs une condition *sine qua non* de cet endormissement.

Freud a écrit : « De même qu'en nous dévêtant chaque soir nous replongeons notre corps dans un état primitif, de même en nous endormant, nous déshabillons notre psychisme, nous le dépouillons de toutes ses acquisitions et nous retournons, non seulement par la nudité de notre corps, mais aussi par celle de notre esprit, à l'état d'un nouveau-né. » Ce qui ne signifie pas du tout, d'ailleurs, un état de régression ou de vide.

Et puis, voici maintenant cette chose extraordinaire : la plongée chaque soir dans le sommeil est une « naissance à l'envers ».

La vie fœtale nous protège du monde extérieur. Dès après la naissance, le premier sommeil, écrit Ferenczi, « n'est rien d'autre qu'une reproduction réussie de la situation dans l'utérus maternel (...) chaque sommeil ultérieur n'est que le retour périodique à ce stade ».

« Nous sommes dans le sommeil, et surtout dans le sommeil paradoxal (d'ailleurs il est pratiquement prouvé que le fœtus est constamment, à cent pour cent de son temps, en un état analogue au sommeil paradoxal), réellement plongés dans des conditions physiques et psychiques semblables à celles du ventre maternel : chaleur des draps, obscurité. silence presque total. De plus nous sommes comme dans le liquide amniotique dans lequel baigne le fœtus (nous l'avons vu) en état d'apesanteur. Et surtout, comme le fœtus, on s'est retiré du monde extérieur, comme lui qui n'y est pas encore entré. D'ailleurs, bien souvent, en s'endormant on reprend instinctivement la position du fœtus » (P. Fluchaire, *Bien dormir pour mieux vivre*).

Il nous faut maintenant analyser quelques-uns des rôles du sommeil paradoxal par l'intermédiaire du rêve puisque c'est presque exclusivement pendant cette période du sommeil que nous rêvons. Freud, en 1900, s'inspirant des travaux de ses prédécesseurs, Maury, le marquis Hervey de Saint-Denis, a montré qu'une des principales fonctions du rêve était une fonction de libération.

Le sommeil émancipe en effet notre cerveau de tous les conditionnements imposés par l'éducation, de toutes les disciplines, contraintes, tabous de toutes sortes ; dans le rêve, comme d'ailleurs dans le reste du sommeil, nous sommes non seulement hors du temps psychologique et hors de la pesanteur, mais aussi hors de toutes les conventions : il n'y a plus, par exemple, cette notion factice et relative de péché.

Toutes ces chapes de plomb qui dans la journée nous écrasent, nous culpabilisent et nous obligent à refouler nos pulsions, notre nature profonde et instinctive, ont disparu. Et elles brident certaines de nos facultés intellectuelles, l'intuition, l'irrationnel, l'esprit de synthèse, etc.

Alors le sommeil paradoxal par le rêve c'est le grand défoulement, car dans le rêve toute censure personnelle, sociale, religieuse a été abolie. Le rêve est en effet d'abord l'expression de ses désirs. Ecoutons le Pr Bourguignon :

« Ce que l'on a envie de vivre, ce que l'on a envie de faire, mais que l'on n'a pas la possibilité ni de vivre ni de faire dans la vie, on l'hallucine (l'hallucination est une perception sans objet). Le rêve est une hallucination en rapport avec nos désirs les plus profonds et ce sont parfois des désirs qui remontent à l'enfance. On est dans la meilleure situation lors de la phase paradoxale du sommeil car on ne voit rien, on n'entend rien, on ne perçoit rien, on est complètement coupé de l'extérieur. Tout notre monde intérieur, comme une marmite de sorcier, surgit au niveau de la conscience et va s'animer. Telle a été la théorie, révolutionnaire à l'époque de Freud, mais très cohérente. »

Cependant le rêve n'est pas seulement l'expression d'un désir, il en est la réalisation. « On ne rêve jamais à l'optatif », a dit Saussure, et cela est vrai pour nos désirs les plus secrets. Et comme des enfants que nous sommes tous redevenus, pendant l'endormissement, le rêveur, plongé dans la magie de son rêve, a l'illusion que c'est la réalité.

Le spectateur d'un film, même s'il est pris par l'action, n'est jamais, lui, totalement crédule ; le rêveur l'est.

Quelqu'un a dit : « Le rêve est le domaine de l'impossible qui devient possible. » D'ailleurs dans le rêve, toute notion d'invraisemblance a disparu, on a toutes les hardiesses et toutes les crédulités. Par exemple, nous ne sommes nullement surpris de voler dans les airs ou qu'une personne disparue depuis longtemps nous parle.

Une chanson chantée par Marie-Paule Belle dit : « Le rêve, c'est là où le sage et le fou qui sont en nous se racontent leurs secrets. » Et on a dit aussi : « Vous serez neufs après une bonne nuit de rêves en liberté où vous aurez à votre guise joué dans le jardin de votre enfance, exprimé ouvertement vos idées au président de la République ou à votre patron, approché la voyageuse blonde croisée dans l'aéroport cet après-midi, volé de montagne en montagne, Don Quichotte de la nuit, dans vos mille et un châteaux en Espagne. »

Le rêve est pour notre psychisme une soupape de sûreté essentielle pour notre équilibre mental car il est la folie virtuelle qui existe en chacun de nous, et c'est pourquoi Schopenhauer a pu dire : « Le rêve est une courte folie et la folie un long rêve. »

On peut dire aussi d'une certaine manière qu'une des fonctions principales du rêve est de nous éviter de faire des folies dans la journée car c'est la nuit que nous les faisons. Mais comme nous sommes paralysés dans le sommeil paradoxal (sinon nous vivrions notre rêve), ces folies ne se réalisent que dans notre tête. C'est pourquoi il ne faut pas croire que les meilleurs rêves sont les rêves « roses » ; au contraire ce sont les rêves les plus fous qui sont les plus apaisants, les plus équilibrants.

De ce rôle de libération vont découler un certain nombre d'autres rôles, par exemple celui-ci qu'a montré Freud lui-même : le rêve est le gardien, le protecteur de notre sommeil : en effet c'est lui qui, en permettant l'accomplissement, l'assouvissement de nos passions refoulées, permet le sommeil.

Nos conflits intérieurs étant apaisés grâce à lui, cela nous met à l'abri des perturbations psychiques graves qui nous auraient empêché de nous endormir et qui même si nous y étions parvenus auraient troublé notre sommeil.

D'ailleurs il est à remarquer que c'est à la fin de chaque cycle de sommeil, après le rêve, que nous commençons un nouveau départ pour un autre cycle de sommeil : chaque tranche de rêve prépare et permet le cycle suivant.

Nous sommes bien loin et même en contradiction avec cette croyance assez répandue que le rêve est une sorte d'accident de parcours du sommeil, qu'il en est le « trouble-fête ».

Découlant toujours du rôle de libération, voici le rôle de compensation.

« Sommeil : c'est l'heure où les prisons et les pensionnats sont moins tristes » (Henri Certigny, *D'un déserteur du réel*).

Pour ceux qui sont en situation d'isolement, les prisonniers par exemple, le rêve c'est l'évasion, c'est la liberté, et grâce à lui, ils supportent mieux leurs frustration ; sans lui ils souffriraient d'une claustrophobie insupportable. D'ailleurs, chez les prisonniers, la durée du sommeil paradoxal augmente.

Mais en réalité le rôle de compensation existe pour tout le monde, car nous sommes tous plus ou moins en prison, et nous nous sentons très souvent enfermés dans des limites étroites. Le rêve fait craquer ces limites et il permet à chacun de s'évader de la réalité quotidienne quand elle est trop dure, et cela aide aussi à mieux la supporter.

Son indépendance, le prisonnier la concentre dans le rêve maintenant qu'il n'en dispose plus par ailleurs ; mais pour nous tous, il est un moyen d'évasion après une journée de « réclusion » pendant laquelle on a étouffé dans un monde clos.

On obtient en effet dans le rêve ce que la vie nous refuse ; il est la revanche du destin, surtout pour les plus déshérités.

Quelqu'un d'âgé rêve qu'il est jeune, le laid rêve qu'il est beau, le faible qu'il est puissant, le pauvre qu'il est riche, le subalterne qu'il commande, et même qu'il commande à son propre chef. Le rêve répare la nuit les injustices du jour, et il est probable que sans lui, un certain nombre d'humains ne pourraient pas supporter leurs conditions d'existence. Ainsi, le rêve est le gardien de leur propre vie.

« Mes rêves, ce sont mes fêtes », dit le miséreux de la chanson.

Mais si le sommeil paradoxal a une telle importance pour l'ensemble de notre psychisme, cela est particulièrement vrai pour nos facultés intellectuelles.

Nous avons déjà vu que le rêve protégeait notre raison et donc notre logique, ce qui peut paraître « paradoxal » puisque le rêve s'évade de la logique, tout au moins de la logique classique.

Le rêve exerce aussi notre imagination. Nous avons montré qu'il sert à la récupération, la réorganisation cérébrale, et pour l'enfant à la maturation cérébrale ; c'est la raison pour laquelle l'enfant rêve plus que l'adulte : ce dernier rêve environ en moyenne cent minutes par nuit.

Tandis que l'enfant nouveau-né rêve environ 50 % de son temps de sommeil, ce qui peut représenter jusqu'à huit heures sur vingt-quatre (un prématuré rêve 75 % de son temps de sommeil environ) ; un enfant qui manque de sommeil et en particulier de sommeil paradoxal (voir chapitre précédent n° 4) accuse sur le plan de l'intelligence un retard que souvent il ne peut pas rattraper.

Dans la longue chaîne de l'évolution des animaux, le sommeil paradoxal est un signe d'évolution cérébrale et va de pair avec elle ; c'est à partir du caméléon que l'on commence à en trouver une ébauche, et tous les animaux après lui rêvent : les oiseaux, les mammifères, mais il ne faut pas prendre cela trop « au pied de la lettre » car alors le chat domestique qui rêve deux cents minutes par nuit (il est le champion du monde du rêve) serait beaucoup plus évolué que nous. Peut-être est-ce vrai sous certains aspects...

Pratiquement, c'est à partir des animaux dits « à sang chaud » que le rêve apparaît ou plus précisément ceux qui maintiennent leur température constante (homéotherme) la nuit, pendant qu'ils dorment et indépendante des variations extérieures ; et ceci est tout à fait symbolique : le rêve est au fond l'émanation de cette chaleur intérieure, de ce feu interne, cette combustion qui entretient la « flamme » qu'ils portent et savent garder en eux pendant leur sommeil ; on rêve quand on a le « sommeil chaud ».

Mais pour l'enfant, le rêve sert aussi à sa maturation affective : l'enfant de l'homme naît immature sur tous les plans.

Spitz dit qu'un enfant de huit mois qui n'a pas connu l'angoisse, notamment par le rêve, est un retardé affectif. Or, l'enfant est choyé, dorloté, il est « dans du coton » et on lui évite tout sujet d'angoisse. C'est par le rêve qu'il va la connaître.

« L'activité cérébrale du rêve est la meilleure école de la vie, qui nous enseigne le plaisir et le déplaisir. Le rêve parfait est amusant et on rit bien ; parfois c'est triste et on pleure, mais quand c'est fini, on se sent vraiment bien. La vie pour un enfant est faite de difficultés par le truchement du rêve, et il apprend ainsi à s'en sortir », précise Jeannette Bouton.

Par ailleurs, le rêve est très précieux pour l'adulte également parce qu'il est le sport de l'esprit. Lorsque nous faisons du sport physique : courir, plonger dans l'eau, soulever des poids lourds, faire du football (vingt-deux joueurs se disputent le même ballon), etc., vu objectivement sous l'angle de la raison pure, cela semble un peu insensé, farfelu. Le rêve, qui semble lui aussi déraisonnable, est la culture physique, l'exercice de votre mental.

Le rêve a une énorme importance pour notre mémoire. Pour mieux le comprendre, nous allons comparer le fonctionnement de votre cerveau à celui d'un ordinateur (naturellement, il est beaucoup plus que cela, mais il présente avec lui certaines analogies de fonctionnement).

Il y a deux manières de se servir d'un ordinateur : le fonctionnement dit *on line* dans lequel celui-ci reçoit ou envoie des informations à d'autres appareils : par exemple à des terminaux, des machines à facturer, etc., et le fonctionnement dit *off line* pendant lequel il est complètement coupé de l'extérieur et fonctionne sur lui-même : il refait ses programmes en fonction des informations qu'il a reçues, il élimine les vieux programmes, les réactualise, en bâtit de nouveaux.

Sans ce travail, il débiterait des renseignements inexacts. il serait devenu un peu fou.

Dans la journée, pendant l'éveil, notre cerveau est branché sur l'extérieur par l'intermédiaire de nos sens dont il reçoit des informations ; il en transmet aussi (activités musculaires : gestes, activités motrices, parole, écriture) : il travaille en *on line*.

Et puis, dans le sommeil paradoxal, nous le savons : nous sommes *off line,* complètement coupés de l'extérieur et paralysés ; ce qu'il y a de curieux d'ailleurs c'est qu'en général l'activité *off line* de l'ordinateur a lieu également la nuit.

Notre cerveau pendant le sommeil paradoxal va reprendre, retraiter toutes les informations reçues et stockées. Il va les classer, les organiser, faire passer certaines de la mémoire à court terme dans la mémoire à long terme.

« Sans le rêve, nous ne serions que des automates », a écrit Arthur Koestler. On peut même aller plus loin : sans le rêve, nous ne serions que des automates détraqués.

Une autre fonction extraordinaire du rêve et que Michel Jouvet a découverte et étudiée est la suivante. Il y a pendant le sommeil paradoxal toute une reprogrammation génétique. Pour le fœtus qui apparemment rêve vingt-quatre heures sur vingt-quatre, il s'agit d'une programmation génétique (neurologique). Pour la faciliter, d'ailleurs, la femme enceinte pendant sa grossesse double son temps de sommeil paradoxal, dont la durée redevient normal (si elle n'allaite pas), trois semaines environ après l'accouchement. Mais après la naissance, pour l'enfant et l'adulte comme pour la personne âgée, il y a chaque nuit révision de ce programme inné.

Attardons-nous un peu sur cette mission exceptionnelle et unique du rêve, qui lui redonne un peu le rôle exaltant qu'il avait perdu dans les laboratoires. C'est le programme immémorial de l'espèce (et même des espèces vivantes antérieures), héritage de plus de trente mille siècles qui s'inscrit d'abord pendant les mois qui précèdent la naissance.

Et puis, chaque nuit, cet héritage se rappelle à votre bon souvenir comme si l'on devait, « à blanc » et dans l'immobilité de notre corps, répéter inlassablement ce qui fait notre instinct si précieux, un peu comme un écolier qui repasse sa leçon. Et pour mieux en comprendre la grande utilité : l'inné (neurologique) est soumis durant l'activité diurne aux contraintes de l'environnement ; l'organisme profite de nos instants de rêve pour réinjecter dans nos images mentales des modèles de comportements spontanés (c'est à la souris qu'il va attraper que rêve le chat).

Si cette opération était rendue impossible, l'environnement déterminerait à lui seul toute notre activité, et notre libre-arbitre serait compromis. En effet, le comportement, les réactions, les pensées, les gestes, les sentiments d'un individu dépendent à la fois de ce qu'il a appris de son environnement (acquis) depuis sa naissance et du « stock héréditaire » qu'il avait à sa naissance (inné).

S'il n'y avait pas cette réinjection de ce stock, celui-ci ne tarderait pas à s'effacer peu à peu et à être dominé et même remplacé par l'apport de l'environnement.

Le rêve joue donc un rôle important dans le maintien de nos instincts de survie et de notre individualité ; grâce à lui nous échappons en partie à l'emprise de la société. C'est un moyen de résister à la formidable pression sociale qui gommerait complètement notre originalité. Sans lui nous deviendrions des épaves très faciles à conditionner, soumises totalement aux autres. C'est d'ailleurs ce que l'on constate chez certains (heureusement assez rares) qui ne rêvent plus du tout. (Tout le monde rêve environ cent minutes chaque nuit, mais la plupart ne se souviennent pas de leurs rêves.)

« Nos rêves sont donc " les gardiens du patrimoine héréditaire ", ils laissent cependant sa part à la liberté humaine en reprogrammant quotidiennement l'inné transmis à chaque génération par l'introduction de l'acquis rendu ainsi transmissible. " Les dés génétiques sont sans cesse joués et rejoués au cours de notre vie. Nous n'en sommes pas prisonniers ", dit Michel Jouvet[1]. »

Nous avons comparé le sommeil à un voyage qui nous procure le dépaysement, souvent l'exotisme. Ce sont des congés quotidiens, gratuits, que la nature nous offre ainsi et l'on pourrait même ajouter que ce sont parfois des vacances « de rêve ».

---

1. Dominique Cyrille, *Santé Magazine*, août 1983.

Le sommeil paradoxal, par le rêve, nous « transporte » dans tous les sens de ce terme. Ce n'est pas un « transport en commun », encore que l'on soit rarement seul dans le rêve ; c'est une expédition où l'on part seul.

Le rêve est aussi une distraction : après tout, il nous emmène chaque nuit au cinéma. Il s'agit d'un film passionnant car nous sommes totalement impliqués dans le rêve, puisque nous y tenons les rôles d'auteur, de metteur en scène, de dialoguiste, de décorateur, de projectionniste et d'acteur. Nous y sommes même spectateurs.

C'est un film assez souvent en couleurs, à épisodes (en général les différentes tranches de sommeil paradoxal d'une nuit forment un ensemble (Freud) et sont les différents chapitres d'une même histoire). C'est un long métrage (cent minutes).

Cette histoire est celle de notre propre vie et tous les personnages qu'on y rencontre ne sont que des facettes de nous-mêmes, même si nous rêvons par exemple de notre concierge, ou si nous voyons des animaux qui, symboliquement, sont des représentations de nous-mêmes.

Car le rêve est en réalité un voyage au fond de soi-même ; et nous ne sommes pas un, mais multiples. « Mon nom est légion car nous sommes plusieurs » (Evangile selon saint Marc).

Il est aussi un voyage dans le passé et quelquefois dans le futur. Il est une plongée dans ce fameux et vaste continent inconnu de la plupart : l'inconscient.

Grâce à lui nous accédons à une autre dimension de nous-mêmes, la « dimension perdue » de Goethe. Ou plutôt dans le rêve il y a une émergence de notre inconscient dont c'est le mode d'expression normal, habituel.

Car notre inconscient est un noctambule et son langage n'est pas celui, direct, des mots, mais celui des images et des symboles.

Il est en réalité notre moi vrai, profond ; l'autre, celui qui s'exprime le plus souvent dans l'éveil n'étant qu'un moi superficiel et même un peu factice, un moi de relation, de représentation.

C'est pourquoi le rêve est si essentiel si l'on veut se connaître et se comprendre. « Connais-toi toi-même et tu connaîtras l'univers et les dieux », célèbre principe écrit au fronton du temple de Delphes.

Plus près de nous, Sri Aurobindo a écrit en 1949 : « Si l'on apprend à les interpréter, on peut acquérir par ses rêves une grande connaissance des secrets de sa propre nature et de la nature des autres. »

Les fonctions oubliées

Pour noyer la rancœur et bercer l'indolence.
Dieu touché de remords avait fait le sommeil.

Baudelaire (*Les Fleurs du mal*)

Résister à la pression sociale... Voyage au fond de nous-mêmes. Nous voici maintenant tout prêts à accueillir les autres fonctions merveilleuses que le sommeil nous offre et dont nous avons pourtant en grande partie perdu l'usage faute de les connaître, et plus précisément pour les avoir oubliées.

Le sommeil doit être un refuge...

Dormir me plaît et plus encore être de pierre
Tant que durent le mal et la haine ici-bas (...)
Ne rien voir ni sentir m'est chose douce et chère,
Ne m'éveillez donc point ! par pitié, parlez bas !

Michel-Ange (*La Renaissance de Dante*)

Sénèque, philosophe romain contemporain du Christ, disait que lorsqu'il allait en ville, il s'apercevait en revenant qu'il avait « perdu son âme ».

Nous vivons en société et, à moins de vivre en ermite ou en anachorète, nous ne pouvons l'éviter.

Or cette vie de société nous « met à mal [1] » pendant les seize ou dix-sept heures que nous passons en moyenne à l'état vigile.

---

1. Cette expression est de Robert F. Klein et Von Wenin Paburg, *Le Sommeil et le Rêve*, Psychosyntérèse.

Heureusement, chaque nuit, nous retrouvons notre âme car le sommeil nous apporte un refuge salvateur.

A l'état de veille, dans la journée l'humain a une vie de relation par l'intermédiaire de ses sens, avec son milieu et, en particulier par l'intermédiaire du langage et de l'écriture, avec les autres humains.

Malheureusement cette vie de relation est caractérisée par un état de conflit quasi permanent.

D'abord l'humain, comme tous les vivants depuis que la vie existe sur terre (plus de trois milliards d'années), doit pour survivre être constamment sur le « qui-vive », il doit lutter en permanence pour protéger sa vie, la défendre et pour cela s'adapter à un milieu le plus souvent agressif.

Ce que l'on appelle le stress est d'ailleurs la réaction de l'organisme pour s'adapter à tous les changements de son milieu.

Bien sûr, maintenant la société nous protège ; mais en échange de cette protection qu'elle nous accorde, elle nous impose un certain nombre de contraintes : ce sont des règles, des règlements, des disciplines, des obligations, etc., et certaines entrent en conflit avec nos inclinations naturelles, spontanées, avec nos pulsions instinctives, notre désir de liberté, de fantaisie.

De plus la conscience que l'homme a acquise et développée (pas beaucoup car elle est encore très embryonnaire et très fragile) est juste suffisante pour générer des conflits intérieurs mais pas suffisante pour les résoudre, les surmonter, les transcender. Cette vie de relation et cette conscience le mettent à chaque instant, pendant l'état de veille, en contact avec la réalité qui est parfois dure et contraignante. Comme l'a dit l'écrivain Elliott : « L'humain ne peut supporter trop de réalité. »

A un certain moment « la coupe est pleine », et il a besoin à intervalles réguliers de décrocher de cette réalité et de son milieu, de le fuir et de trouver un refuge, et ce refuge c'est le sommeil qui le lui offre.

On peut se demander : où donc l'humain se réfugie-t-il ainsi ? En quel abri ? Quel havre trouve-t-il, quel repaire rejoint-il, quel oasis l'a attiré ?

Ce refuge suprême quotidien c'est le « ventre maternel », il n'en connaît pas de meilleur, de plus sûr.

Nous avons montré en effet qu'en s'endormant, on retourne à l'état fœtal et que la plongée chaque soir dans le sommeil était « une naissance à l'envers ».

C'est une sorte de réflexe d'autodéfense contre son environnement et contre les autres. Ne pouvant supprimer les conflits, le stress, l'humain prend le parti provisoirement de les ignorer.

« Dormir, c'est se désintéresser », a dit Bergson.

On retrouve l'idée de Dement : l'humain, en coupant sa vigilance, fuit sa peur du noir, des dangers environnants ; mais il faut élargir cette conception car l'humain dans le sommeil fuit également tous ses conflits intérieurs et extérieurs.

Le sommeil est notre trêve quotidienne, notre dimanche et nos vacances de chaque nuit car le dimanche et les vacances sont, comme le sommeil, destinés à nous reposer et aussi à suspendre, à oublier nos problèmes et difficultés de toutes sortes : personnelles, familiales, professionnelles, sociales.

Le sommeil évasion, le sommeil refuge irremplaçable, essentiel pour notre équilibre vital, explique beaucoup mieux sa raison d'être que le sommeil simple repos qui lui, comme nous l'avons vu, pourrait être remplacé par d'autres moyens.

C'est en partie pour cette raison que l'humain cherche encore pour dormir à s'abriter dans des maisons, à se « nicher » sous des couvertures.

Nous avons une sorte de preuve assez curieuse de cette fonction de refuge : il arrive qu'à l'approche d'un danger brusque et important certains individus sombrent subitement et instantanément dans un sommeil profond.

En voici quelques exemples. Pendant la guerre, des soldats, sous un bombardement par exemple, se sont endormis tout d'un coup le matin, après avoir dormi normalement la nuit. On cite aussi le cas d'un banquier célèbre : Morgan, qui, en 1907, assailli par des clients lors d'une panique financière, s'endormit brusquement et profondément. Napoléon, lorsqu'il subit sa première défaite, s'endormit en quelques secondes et dormit pendant trente-six heures sans pourtant avoir de sommeil « en retard » à rattraper.

Le sommeil a agi, dans tous ces exemples de grand péril, comme une barrière de protection et même une terre d'asile où l'on peut se mettre mentalement en sécurité. Le sommeil dans lequel ils plongeaient ainsi était paradoxal (narcolepsie).

Le sommeil est le meilleur refuge de l'humain, et c'est là peut-être sa plus noble fonction, mais aussi la plus oubliée. Car l'humain occidental moderne ne sait plus se réfugier dans le sommeil ; bien au contraire, paradoxalement, c'est lorsque nous avons le plus de soucis, de contrariétés, de conflits et donc le plus besoin de notre force, de notre courage pour les surmonter, et de notre sommeil pour nous y aider ou les oublier, que celui-ci nous fuit.

Les Balinais, par exemple, quand tout va bien, quand ils sont heureux, chantent et dansent une partie de la nuit, et quand cela va mal, dorment jour et nuit.

A Bali, Margaret Mead raconte que si, rentrant chez elle au milieu de l'après-midi, elle trouvait tous les domestiques réellement endormis (et non pas faisant semblant) elle pouvait s'attendre à une mauvaise nouvelle.

J'ai trop le respect de la vie pour suivre Chamfort lorsqu'il dit : « Vivre est une maladie dont le sommeil vous soulage », mais il faut absolument redonner au sommeil cette valeur fondamentale de refuge, car c'est le seul véritable antidote naturel de la vie moderne avec ses stress et ses effets destructeurs, notamment vis-à-vis de notre santé.

« Le sommeil existe pour nous soustraire à la frénésie d'un monde mécanisé et motorisé à outrance, à une civilisation non “ biocratique ”, à des contraintes sociales contre nature. » Pr R. Andrieu (Institut français pour l'étude des problèmes humains).

Nous devons retrouver, cultiver, utiliser cette merveilleuse fonction si précieuse, si bénéfique : lorsque nous subissons des épreuves, du surmenage, ou même seulement du découragement, nous devons alors avoir le réflexe sommeil.

Et même en cas de chagrin ou de « coups durs » car « rarement le sommeil visite le chagrin, mais quand il le fait, c'est un consolateur tout-puissant », disait déjà Shakespeare.

Le sommeil est un port, un havre, un abri sûr lorsque des tempêtes se lèvent sur notre vie, ou même seulement lorsque les vagues des péripéties de l'existence nous secouent. Il nous permet d'éviter les écueils, c'est-à-dire les erreurs, les mauvaises décisions, les abandons.

On doit aller se réfugier dans le sommeil comme un enfant se réfugie dans les bras de sa mère lorsqu'il a des ennuis. Cette fonction de refuge explique en grande partie le retour à l'état fœtal dans le sommeil, car lorsque l'on est enfant on n'est jamais si bien protégé que par sa mère et dans le sommeil nous sommes tous redevenus des enfants.

Cela vaut mieux en tout cas que de se réfugier comme certains dans l'alcool, la drogue, le jeu, la débauche, ou plus fréquemment la « bouffe » comme compensation. Lorsqu'ils ont des problèmes, certains se réfugient même dans l'hyperactivité, le surmenage.

Le sommeil est le dernier vrai refuge dans notre monde moderne ; lorsque la vie devient intolérable, il est le seul échappatoire pour nous tous, lorsque la réalité devient insupportable. Il permet de prendre ses distances avec cette réalité. Et avant une journée qui promet d'être pénible, la plupart des gens ont du mal à quitter le sommeil et ceux qui connaissent l'angoisse de la dépression dorment à l'excès.

D'ailleurs, généralement, les soucieux, les inquiets, les inadaptés sociaux sont de gros dormeurs. Ils savent que c'est l'endroit ou plutôt l'état dans lequel ils peuvent le mieux se mettre à l'abri. Car le sommeil est toujours prêt à nous « ouvrir ses bras » pour nous accueillir, nous protéger, nous aider. Il est notre allié. Il est notre ami, notre ami d'enfance, auquel nous pouvons toujours faire appel en cas de difficulté, un ami fidèle, à l'amitié indéfectible. Nous pouvons lui faire confiance.

Même le plus grand criminel peut dormir en sécurité ; seule sa mauvaise conscience peut éventuellement troubler son sommeil puisque la police, toute-puissante pourtant, ne peut intervenir entre le coucher et le lever du soleil ; même le droit protège le sommeil qui est donc, pour l'Occidental aussi, en quelque sorte sacré puisqu'il jouit juridiquement d'une totale immunité.

Le sommeil est un rendez-vous avec soi-même

Des masques endormis au fond de mon étang
ouvrent les yeux pour me regarder dedans.

Henri Certigny
D'un déserteur du réel, poèmes

Le sommeil lieu ou plutôt état en lequel on peut s'abriter. Mais cette fonction de refuge, de protection contre un environnement hostile, pour fuir quelqu'un ou quelque chose, correspond encore à une conception passive et même un peu négative du sommeil contre lesquelles nous nous sommes déjà élevés.

La fonction du sommeil va bien au-delà du simple besoin de repos, de tranquillité, de sécurité. Et l'on peut se poser cette question : dans ce refuge qu'y rencontre-t-on ? Et nous allons alors découvrir une autre fonction majeure du sommeil.

Il y a en effet, au-delà de cette fonction défensive du sommeil, le désir profond, le besoin vital, pour chaque humain, de se retrouver chaque soir lui-même, seul en son jardin intérieur, en son oasis personnel et secret.

Déjà, chaque soir, chaque humain se retire chez lui, dans sa maison, son foyer, où il est seul, ou bien où il n'est plus qu'environné de proches : parents ou quelquefois amis avec lesquels il partage la soirée.

Mais ce n'est pas encore suffisant : il lui faut aller plus loin sur ce chemin et se retirer dans sa propre chambre qu'il occupe seul ou qu'il partage avec quelqu'un avec lequel théoriquement il ne fait qu'un, au moins provisoirement.

Et même lorsqu'il a fermé les yeux et la lumière, il est impérieux pour lui de se retrouver seul au monde, en sa demeure intérieure.

« Ceux qui sont éveillés partagent un univers commun, ceux qui dorment se retirent chacun en un monde secret qui n'appartient qu'à lui », a dit Héraclite d'Ephèse cinq siècles avant J.-C.

La nuit, et le lit, par le sommeil, réunissent les individus à eux-mêmes (on devrait écrire « re-unissent ») comme ils réunissent les couples séparés pendant le jour.

Ainsi chacun peut dire, avec celui ou celle dont il partage

la couche : « Enfin seuls », avant de s'endormir, et « Enfin seul », dès qu'il s'est endormi.

Ainsi dans ce refuge, c'est soi-même que l'on rencontre, et d'ailleurs certains ont peur de sombrer dans le sommeil et « s'accrochent » plus ou moins consciemment ; ils ont peur de leur sommeil parce qu'ils redoutent ce rendez-vous ou ne supportent pas cette rencontre quotidienne et ce face-à-face avec eux-mêmes.

Et pourtant, chaque humain a absolument besoin de cette réunion « avec » ou plutôt « à » lui-même chaque nuit.

Il faut en effet se rendre compte que pendant le jour l'humain se trouve presque séparé de lui-même, pris dans le tourbillon de la vie, accaparé par toutes les péripéties de son existence, par mille occupations, préoccupations, distractions.

Pendant la vie de l'éveil on est distrait (au sens étymologique « tiré en dehors »), on est comme kidnappé, *kélaté* (du grec *kelatos :* pince).

Mais on est également, à l'inverse, envahi intérieurement : car on est « occupé » (beaucoup disent constamment « Je suis occupé ») par la présence de quelqu'un d'autre ou par un problème ; on vit le jour en état d'occupation permanente, comme pendant la guerre quand un ennemi occupe votre pays. Et ainsi on est rarement seul même s'il y a la solitude physique.

Il faut ajouter que pendant l'état d'éveil nous sommes littéralement soumis par nos sens à un énorme bombardement d'informations : par exemple chaque neurone de notre cortex cérébral peut recevoir jusqu'à 20 000 informations par seconde (au sens informatique de ce terme) dont 90 % par les yeux. Et l'on a des milliards de neurones dans le cortex[1].

Nous vivons le jour à la surface de nous-même : par nos sens qui sont à la périphérie, par notre cortex cérébral qui n'est que l'écorce de notre cerveau où siège notre intellect : « Notre intelligence, cette petite chose à la surface de nous-mêmes », a dit Alfred Sauvy.

Vous comprenez maintenant encore mieux pourquoi l'humain, dans le sommeil, coupe ses sens et sa vigilance : pour

1. Cf. annexe n° 1.

pouvoir entrer en lui-même et ne pas y être dérangé, comme avec cette petite pancarte que l'on place à la porte de sa chambre à l'hôtel : « *Do not disturb.* »

Portes et fenêtres closes et même persiennes (paupières), comme celles de sa maison. Le sommeil est une plongée en soi-même. Il n'est plus seulement un recours mais un retour.

Un proverbe chinois dit du sommeil : « C'est rentrer chez soi. »

Et l'on y rencontre l'essentiel (là où on ne s'aventure plus guère dans la journée), car on est en « direct » avec soi-même.

Nous l'avons dit, dans le sommeil, ce ne sont pas les mêmes zones du cerveau qui fonctionnent : au lieu du cortex, c'est plutôt le centre encéphale qui est reconnu comme étant le siège de notre conscience profonde.

« L'écorce cérébrale, réduite au seul murmure monotone de ses rythmes lents, ne prend aucune part à ce dialogue de la conscience avec elle-même [1]. »

C'est notre moi intime, celui des profondeurs. Mais lorsque l'on parle de cette descente en soi-même, on évoque un aspect un peu inquiétant de chute vers ce qu'il y a en nous non seulement d'inconnu mais aussi d'incertain, d'obscur, de ténébreux. Aussi faut-il sans doute inverser cette image et parler plutôt d'une montée, d'un envol vers ce qu'il y a en nous de plus noble, de plus subtil, vers la supra-conscience. En tout cas vers ce qu'il y a de plus vrai. Selon l'expression de Charles Peguy, dans le sommeil « nous avons posé le masque et le couteau ».

Nous n'y sommes plus, comme dans la vie de l'éveil, des sortes de comédiens, jouant des personnages, car nous avons chacun des rôles à tenir. A notre travail, dans notre famille : rôle de chef, de mari ou d'épouse, de parent, ou rôle social. Nous sommes redevenus nous-mêmes, authentiques, véritables. Voici déjà une des grandes noblesses du sommeil et qui est également irremplaçable.

Mais que trouve-t-on ainsi dans le sommeil au fond de soi-même ? D'abord la liberté retrouvée, car il n'y a aucune liberté dans tous les circuits psychologiques provenant du

1. Roger Godel (*Vie et Rénovation*).

fonctionnement des sens, des perceptions. Le sommeil est l'état de nature, celle du paradis terrestre d'avant le péché, l'état de grâce. Etant affranchi de tout, on est déculpabilisé, comme si l'on était lavé de ce fameux péché originel.

Et de ce fait, c'est un épanouissement et un accomplissement, car toutes les barrières imaginaires que l'on s'était imposées sont renversées ; la « toile d'araignée » aux fils invisibles mais réels et solides dans laquelle nous nous sommes nous-mêmes piégés, pris au filet pendant le jour s'est momentanément déchirée ; les fers, les boulets que l'on traîne au pied ont été comme pour les prisonniers, les bagnards, la nuit, provisoirement déverrouillés, et les menottes aussi.

Car le sommeil n'est pas là pour nous amoindrir, nous effrayer, mais pour nous aider, nous guider, nous agrandir et nous élargir la vie. Il n'est pas seulement une halte sur le chemin de la vie (et à ce titre il est déjà fort précieux) ; il est un lieu de rendez-vous avec ce personnage symbolique, mystérieux et mystique : notre « ange gardien » toujours là, toujours présent, toujours veillant, et bienveillant.

Débarrassé des gêneurs, des « chronophages », et même sans témoins, on y rencontre son propre guide intérieur.

Car comme l'a si bien dit Etienne Perrot qui « non pas expose une théorie mais le fruit d'une expérience et ainsi témoigne de l'importance de l'activité qui se déroule au cours de cette période prétendue passive (celle du rêve). « J'ai appris, nous dit-il, à l'école de Jung qu'il est le lieu et le moment choisis par une sagesse et une intelligence vitale pour nous enseigner (...) un savoir secret (...) révélation d'un chemin intérieur (...) un sens, un but, une fin de l'existence avec son corrélatif : la paix. (...) tels que Jung l'a non pas révélé mais rappelé à notre siècle, en se faisant l'interprète, le restaurateur de ce que le philosophe ancien Leibnitz appelait " la philosophie éternelle " (...). Et ceci n'a rien de dogmatique, ne demande aucune croyance aveugle mais seulement une attention et une bonne volonté. »

« L'enfer c'est les autres », a écrit Jean-Paul Sartre. C'est vrai, sans doute, mais c'est aussi d'être coupé de soi-même. Voilà pourquoi le sommeil est doublement bénéfique, et pourquoi l'on doit s'y trouver non seulement en quiétude et en sûreté mais tellement mieux encore, comme en un jardin de l'Eden quotidiennement retrouvé.

On peut dire que le sommeil est à notre égard d'une grande sollicitude et même d'une grande tendresse. Or « il n'est rien au monde de plus fort que la tendresse », écrit Han Suylin dans *Multiple Splendeur*.

Mais voilà pourquoi aussi on n'y trouve, comme dans les anciennes auberges espagnoles, que ce que l'on y apporte, c'est-à-dire ce que l'on est.

Le dialogue avec soi-même

Dormir, c'est se retrouver mais pas pour le seul plaisir d'une rencontre : c'est aussi pour dialoguer avec soi-même pour un échange fructueux.

Et aussi pour s'écouter.

« A chaque instant, notre corps essaye de nous dire quelque chose [1]. »

Mais nous sommes sourds, indifférents.

Car dans la journée, pour cet appel du dedans, nous sommes des étourdis. Nous sommes attirés, éblouis, hypnotisés par toutes les sollicitations extérieures comme un insecte par la lumière.

Or, on a toujours intérêt à s'écouter.

Bien sûr, il ne faut pas passer son temps à cela, mais il en est qui vous disent : « Il ne faut pas s'écouter. » Eh bien, ceux-là, ne les écoutez pas.

La nuit et le sommeil sont faits pour cette écoute attentive, pour être enfin à l'écoute de soi-même.

Le jour, c'est fait surtout pour se faire entendre et pour écouter les autres. Or nous sommes devenus des inconnus de nous-mêmes.

Il est probable que sans le sommeil et ce retour quotidien en soi, nous deviendrions rapidement même des étrangers à nous-mêmes. Nous serions alors « des coques vides ballottées sur l'océan de la vie [2] ». Car nous serions coupés de nos racines profondes et de la source pérenne intérieure qui nous

1. Thérèse Berterat, *Le Courrier du corps*.
2. R. Jung.

fertilise, et nous nous dessécherions ; nous serions encore plus superficiels et beaucoup plus pauvres, et aussi démunis devant la vie, car nous n'aurions plus accès à nos trésors intérieurs ; on le sait bien, tous les trésors sont enfouis dans les profondeurs.

Il n'y aurait plus ce « toucher intérieur » dont parle Robert Lynssen. Et nous serions non seulement dépersonnalisés (comme nous l'avons dit précédemment) mais même déshumanisés.

Les splendeurs du sommeil

Ainsi parle la science et je crois à la science. Mais la science s'est-elle jamais donné la peine jusqu'ici de regarder le monde autrement que par le dehors des choses ?

P. Teilhard de Chardin
(*Le Phénomène humain*), Le Seuil, 1955.

Ce qui est infini en vous habite le château du ciel, dont la porte est la brume du matin et dont les fenêtres sont les chants et les silences de la nuit.

Khalil Gibran (*Le Prophète*)

Nous sommes toujours en quête des « multiples splendeurs » du sommeil, et nous allons y découvrir mieux encore que le dialogue : le silence intérieur. Pour cela il faut aller au-delà de ce que la science habituelle peut nous apprendre, il faut sortir de son champ d'investigation et nous placer sur un plan philosophique.

C'est le Védanta, cette perspective philosophique d'origine indienne, qui va nous y aider. Il se propose de résoudre les mystères de toute existence et pour cela il étudie les conditions multiples de l'Etre, les coordonne et les compare. Pour lui il y a trois états différents : l'éveil, le sommeil et le rêve[1].

La science occidentale distingue elle aussi nettement ces trois états dont les caractéristiques physiques et physiologiques sont différentes ainsi que les caractéristiques dites phasiques et toniques.

---

1. Le Védanta se fonde sur des textes appelés upanishads.

Nous sommes tous successivement au cours d'un cycle de vingt-quatre heures des veilleurs, des dormeurs, des rêveurs, suivant des alternances précises ; elles sont dues à l'action de trois centres tous situés dans le tronc cérébral (voir annexe sur le cerveau) : le centre de l'éveil, le centre du sommeil et le centre du rêve.

Pour le Védanta il ne s'agit pas de croyance (croire, c'est accepter de ne pas connaître), ou d'initiation, ou de gymnastique intellectuelle ; il s'agit de voir ce qui est, de ressentir, même, ce dont chacun d'entre nous fait chaque jour et chaque nuit l'expérience.

Le Védanta est une voie d'accès à la connaissance et il ne s'agit pas non plus d'accumuler du savoir. Cette connaissance est une connaissance immédiate et non pas médiate qui, elle, requiert un moyen, un intermédiaire entre le sujet qui observe et l'objet observé, et qui est forcément une connaissance extérieure (même si elle s'intéresse aux phénomènes intérieurs, par exemple aux phénomènes psychologiques).

Le biologiste qui ouvre un cerveau pour voir ce qui se passe dedans ne peut se trouver qu'à l'extérieur, même s'il en étudie l'intérieur.

La connaissance immédiate qui est à proprement parler la connaissance philosophique est conscience du sujet des phénomènes et il y a une différence fondamentale entre ces deux perspectives :

Ainsi, dans le cas du sommeil, une chose est d'observer quelqu'un qui dort, même si on essaie de savoir ce qui se passe dans son corps et dans son cerveau, et une autre de comprendre le sommeil et le rêve comme chacun le vit, de l'intérieur.

Le Védanta s'intéresse donc au « vécu », au sommeil vu « du dedans », vu « à l'endroit ».

Par ailleurs il nous y est dit :

— que la veille n'est que le tiers de notre expérience et qu'elle n'est pas suffisante pour accéder à la connaissance de la réalité de l'Etre ;

— qu'il faut y inclure le vécu du sommeil et du rêve sinon on a une vue partielle de la réalité et une vue partiale de la vérité ;

— que ce sont ces états eux-mêmes qui sont révélateurs et non pas leur contenu ;

— que ce n'est que par la comparaison de ces trois états que l'on peut accéder à la connaissance.

Il nous dit aussi que pour y avoir accès il nous faut abandonner les préjugés de notre état de veille (et Dieu sait si nous y tenons), qu'il nous faut désapprendre une partie de notre savoir.

Sinon on ne peut atteindre que les apparences. Celles-ci nous montrent que le Soleil tourne autour de la Terre, que c'est le Soleil qui se lève et qui se couche, et qu'il y a le jour et la nuit. Mais la réalité est contraire aux apparences et c'est Copernic qui le premier nous l'a montré. (En réalité des savants grecs anciens l'avaient découvert avant lui.) Du point de vue du Soleil, il n'y a ni jour ni nuit. Alors il faut faire en nous une révolution comparable à la révolution copernicienne.

Le Védanta s'intéresse à la réalité profonde qui est derrière les apparences et pour cela nous devons éviter les pièges de notre mental à l'état d'éveil.

Qu'est-ce que le sommeil ?

Lorsque mes yeux nocturnes voient le mystère du ciel,
Un mystère semblable se passe dans la matière de mes yeux.

Henry Certigny, *D'un déserteur du réel.*

Et tout d'abord ce qu'il n'est pas : il n'est pas inconscience. On peut essayer de concevoir l'inconscience, mais dès que l'on analyse cette notion elle apparaît vide de sens. C'est comme si, nous dit le Védanta, on parlait du fils d'une femme stérile. Dans le sommeil il n'y a pas absence de conscience mais seulement absence de contenu de conscience.

L'Occident confond en général conscience et contenu de conscience ; et même la plupart des philosophes occidentaux n'admettent pas qu'il y ait conscience sans contenu de conscience (Hegel, Sartre, etc.).

Le Védanta nous dit qu'il ne faut pas confondre ce qu'il appelle la conscience empirique, qui n'est que la conscience des modalités de cette conscience, des modifications de notre mental (des tourbillons : les *vrittis* et la conscience intrinsèque, la conscience en soi, la pure conscience.

Comme le dit Guy Werlings[1] : « Dire qu'il n'y a pas de conscience sans contenu de conscience est aussi intelligent que de dire que les projecteurs sont créés par le spectacle. »

Le sommeil n'est pas inconscience, absence de conscience, sinon nous n'aurions même pas conscience d'avoir dormi et même on ne pourrait pas nous réveiller. Le sommeil est conscience de rien, ce qui est totalement différent et même l'inverse.

Pour le faire comprendre mieux, voici cette comparaison (qui est aussi de Guy Werlings) : « Sous un ciel totalement bleu, couchez-vous sur le dos et regardez le ciel. Rapidement vous ne voyez plus rien. Or ce n'est pas que vos yeux soient morts ni votre cerveau non plus auquel aboutissent normalement les images ; vous n'êtes pas devenus aveugles : la preuve en est que si un nuage ou un oiseau passe dans votre champ de vision, vous le voyez. »

Le sommeil n'est pas, comme le croient les Occidentaux, un état sousconscient dans lequel la conscience est amoindrie, un état de perte de la conscience. Il ne faut pas confondre en effet conscience et vigilance (d'ailleurs la vigilance ne disparaît jamais complètement).

Le sommeil au contraire est « pure conscience », intemporelle (on est dans le non-temps) dans l'immensité non duelle.

Le Védanta nous dit que le sommeil est expérience de Brahma, de la plus haute réalité ; cette réalité immense, cette « matière première » dont est fait le monde. On est dans le « soi » dans lequel le « moi » s'est dissous.

C'est pourquoi les Upanishads tiennent le sommeil pour une expérience métaphysique fondamentale et lui attribuent une valeur extrême. Et elles nous disent que l'on doit avoir à l'approche du sommeil une joie intérieure profonde car dans le sommeil on accède à la félicité (*Ananda*).

Mais il ne faut pas confondre : le sommeil est expérience de Brahma mais pas connaissance de Brahma qui est la réalité suprême. C'est pourquoi entrant ignorants dans le sommeil nous en sortons ignorants.

1. A qui nous devons rendre ici hommage car c'est lui qui a contribué beaucoup à nous « ouvrir les yeux de l'esprit » sur le Védanta.

Mais pour atteindre cette connaissance qui est l'état le plus haut de la perfection, il faut une investigation (*Vicara*) qui se conduit à l'état de veille. Et c'est précisément ce que nous sommes en train de faire en essayant de rendre explicite ce qu'il y a d'implicite (au sens étymologique : « contenu dans ses plis ») dans le sommeil.

Et cela est important car tous nos problèmes psychologiques (y compris nos problèmes de sommeil) sont toujours le résultat d'erreurs métaphysiques. Sommeil profond, état de pure conscience : si nous sommes attentifs, nous nous apercevons en effet que dans cet état nous sommes hors du temps, débarrassés de notre petit moi, hors du conditionnement, de tout conflit, de toute dualité et que cela est l'état de méditation au sens oriental de ce terme.

Dans la langue française, le mot méditation est source de confusion. Car la méditation véritable n'est pas une concentration de la pensée, ni une réflexion, ni une attention à un sujet ou à un objet, ni une sorte d'évasion, une stimulation émotionnelle ou une gymnastique intellectuelle.

Elle n'est pas non plus une activité mentale spéciale, supérieure ni une espèce d'expérience transcendantale. Elle est une libération de tout cela ; elle se situe au-delà de la pensée dans un état de total silence intérieur.

« Pendant le sommeil, les couches superficielles de la conscience voient leur tumulte s'apaiser. Cela libère l'esprit de l'importance qu'il a toujours tendance à s'attribuer. Il se trouve ainsi délivré librement et naturellement de ses activités et de ses efforts qui l'enfermaient étroitement en lui-même. Le besoin de devenir se trouve ainsi complètement annulé, le besoin d'accumuler ne se fait plus ressentir. Pendant le sommeil, lorsque le souci du devenir a entièrement cessé, lorsque l'effet d'une cause a pris fin, alors seulement ce qui est au-delà de la cause et de l'effet mesurable apparaît », écrit Krishnamurti. C'est l'éveil, au sens oriental de ce terme.

Ainsi la justification éblouissante du sommeil est celle-ci : certains humains, dans la journée, en dehors du sommeil, peuvent être en cet état d'éveil intérieur ; mais tous, nous avons besoin, chaque nuit, d'être (et nous sommes dans le sommeil profond) en cet état. Telle est sa raison d'être, irremplaçable ; telle est sa splendeur sans limite. Et tandis que nos corps endormis sont couchés, notre conscience, elle, s'est éveillée et elle s'est « mise debout ».

Et le rêve ?

Pour le Védanta il est, par rapport à l'état de veille, un autre état de la conscience. Notons d'abord qu'en Occident, soit on ne s'intéresse pas au rêve (ce qui est le cas le plus fréquent), soit on s'intéresse au contenu des rêves ; et ce contenu on le traite par le mépris ou on lui voue une curiosité parfois obsessionnelle ; certains y sont indifférents et d'autres sont angoissés par leurs propres rêves. Mais le Védanta, lui, s'intéresse à l'état de rêve.

Et voici ce qu'il nous apporte, qui est fondamental et qui a des conséquences monumentales. Habituellement on pense que tout ce à quoi l'on rêve est irréel : objets, personnages, situations, événements... Le Védanta nous dit que dans chaque état, les objets ont le même degré de réalité (ou d'irréalité). Le prétendu caractère irréel ou absurde de ce qui se passe dans nos rêves, ce n'est que lorsque nous sommes sortis du rêve et revenus à l'état de veille qu'il nous apparaît ; et il provient uniquement du fait que nous les rattachons à un système de références de l'état de veille ; nous considérons le rêve comme un sous-produit, un épiphénomène de l'état de veille.

C'est cela le piège de notre mental. Car chaque état doit être rapporté à son propre système de références ; quand je suis dans le rêve, je ne dis pas que ce qui s'est passé à l'état de veille est faux ; inversement quand je suis en état de veille, je ne dois pas dire que les expériences de l'état de rêve sont fausses. Les trois états de veille, de sommeil et de rêve doivent être considérés en eux-mêmes, indépendamment.

Ce n'est qu'après le rêve et en état d'éveil que nous décrétons : « Ce n'était qu'un rêve. » Tout ce que l'on peut dire, c'est que c'est un autre aspect du réel (ou de l'irréel), ou encore que ces deux états ne sont que des aspects différents d'une même réalité : réalité intérieure et réalité extérieure.

Le Védanta dit encore ceci : « Les esprits primitifs ou infantiles considèrent que les objets de rêves sont réels au même titre que ceux de la veille. Les esprits ordinaires sont persuadés que les objets du rêve sont irréels et ceux de la veille sont réels. Seuls les esprits philosophiques savent que les objets de la veille sont aussi irréels que ceux des rêves. »

Mais voici un certain nombre de citations de la littérature occidentale qui nous confirmeront qu'il ne s'agit pas là d'une opinion purement « exotique » ou ésotérique.

« Nous ne voulons ni concéder ni comprendre que la réalité qui nous entoure à l'état de veille peut nous tromper parce que nous la tenons pour plus vraie que la vérité sur fond de rêve », écrit Hans Kurth.

« Je sais ce qu'est un réaliste : un réaliste est un homme qui connaît à la fois le monde et ses propres rêves. Vous n'êtes pas des gens sensés, il n'y a pas un seul homme sur les milliers que vous êtes qui sache comment rêver. Vous dormez, vous vous réveillez encore et vous passez ainsi toute votre vie et vous pensez que c'est l'existence, la vie, la réalité ! Vous n'êtes pas des enfants, vous êtes des hommes adultes, mais fous[1]. »

Jean Cocteau a écrit : « Plus je vais et plus je vois que seuls ce sont les rêves qui ne s'évanouissent jamais », et : « La vie est un rêve dont me réveillera la mort. »

Alors quelles sont les conséquences ? Déjà nous pouvons dire comme le Pr G. Racle : « Prendre ses rêves pour la réalité » (même si dans le langage courant cette expression est plutôt péjorative), « ne serait-ce pas le moyen de les voir devenir réalité » ?

Certains (très sérieux et très savants) ont suggéré et peut-être ne faut-il pas repousser *a priori* cette hypothèse : que nous allons, par le rêve, dans un autre univers qui correspondrait à une autre vie ; un univers qui compléterait et même d'une certaine manière prendrait le « contre-pied » du nôtre en résorbant nos stress, résolvant nos problèmes, apaisant nos conflits, nous libérant de nos chaînes et réalisant nos désirs.

Il nous permettrait ainsi de supporter la vie de notre état de veille et serait ainsi une sorte d'univers de « l'antivie » comme il y a celui, parfaitement réel, de « l'antimatière ».

Mais que nous fait découvrir le Védanta ? Que devons-

1. Ursula Le Guin, *Le nom du monde est forêt*, Ed. R. Laffont, 1979.

nous interroger ? Ce qui existe à l'état de veille n'est peut-être pas aussi réel que notre certitude, nos habitudes et notre logique occidentale poussées à l'extrême et fermées sur elles-mêmes nous l'enseignent.

Car ce que nous révèle le Védanta est maintenant confirmé par la science occidentale de pointe : nous sommes victimes de l'illusion et de la grossièreté de nos sens à travers lesquels nous percevons tout; par exemple elle est en train de « dématérialiser » la matière [1].

Alors la lumière aveuglante jaillit : nous devons véritablement nous réveiller de notre prétendu état d'éveil dans lequel nous vivons le jour, en permanence, dont nous pouvons sortir, pour être véritablement en éveil au sens oriental de ce terme qui est un éveil de la conscience, une prise de conscience de la vraie réalité.

Les nuits ne correspondent pas aux ténèbres de notre esprit ; l'éveil et le sommeil ne représentent pas les jours et les nuits de notre conscience et ce serait même plutôt l'inverse.

Voilà ce que l'on découvre si l'on daigne enfin considérer son sommeil autrement que du haut de son ignorance ou de son dédain, et autrement qu'avec des instruments (qui ont pourtant leur utilité).

Voilà ce que l'on voit (au sens du troisième œil) lorsque, au lieu de ne voir de notre sommeil que la face habituelle, on tente de le regarder « à l'endroit », de le ressentir tel qu'on le vit, lorsque, au lieu de saisir sa matérialité on essaie d'en comprendre l'âme.

Nous avons été obligé d'être très court sur cette approche du sommeil et du rêve par le Védanta, ce qu'il nous dévoile et les conséquences qui, à elles seules, auraient mérité un livre entier.

Il y a deux manières de recevoir ce message de l'Orient. Le rejeter : ce serait dommage ; l'accueillir, le garder en soi, le « méditer » jusqu'à ce que la lumière intérieure se fasse.

Nous avons seulement eu le temps de vous ouvrir une

---

1. La science actuelle nous dit que les électrons qui étaient des petits grains de matière ne sont que des « paquets d'ondes tourbillonnaires ». On sait aussi que la matière n'est que de l' « énergie concentrée ».

porte sur une autre perspective et, qui sait, peut-être aussi vous aurons-nous donné le désir d'aller plus loin.

Le Védanta nous enseigne que chacun de nous se comporte vis-à-vis de son sommeil comme « un homme qui chaque jour passe au-dessus d'un trésor enfoui sous ses pieds et ne le sait pas ».

Deuxième partie

APPRENDRE
A CONDUIRE SON SOMMEIL

Après avoir « repris goût au sommeil », qui est d'ailleurs le premier et meilleur moyen, pour ceux qui ont des problèmes d'insomnie, de retrouver leur faculté de bien dormir jamais perdue mais oubliée, et pour tous de la conserver et de l'améliorer, il est possible maintenant d'aller au-delà et d'apprendre à conduire son sommeil.

Ne serait-ce que pour éviter l'insomnie, même occasionnelle, qui n'est somme toute qu'un accident de parcours sur la route du sommeil, et qui comme une grande partie des autres accidents de la route, ne sont dus qu'à des « fautes de conduite », à un non-respect du « code de la route » du sommeil. C'est ce code qu'il s'agit d'apprendre maintenant afin de devenir un vrai bon dormeur, car cela ne consiste pas seulement à avoir un bon sommeil chaque nuit même lorsque les circonstances de la vie vous sont adverses.

C'est bien plus que cela ; c'est aussi et même peut-être surtout :

— apprendre à adapter son sommeil aux différentes circonstances de sa vie ;

— apprendre à beaucoup mieux le gérer pour en augmenter l'efficacité et ainsi augmenter considérablement l'efficacité de sa vie de l'éveil.

Tout cela est à la fois une technique et un art. Cette technique doit faire partie de toutes celles, indispensables, que doit acquérir, posséder tout humain moderne. Elle permet, dans ce monde de la compétition, de la vitesse, du stress, de rester constamment en très bonne santé et en très bonne forme physique et psychique, de rester jeune, de vivre longtemps.

Elle permet, selon l'expression consacrée, de mieux « se défendre » et même d'attaquer, d'avoir une grande pugnacité : d'être ce que l'on appelle un « battant », de mieux réussir dans la vie et de mieux réussir sa vie.

Et c'est aussi un art qui n'est qu'un chapitre, mais un chapitre essentiel, de l'art de vivre : non pas au sens de survivre, de végéter, de se « prolonger par tacite reconduction », comme c'est le cas pour tant d'humains ; ni à l'inverse au sens d'un combat, de ce corps à corps quotidien de la plupart avec la vie ; mais pour vivre en harmonie avec soi-même et avec les autres et la nature ; vivre dans la plénitude, totalement.

Chacun peut devenir, et dans le plein sens de ce terme, un bon dormeur. Les exceptions sont très rares (par exemple en cas de lésion cérébrale). Il n'y a pas de talent spécial reçu en partage ou alors s'il existe nous l'avons tous.

Certains semblent cependant plus doués que d'autres, mais c'est simplement parce qu'ils ont su garder plus longtemps très vivant en eux l'instinct que tous nous avions en nous à la naissance et qui nous guidait étant enfant sur la route du sommeil ; ils ne l'ont pas désappris ou alors ils l'ont réappris, ce qui revient au même et ce que chacun peut faire aussi.

La seule différence est que, pour certains, devenir un vrai bon dormeur est plus rapide que pour d'autres, et c'est tout ; mais il est tellement facile de l'apprendre qu'en fait il y a peu de différence, même au point de vue chronologique, entre les uns et les autres.

La première étape, acquérir un bon sommeil, nous l'avons abordée dans notre ouvrage précédent [1]. La seconde étape est l'objet de celui-ci.

Il est beaucoup plus facile de devenir un bon dormeur que de devenir un bon skieur, un bon cavalier ou ceinture noire de karaté, et cela grâce aux découvertes (dont certaines

---

1. P. Fluchaire, *Bien dormir pour mieux vivre*, Ed. Dangles.

récentes) qui ont été réalisées dans le domaine du sommeil depuis une vingtaine d'années. Malheureusement, personne ne nous l'a appris et nous sommes pratiquement tous dans ce domaine des « autodidactes ». On « improvise » en dilettante, alors que l'on peut, aisément, devenir « expert » et même « orfèvre » en la matière pour son plus grand plaisir et son plus grand profit.

Il est possible maintenant d'apprendre à tout gérer, tout organiser, alors pourquoi pas son sommeil qui est tellement important ?

Il y a un énorme intérêt à l'apprendre quels que soient votre âge et votre métier et aussi quel que soit votre sommeil.

Cela est vrai pour votre vie privée, vos distractions, comme pour votre travail ; il en résultera ainsi une véritable « mutation » très bénéfique pour votre vie familiale et même sociale.

En fait cela peut vous apporter une véritable « renaissance à la vie ». Ne serait-ce déjà que parce que vous abandonnerez cette conception étroite, très dépassée que :

— le jour c'est fait uniquement pour être éveillé et la nuit uniquement pour être endormi ;

— l'éveil c'est fait seulement pour se dépenser et le sommeil seulement pour récupérer.

Et vous allez voir que très paradoxalement (il y a beaucoup de paradoxes dans le sommeil) ce sont surtout les animaux et les enfants qui vont nous servir de professeurs de sommeil, car, dit Jeannette Bouton : « J'ai appris que dans ce domaine du sommeil, les enfants sont nos maîtres, nos professeurs agrégés. »

Et surtout ne croyez pas que cela consiste en des règles compliquées ; il s'agit et il suffit de retrouver son instinct, sa nature profonde, sa spontanéité jamais perdus, seulement un peu oubliés.

1.

L'exploration rapide d'une nuit de sommeil

Il est indispensable de rappeler aux uns, de faire découvrir aux autres quelques notions élémentaires (qui nous serviront de base) de ce qui se passe pendant chacune de nos nuits.

Le royaume du sommeil n'est ni celui du vide, du néant, ni celui du désordre, du chaos ; il est au contraire merveilleusement organisé car il s'y déroule une sorte de ballet quotidien, minutieusement réglé.

C'est l'électroencéphalographe (appareil qui recueille, amplifie d'environ un million de fois puis transcrit sur le papier les pulsations électriques émises par votre cerveau) qui va nous le montrer.

Nous devons à Jeannette Bouton la définition du sommeil la plus représentative :

« Un changement périodique d'activité cérébrale. »

Grâce à cet appareil, on sait que nos nuits ne se déroulent pas en continu, en linéaire, mais qu'elles sont comme découpées en tranches que l'on appelle des cycles, chaque cycle comprenant un certain nombre de phases ou stades. La durée de chacun des cycles d'une nuit est quasi constante pour chaque personne : ainsi chacun a son cycle d'une durée déterminée qui est comprise entre une heure trente et un peu plus de deux heures. Mais cette durée varie d'un individu à l'autre entre ces deux limites.

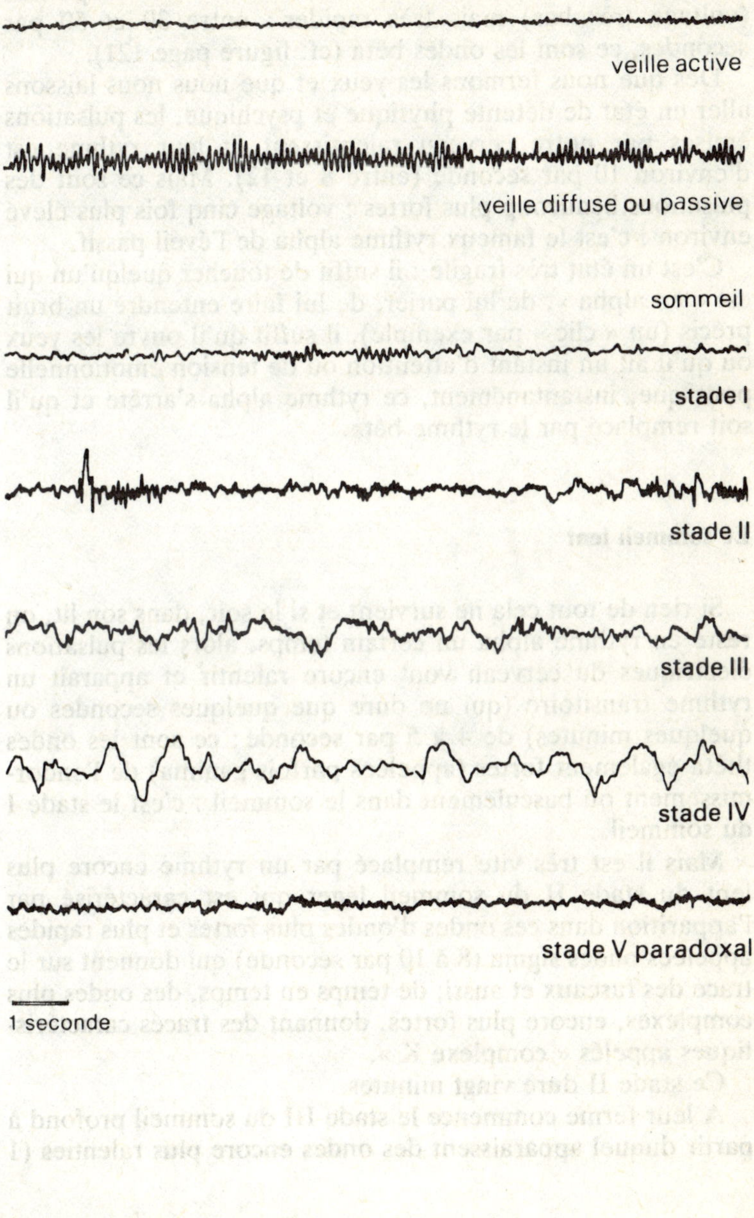
veille active
veille diffuse ou passive
sommeil
stade I
stade II
stade III
stade IV
stade V paradoxal
1 seconde

Parcourons ensemble un cycle

Lorsque nous sommes à l'état d'éveil actif, notre cerveau émet des pulsations électriques de très faible amplitude (voltage très bas) mais très rapides : entre 30 et 50 par secondes, ce sont les ondes bêta (cf. figure page 121).

Dès que nous fermons les yeux et que nous nous laissons aller en état de détente physique et psychique, les pulsations émises par notre cerveau ralentissent et leur rythme est d'environ 10 par seconde (entre 8 et 12). Mais ce sont des pulsations beaucoup plus fortes : voltage cinq fois plus élevé environ : c'est le fameux rythme alpha de l'éveil passif.

C'est un état très fragile : il suffit de toucher quelqu'un qui est « en alpha », de lui parler, de lui faire entendre un bruit précis (un « clic » par exemple), il suffit qu'il ouvre les yeux ou qu'il ait un instant d'attention ou de tension émotionnelle pour que, instantanément, ce rythme alpha s'arrête et qu'il soit remplacé par le rythme bêta.

Le sommeil lent

Si rien de tout cela ne survient et si le soir, dans son lit, on reste en rythme alpha un certain temps, alors les pulsations électriques du cerveau vont encore ralentir et apparaît un rythme transitoire (qui ne dure que quelques secondes ou quelques minutes) de 4 à 5 par seconde ; ce sont les ondes thêta également fortes (appelées parfois gamma) de l'endormissement ou basculement dans le sommeil : c'est le stade I du sommeil.

Mais il est très vite remplacé par un rythme encore plus lent du stade II du sommeil léger qui est caractérisé par l'apparition dans ces ondes d'ondes plus fortes et plus rapides appelées ondes sigma (8 à 10 par seconde) qui donnent sur le tracé des fuseaux et aussi, de temps en temps, des ondes plus complexes, encore plus fortes, donnant des tracés caractéristiques appelés « complexe K ».

Ce stade II dure vingt minutes.

A leur terme commence le stade III du sommeil profond à partir duquel apparaissent des ondes encore plus ralenties (1 à 3 par seconde) mais de très grande amplitude : environ vingt-cinq fois celles des ondes bêta de l'éveil actif : ce sont les ondes delta. Ce stade III dure peu de temps : environ une dizaine de minutes.

Lorsque plus de la moitié du tracé est constituée de ces ondes delta, on considère que le dormeur est entré dans le stade IV du sommeil très profond : c'est à ce stade qu'un certain nombre de nos fonctions vitales (respiration, battement cardiaque, tension artérielle, etc.) sont au plus bas ; ce quatrième sous-sol correspond à ce que l'on appelle dans le langage courant le « premier sommeil » ; c'est celui de l'enfance et il commence à disparaître après trente ans si l'on n'a pas appris à dormir.

Ce stade IV dure longtemps puisque à son terme il y a environ quatre-vingt-dix minutes (une heure et demie) que le dormeur s'est endormi : sa durée est donc d'environ une heure.

A son terme on revient, en général, au sommeil léger (stade II).

L'ensemble du sommeil des stades I, II, III, et IV est appelé sommeil lent car il correspond à des ondes cérébrales plus lentes que celles de l'éveil actif ou passif.

Le sommeil rapide ou paradoxal

Le sommeil léger auquel était revenu le dormeur va, tout d'un coup, être interrompu par un changement spectaculaire. En effet son cerveau va s'éveiller et l'on va retrouver les ondes alpha de l'éveil passif.

Mais paradoxalement, l'ensemble du corps est resté profondément endormi et même il l'est encore plus profondément que dans le sommeil très profond du stade IV : le dormeur s'est littéralement effondré sur sa couche comme s'il était mort.

En fait, même, à part certains petits muscles de la face et des extrémités des mains et des pieds, il est paralysé pendant tout le stade V qui est appelé sommeil rapide car il correspond à des ondes aussi rapides que celles de l'état d'éveil passif ; on l'appelle aussi le « sommeil paradoxal ».

Une autre particularité physique très curieuse se manifeste pendant tout ce stade V.

La pupille des yeux va se mettre à bouger d'abord horizontalement de droite à gauche et de gauche à droite (comme si l'on suivait un match de ping-pong en étant placé sur le côté) ; ce sont des mouvements rapides et de grande amplitude.

Et ces mouvements ont lieu aussi dans toutes les directions, par exemple de haut en bas et de bas en haut.

Ce stade V dure environ dix à quinze minutes. C'est surtout et même presque exclusivement pendant ce stade que nous rêvons.

A la fin du stade V nous revenons tous à l'éveil.

Et notre dormeur vient de terminer son premier cycle [1].

L'éveil qui suit la fin d'un cycle dure environ une à deux minutes. C'est évidemment le moment où notre sommeil est le plus fragile : il est à la merci d'une perturbation interne (par exemple une douleur) ou d'une perturbation externe (par exemple un bruit).

Cet éveil dure trop peu de temps pour être enregistré dans la mémoire du conscient.

Puis on va se réendormir et parcourir de nouveau un autre cycle, et ainsi de suite. Et tous ces cycles sont semblables les uns aux autres.

L'hypnogramme

Voici une représentation graphique des différents cycles (et des différents stades à l'intérieur de chaque cycle) qui composent une nuit de votre sommeil.

Cet hypnogramme est obtenu en portant horizontalement le temps et verticalement la profondeur du sommeil : celle-ci est mesurée par l'intensité d'un stimulus nécessaire pour réveiller le dormeur ; plus le stimulus doit être fort, plus on peut considérer qu'il dort profondément.

Cet hypnogramme est un hypnogramme réel : il s'agit d'ailleurs d'un dormeur moyen. Chacun a son hypnogramme.

---

1. Vous trouverez page 125 les relevés graphiques correspondant à chacun des stades décrits ci-dessus.

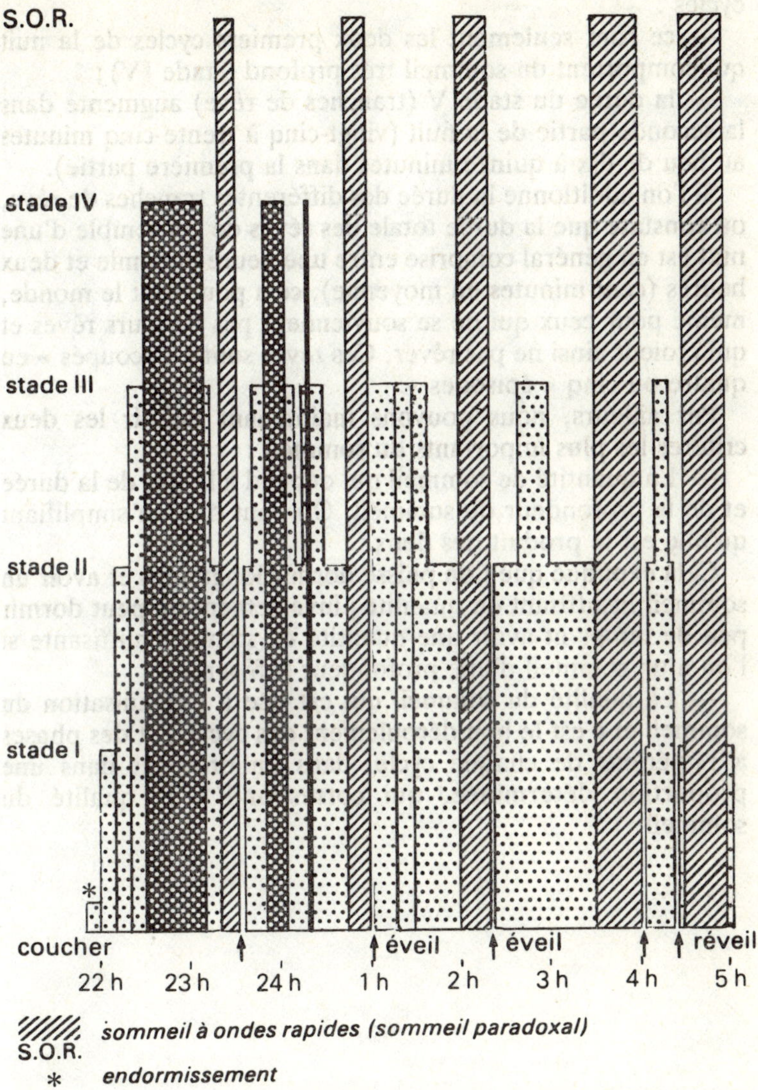

HYPNOGRAMME

Cette représentation va nous permettre tout d'abord de constater les différences essentielles qui existent entre les cycles :

— ce sont seulement les deux premiers cycles de la nuit qui comportent du sommeil très profond (stade IV) ;

— la durée du stade V (tranches de rêve) augmente dans la seconde partie de la nuit (vingt-cinq à trente-cinq minutes au lieu de dix à quinze minutes dans la première partie).

Si l'on additionne la durée des différentes tranches de rêve, on constate que la durée totale des rêves de l'ensemble d'une nuit est en général comprise entre une heure et demie et deux heures (cent minutes en moyenne), cela pour tout le monde, même pour ceux qui ne se souviennent pas de leurs rêves et qui croient ainsi ne pas rêver. Ces rêves sont « découpés » en quatre ou cinq « épisodes ».

Par ailleurs, nous pouvons maintenant définir les deux critères les plus importants du sommeil :

— La quantité de sommeil qui dépend à la fois de la durée et de la profondeur du sommeil. On peut dire en simplifiant qu'elle est le produit des deux.

Cela explique que l'on puisse dormir longtemps et avoir un sommeil insuffisant en quantité ; inversement on peut dormir peu de temps et avoir une quantité de sommeil suffisante si l'on a un sommeil d'une profondeur suffisante.

— La qualité du sommeil qui est liée à l'organisation du sommeil et c'est le bon déroulement des cycles, et des phases à l'intérieur de chaque cycle, dans un ordre et dans une proportion déterminée, qui correspond à la qualité du sommeil.

2.
Les différentes tranches de sommeil ou le sommeil « à la carte »

**Première étape :
Le sommeil flash ou microsommeil**

Un certain nombre d'animaux, apparemment, ne dorment jamais. C'est le cas par exemple de l'antilope, de la baleine, de certains poissons comme le mulet, de l'éléphant sauvage, de la musaraigne, de la fourmi (pas sous nos latitudes car la fourmi hiberne, mais à l'Equateur par exemple, pendant les trois ans que dure sa vie en moyenne, une fourmi reste active vingt-quatre heures sur vingt-quatre).

On cite le cas de certains humains qui apparemment ne dorment pas du tout. Par exemple[1], Mme Ines Palomino, en juin 1944, a bâillé si fort qu'elle s'est décroché la mâchoire. On la lui a remise, mais depuis cette date elle n'a pas dormi.

De même ces exemples cités par Gustave Mathieu[2] :

Un soldat hongrois à la suite d'une blessure de guerre a perdu complètement le sommeil.

Il en est de même de M. Isidore Gruen qui en 1936 révéla aux journalistes que depuis 1917 il n'avait plus dormi du tout

---

1. Cité par P. Passouant en Espagne, à Sierra de Fuentes près de Séville.

2. *Dormez grâce aux traitements naturels.*

à la suite d'une importante commotion due à l'éclatement d'une bombe dans sa maison qui pourtant l'avait, à part la perte totale du sommeil, laissé indemne physiquement.

En 1941, M. Paul Kern déclarait qu'il n'avait pas dormi depuis 1916 à la suite d'une blessure de guerre à la tête ayant nécessité une trépanation.

Tous ces animaux et ces humains vivent sans sommeil, pourtant à peu près normalement. Et l'on a fini par comprendre ce mystère à la suite des expériences suivantes sur la privation de sommeil :

Si l'on place un rat sur une roue dentée tournant lentement de façon continue et à moitié immergée dans de l'eau, l'animal ne veut pas tomber à l'eau (les rats ont horreur de l'eau) et il s'aperçoit vite que pour l'éviter il doit marcher jour et nuit. La plupart des rats tiennent en général quelques jours. Mais certains ont tenu beaucoup plus longtemps que les autres : jusqu'à vingt-sept jours.

Et l'on eut l'explication de leur exceptionnelle résistance au sommeil et à la fatigue lorsque, grâce à des électroencéphalogrammes, on s'aperçut qu'ils faisaient des sommes très brefs de dix à quinze secondes, et ce pendant environ le tiers du temps qu'ils passaient sur la roue : ils couraient à l'extrémité de la roue puis s'endormaient pendant que la roue continuait à tourner, se réveillant juste avant de tomber à l'eau de l'autre côté, et ainsi de suite.

Et malgré la brièveté de ces tranches de sommeil, celles-ci étaient très reposantes, puisque grâce à elles ils récupéraient en grande partie leur fatigue et leur sommeil manquant.

Depuis, d'autres tests ont été réalisés qui ont confirmé l'existence de ces microsommes ou « sommeil flash » chez ceux qui manquaient de sommeil.

Par exemple on s'est rendu compte par observation qu'une fourmi, dans les pays chauds, s'arrête de temps en temps pour dormir quelques secondes.

De même on sait par des relevés électroencéphalographiques que les manques de mémoire dus à un manque de sommeil sont dus en réalité non pas à un défaut de la mémoire mais à de brefs accès de sommeil : apparition d'ondes thêta du stade I du sommeil.

Il est probable aussi que des accidents (par exemple au

volant ou en usine) sont dus, en cas de manque de sommeil, à des microsommeils provoquant des absences.

Des expériences effectuées à Walter Reed (aux Etats-Unis), sur des volontaires privés de sommeil et soumis à un travail ne demandant qu'une attention soutenue, ont montré que les fautes d'inattention n'étaient pas dues à une baisse de l'attention elle-même mais plutôt à des trous (de temps) dans l'attention correspondant à des sommeils flash.

Mais même si l'on ne manque pas de sommeil, on peut utiliser ces sommeils flash dans la journée. C'est le cas du peintre Salvador Dali qui les pratique ainsi : il pose par terre un plat métallique placé devant lui, sous un fauteuil dans lequel il prend place ; tenant une cuillère métallique entre les doigts au-dessus du plat, il ferme les yeux, se détend, puis finit par s'assoupir.

Or un des moyens encore utilisé actuellement dans les laboratoires du sommeil pour connaître le moment précis ou quelqu'un franchit la « porte » du sommeil consiste à lui placer quelque chose entre les doigts, qu'il lâche à ce moment. (L'autre moyen est de déceler l'instant où l'on devient aveugle : dès l'arrivée du sommeil ; on le reste pendant toute sa durée.)

Au moment précis où Salvador Dali sombre dans le sommeil, il lâche la cuillère qui, lui glissant des doigts, tombe dans le plat ; le bruit le réveille aussitôt. Dali se prétend entièrement réparé par ce sommeil extrêmement bref entre l'instant où la cuillère quitte sa main et celui où elle heurte le plat.

On est aujourd'hui fondé à croire que cela est vrai.

Jean Cocteau a écrit : « Il m'arrive de dormir d'interminables sommeils d'une demi-seconde. »

Ce sommeil, c'est aussi celui, par exemple, du navigateur solitaire par gros temps.

Quand il y a des vagues, une grosse houle, le navigateur doit parfois piloter son navire de nombreuses heures d'affilée et il ne peut pas s'endormir sauf en sommeil flash : il dort entre deux crêtes de vague et cela lui permet de tenir très longtemps.

Comment s'explique cette action réparatrice du sommeil flash ?

Il y a d'abord l'effet de la fermeture des yeux. Nous avons précédemment mentionné cet intense bombardement d'informations — en provenance de nos sens — auquel notre cerveau est soumis à longueur de temps, en continu, à l'état d'éveil. Alors on arrive à être littéralement saturé d'informations.

Notre société pèche par excès : nous avons trop de tout : trop de travail, trop de problèmes, trop de projets, trop de nourriture, trop d'informations, etc. On a dit qu'elle était une « société de satiété ». D'ailleurs un certain nombre d'expressions courantes l'expriment : « J'en ai plein le dos, par-dessus la tête, ras le bol, la coupe est pleine, je suis débordé, surmené, sursaturé », etc.

D'où l'intérêt de la vacuité, du silence intérieur pour faire cesser tous ces excès, tout ce vacarme intérieur. D'où l'intérêt du sommeil flash pour faire cesser, ne serait-ce qu'un instant, ce débordement.

En fermant les yeux, on ne reçoit plus que 10 % de ces informations, puisque 90 % nous arrivent par les yeux ; le fait de couper ainsi presque totalement la communication apporte une coupure cérébrale très salutaire.

Notre cerveau ne peut pas, à longueur de journée et de soirée, soutenir sans dommages, sans fatigue, sans surchauffe ce rythme effréné, sans ralentir le rythme des ondes bêta qui sont, rappelons-le, extrêmement rapides : 30 à 50 par seconde, analogues à une trépidation infernale. Il a besoin (c'est une nécessité impérieuse) de descendre en rythme alpha ou mieux encore en rythme thêta ; et ce répit cérébral, même s'il est de courte durée, est extrêmement bénéfique. De plus, non seulement on désature l'esprit en coupant l'arrivée des informations mais il y a aussi une élimination, une évacuation au moins provisoires de nos problèmes : c'est une action double dans le sens de l'entrée et de la sortie.

On sait aussi, maintenant, que l'alternance obscurité/lumière est très bonne pour les yeux et pour le cerveau : il y a reconstitution des pigments rétiniens dans le noir, très précieux pour notre vue. De plus, cette alternance permet à notre rétine d'absorber la vitamine A et d'autres vitamines du sang. Mais en même temps, cette alternance lumière/obscurité provoque une variation importante des ondes électriques émises par le cerveau, d'où stimulation, véritable « massage » cérébral, notamment de notre cortex.

« On peut constater que les gens atteints de sénilité, d'idiotie, ou qui ne travaillent pas bien de leur cerveau ont les yeux fixes, ouverts et sans ce simple mouvement de cillement, qui est si facile que nous ne remarquons même pas, et que nous ne voulons pas contrôler ; or il faut imposer aux yeux ce mouvement car cela améliore toujours la vue et la santé du cerveau », dit Mme Sébastien.

Enfin nous avancerons, toutefois avec beaucoup de prudence, cette autre explication de la grande efficacité de ces sommeils flash : nous avons vu que la quantité de sommeil ne dépend pas seulement de la durée, mais aussi de la profondeur ; on peut alors imaginer que, peut-être, le sommeil flash, malgré sa brièveté, correspond à une quantité de sommeil non négligeable, si on atteint en quelques instants des niveaux profonds.

Vous devez prendre l'habitude de pratiquer plusieurs fois par jour ces sommeils flash : c'est tellement revivifiant que vous ne pourrez plus vous en passer ce qui est sans inconvénient, même pas une perte de temps, et rien ni personne ne peut vous en empêcher.

Cela peut d'ailleurs même passer totalement inaperçu. Il est probable qu'un certain nombre d'entre nous dorment ainsi en sommeil flash sans s'en apercevoir selon la théorie des sensations dites « subliminales » (c'est-à-dire qui durent trop peu de temps pour être perçues de manière consciente par le cerveau). Cet endormissement court est un réflexe presque automatique en cas de sommeil en retard ; or nous sommes presque tous, répétons-le, en état permanent de dette, en état de « manque » vis-à-vis du sommeil. Mais il faut favoriser ces sommeils flash plutôt que de les subir.

On peut les pratiquer partout : au bureau, à l'atelier, chez soi, dans l'autobus ou le métro, et même au volant mais alors exclusivement à l'arrêt, dans les encombrements, par exemple, ou au feu rouge.

Comment faire ?

Il n'y a pas à proprement parler de technique, pour se mettre instantanément en sommeil flash, c'est uniquement une question d'habitude, d'entraînement.

Il est recommandé toutefois, surtout au début, de s'exercer à le pratiquer lorsque notre cerveau nous le demande : c'est-à-dire à des heures fixes et précises pour chacun d'entre nous (quel que soit ce que l'on a fait physiquement ou mentalement) et que l'on peut, si l'on est un peu attentif, si l'on sait « s'écouter », apprendre très facilement à repérer (cf. chapitre suivant).

Merveille de la nature, c'est toujours à la même heure que notre cerveau nous sollicite, nous prie instamment de ralentir ; mais naturellement cette heure diffère d'une personne à l'autre. C'est pourquoi c'est à chacun de déterminer (et cela est fait une fois pour toutes) ses heures de « décrochement » réclamé.

Malheureusement, lorsque nous les percevons, nous prenons généralement cela à tort pour de la fatigue, un « coup de pompe », etc., alors que c'est seulement notre cerveau qui veut changer de rythme et passer en alpha ou en thêta.

Lorsque vous êtes dans une agglomération et que l'on vous oblige à réduire votre vitesse, peut-on dire que vous ralentissez parce que votre moteur a une faiblesse ? Mais l'interprétant à l'envers on réagit à contresens : on prend une cigarette, un café, on bouge, etc., pour réagir et se maintenir en rythme bêta à toute force.

Il faut que vous compreniez qu'en faisant cela vous « appuyez à fond sur l'accélérateur » pour conserver la même vitesse, alors que votre cerveau réclame au contraire un ralentissement, une baisse de régime. Et qu'il a même « les freins serrés » (dit Jeannette Bouton). Quelle aberration, et quel traumatisme pour cet organe extrêmement délicat qu'est votre cerveau ! Et ce que vous n'oseriez pas faire au moteur de votre voiture, vous le faites plusieurs fois par jour à votre cerveau.

Il y a donc dans la journée, à différentes reprises, toutes les heures et demie à deux heures environ, des moments plus favorables pour descendre au rythme thêta.

Et il n'y a aucune raison, si on ne le contrarie pas, et même si on le favorise en se mettant en position de détente physique et psychique et en fermant les yeux, que ce rythme ne survienne pas instantanément puisque c'est votre cerveau lui-même qui le désire fortement : il suffit en s'abandonnant de le laisser faire ce qu'il veut, en étant donc le plus « passif » possible.

Par la suite, on peut faire du sommeil flash quand on veut (ou quand on peut) et cela vient « tout seul ». Voici toutefois un moyen qui peut vous y aider : dès que l'on a fermé les yeux il faut expirer tout doucement, et éventuellement s'imaginer, ou même se voir, en train de tomber dans une sorte de trou, de puits sans fond, noir (ou bleu foncé si le noir vous effraie). Rappelons simplement que ce sommeil flash dure entre dix et trente secondes.

Les bienfaits que vous en retirerez sur le plan de la lucidité et pour être hors de portée de la fatigue sont sans commune mesure avec le temps, ou plutôt le peu de temps que vous y consacrerez. On peut comparer son effet à celui d'un ressort que l'on détend : il faut pour cela moins d'une seconde après une tension quelquefois très longue ; ce simple geste suffit à éviter totalement la fatigue du ressort et il est entièrement prêt, comme vous le serez vous-même, pour de nouvelles tensions.

Deuxième étape :
La pause-parking

Chacun d'entre nous possède en lui-même, dans sa tête, une « merveille de merveille » : son cerveau. De nombreux livres ont été écrits pour donner une idée de sa complexité, une approche de son fonctionnement, de ses possibilités : il est à lui seul aussi compliqué que tout l'ensemble du cosmos dont il est, a-t-on dit, le microcosme, c'est-à-dire le « modèle réduit ». C'est pour cela que seul un cerveau humain est capable de comprendre l'univers.

Seul aussi un cerveau humain est capable de se comprendre lui-même. Dans l'annexe, nous en donnons une description sommaire et énumérons quelques-unes de ses fonctions. Voici, simplement à titre d'exemple, quelques chiffres.

On a comparé notre cerveau à un ordinateur. En réalité chaque cerveau humain est le plus fantastique laboratoire, le plus extraordinaire complexe (dans le sens de complexe industriel) que l'on puisse imaginer, et ultra-miniaturisé puisqu'il ne pèse qu'environ un kilogramme et demi et a la grosseur d'un pamplemousse. Selon J. M. Robert, il contient dix à quinze milliards de neurones (cellules nerveuses) « dont chacun possède la complexité d'un gros ordinateur qui peut capter, intégrer, mettre en mémoire, filtrer, envoyer des informations sans défaillance pendant des dizaines et des dizaines d'années ».

Le nombre de traitements possibles du cerveau humain est de deux cents millions de bits chaque seconde : un bit représente dans le langage informatique l'information contenue dans une réponse à une question par oui ou par non.

Le nombre de combinaisons possibles des neurones dans le cerveau est si grand que pour l'écrire il faudrait une ligne de chiffres d'une longueur de 10,5 millions de kilomètres.

Cela pour vous donner seulement une toute petite idée de sa complexité et de ses performances. Mais de ce fait c'est un instrument infiniment délicat.

Il est une source inouïe et inépuisable d'informations et pourtant nous ne l'écoutons même pas. Il est aussi un radar à l'écoute permanente du cosmos et de ses rythmes.

Et ce merveilleux cadeau de la nature, non seulement nous ne savons pas nous en servir (nous n'utilisons qu'un faible pourcentage de ses capacités), mais nous passons même notre temps à le maltraiter.

En voici (entre autres), à propos du sommeil, un exemple :

De temps en temps, à heure fixe (toutes les une heure et demie et deux heures), notre propre cerveau nous envoie des messages précis qui nous sont destinés (cette expression est une image car il n'y a pas de dichotomie entre nous-même et notre cerveau) et qui constituent un signal d'alarme, comme si une lampe rouge s'allumait sur un tableau de bord ou si une sonnerie retentissait.

Ce signal est une sorte de barrière de protection pour éviter par exemple, parmi d'autres dégâts, la « surchauffe » de cet organe extraordinairement perfectionné mais de ce fait très fragile qu'est notre cerveau.

Il nous signifie ainsi qu'il veut se mettre en rythme alpha, c'est-à-dire un mode de fonctionnement particulier qui s'obtient en fermant les yeux et en se mettant en état de détente physique et psychique sans tension ni même attention.

C'est un état où l'on coupe presque complètement la communication avec l'environnement alors qu'en éveil actif on est en relation permanente avec cet environnement par l'intermédiaire de nos sens.

C'est un état où la motricité est minimale, c'est-à-dire où on ne bouge presque plus.

Voici les principaux messages que nous envoie notre cerveau pour nous signifier qu'il désire de manière pressante, dans la journée, descendre en rythme alpha (ou le soir qu'il désire nous endormir).

Ces messages se traduisent par des symptômes caractéristiques :

— désir de coupure des sens qui, si on ne le contrarie pas, se coupent automatiquement : on n'a plus envie d'écouter (les conversations, ou la musique par exemple), ni de regarder (les images de la télé, ou le livre que l'on était en train de lire par exemple) ; d'ailleurs il y a une tendance quasi irrésistible à la fermeture des yeux car les paupières deviennent lourdes ; la tête aussi devient lourde et on a envie de l'appuyer sur quelque chose ainsi que les épaules pour les soutenir (par exemple sur ses avant-bras repliés sur la table devant laquelle on est assis) ;

— désir de ne plus bouger : une sorte de paralysie vous envahit ; remuer demande alors un effort plus grand. On traduit souvent cela par de la fatigue alors que cela n'a pourtant rien à voir avec elle ;

— sur le plan mental, on a tendance aussi à décrocher : on n'a plus envie d'avoir des pensées précises (c'est le flou cérébral qu'accompagne le flou du regard) ; on n'a plus envie de guider ses pensées mais de « faire roue libre » en dérive mentale.

On décroche de la réalité, du moment présent et on s'évade du lieu où l'on est pour rêvasser : la pensée vagabonde.

Notons au passage à titre d'information que tous ces

messages existent le soir, à heure fixe également (et ils sont encore plus appuyés). Il s'y ajoute : le bâillement, la pupille des yeux qui monte vers le haut (on n'a plus « les yeux en face des trous ») et les yeux qui piquent et que l'on frotte (c'est le marchand de sable qui passe).

Le soir, ils signifient donc que notre cerveau veut nous endormir et que notre « train du sommeil entre en gare [1] ». Mais dans la journée, les messages simplifiés que nous avons décrits signifient que notre cerveau nous crie : « Attention, danger ! j'ai serré les freins car j'ai un besoin impérieux de ralentir ! » Et il nous supplie de le faire.

Nous parlerons donc, dans la journée, du passage d'un cycle et la nuit du passage du train du sommeil, mais en réalité il s'agit du même cycle qui se poursuit tout au long des vingt-quatre heures, cycle d'environ cent minutes, cycle fondamental spécifique du mammifère humain.

Alors il y a trois comportements possibles :

— ou l'on ne perçoit même pas ces messages (ou très vaguement) parce que l'on est trop occupé ou trop distrait. Car nous sommes devenus (à l'encontre de tous les autres animaux qui eux les respectent impérativement, des sourds et aveugles à tous ces signaux, ces avertissements pourtant très impératifs de notre cerveau (et de notre corps aussi). C'est le cas le plus fréquent ;

— ou on les ressent : mais on est négligent, ou ignorant de leur importance et on n'en tient pas compte ; ou bien encore on est ignorant de leur signification et on les interprète mal : on prend des excitants pour essayer de forcer le cerveau à rester à ce rythme fou qu'est le rythme bêta (30 à 50 par seconde) et c'est encore pire que de ne rien faire car cela revient, nous l'avons dit, à accélérer (au lieu de ce ralentissement dont il a pourtant un très urgent besoin) ;

— ou alors enfin, mais c'est malheureusement encore assez rare, il y a la solution intelligente, raisonnable, naturelle et extraordinairement bénéfique sur tous les plans :

---

1. Cf. livre précédent, *op. cit.*

d'entendre cet appel et d'accorder à notre cerveau ce répit cérébral tant attendu par lui (et le soir de s'endormir à « l'heure cérébrale ») en pratiquant une pause-parking.

On peut aussi pratiquer le sommeil flash du chapitre précédent, mais ce n'est qu'un « palliatif » insuffisant : toutes les quatre heures environ (tous les deux cycles), il faut faire une pause-parking dont nous allons préciser les conditions et les effets.

Mais auparavant nous allons constater qu'un certain nombre d'humains la pratiquent déjà pour leur plus grand bien, alors que la quasi-totalité des autres restent insensibles à ces appels désespérés de leur propre cerveau.

Ce sont tout d'abord les enfants qui nous serviront de modèles (pour une fois ce ne sont pas les parents qui donnent le bon exemple mais qui devraient suivre celui de leurs enfants), car eux savent, d'instinct qu'il ne faut pas « jouer » avec son cerveau. (Et c'est Jeannette Bouton qui les connaît si bien, ainsi que pour les paragraphes suivants, qui, une fois de plus, va nous servir de guide.)

C'est classique chez les enfants. Ils sont en train de s'amuser, avec leur train ou une automobile miniature : tut !... tut !... ou bien ils rentrent du supermarché, ou même ils sont à l'église : ils savent (on ne leur a pas encore désappris) que c'est prioritaire (et que même c'est plus sacré que d'honorer Dieu) : et tout d'un coup ils abandonnent tout et ils s'écroulent là où ils sont ou bien courent se réfugier dans les bras de leur mère pour les plus petits : quelques minutes en pause-parking et puis ils repartent, plus vivants que jamais.

D'ailleurs, anciennement, cet arrêt était obligatoire en France pour tout le monde grâce à l'angélus :

« Clovis, roi mérovingien, s'est installé à Paris et il a décrété que la religion chrétienne était religion d'Etat. Puis, à partir de Charlemagne, on a construit des clochers dans toute la Gaule qui est devenue la France et on appelait ainsi les gens à la prière : cela leur faisait une coupure dans le travail, dans les villes et villages. Puis c'est Louis XI qui a rendu l'angélus obligatoire, par décret royal, pour tout le monde, même dans les campagnes, dans les champs, dans les bois, sur les routes : les voyageurs, les cavaliers devaient s'arrêter quand ils entendaient sonner l'angélus ; tête à l'horizontale penchée en avant, les yeux fermés et les pupilles tournées vers le ciel, cerveau en état alpha (lorsque l'on prie) : parking obligatoire pour tous, trois fois par jour. Maintenant c'est fini, de 7 heures du matin à 11 heures du soir, on ne ferme plus les yeux : on devrait rétablir l'angélus. D'ailleurs en *Islam,* cela existe toujours et c'est obligatoire cinq fois par jour : on prie (en alpha) position agenouillée, celle du fœtus, qui est la position idéale.

Voici un autre exemple de pause-parking (qui justifiera cette appellation) : c'est celui des pilotes de courses automobiles et de rallye. C'est Roger Gicquel qui nous l'a indiqué ; il connaît bien ce milieu puisqu'il a piloté lui-même et a écrit sur le sujet.

Lorsqu'ils s'arrêtent pour se ravitailler et effectuer des contrôles et des réglages, en mettant leur voiture au parking, ils se mettent eux-mêmes au parking en fermant les yeux et en se relaxant (et même en dormant) quelques minutes.

C'est grâce à cela, disent-ils, qu'ils tiennent car il leur faut, pour continuer à piloter (c'est vital pour eux), rester très lucides, maintenir les réflexes et ne pas s'endormir au volant malgré le manque de sommeil, la tension nerveuse et la fatigue.

On sait maintenant que pratiquement tous les supermen pratiquent systématiquement la pause-parking et que c'est en partie grâce à cela qu'ils peuvent avoir sans fatigue une énorme activité.

C'est vrai par exemple pour les hommes d'Etat actuels et ceux de l'Histoire, les grands hommes d'affaires, etc. Nous en avons interrogé quelques-uns et l'entourage proche d'un certain nombre d'autres.

Mais par discrétion, nous rapporterons uniquement des exemples du passé.

Napoléon s'arrêtait toujours quelques minutes complètement, plusieurs fois par jour, et l'on sait maintenant que c'est grâce à ces « pauses-parking » qu'il pouvait, sans fatigue, tenir ce rythme d'activité exceptionnelle.

« Il est bien connu que Napoléon Bonaparte dormait très peu (...). Et pourtant l'Empereur faisait toujours preuve d'un dynamisme et d'une lucidité d'esprit extraordinaires et à juste titre surprenants, surtout si l'on tient compte de la multiplicité de ses activités, politiques, militaires, administratives, législatives, pour ne citer que les principales (...). *A priori,* il est peu concevable qu'un homme aussi doué soit-il puisse faire face à tant de tâches sans aucune défaillance. A plus forte raison s'il ne compense ses dépenses mentales et physiques que par un sommeil naturel de durée très limitée (...) En tout cas, Napoléon a réussi à se rendre légendaire non seulement par ses exploits militaires et autres, mais également par sa résistance exceptionnelle à la fatigue, c'est un fait incontestable. Mais quel était donc son secret ? Eh bien, les historiens ont relaté que l'Empereur avait l'habitude de s'octroyer quelques minutes de sommeil, dans la journée et en n'importe quelle circonstance. Aussi bien dans les palais où il séjournait que, à l'autre extrême, sur les champs de bataille, il lui suffisait de s'asseoir (soit sur une chaise, soit sur un tronc d'arbre ou encore sur un tambour ou bien un canon) et il pouvait faire abstraction de son entourage et... dormir. Oui, malgré les vociférations de ses ministres (...) ou bien les clameurs des soldats et l'éclat des obus, Napoléon s'assoupissait paisiblement et, après un sommeil d'une durée de peu de minutes, reprenait ses activités avec une énergie inattendue, quasi miraculeuse[1]. »

« Edison faisait des sommes à tout bout de champ et nous ne saurons jamais combien de temps (ni combien de fois) il dormait dans la journée. Il se garde d'en parler... »

« Le président Truman, à soixante-dix ans, comme on lui demandait d'où il tirait son énergie inlassable, répondit : " Si je me sens fatigué, même au cours d'une réunion, je prie que l'on m'excuse et gagne la pièce voisine, où j'enlève mes souliers et fais un somme, ne serait-ce que cinq minutes. " (Ce qu'un président des USA ose faire, n'importe quel P.-D.G. devrait aussi se le permettre.) De nombreux présidents et hommes d'Etat vivant continuellement sous pression se sont entraînés à dormir court et à récupérer en prenant quelques instants de repos. Il y a des gens très occupés qui n'ont même pas besoin pour cela d'une pièce à l'écart ou d'un divan. A Madison Square Garden, alors que des milliers de personnes s'étaient rassemblées pour une manifestation réclamant une politique nucléaire raisonnable, Norman Tho-

1. Giovanni Sciuto, *Hypnose réelle*, Ed. Dangles.

mas (célèbre militant politique américain) électrisa l'auditoire en lui annonçant d'une voix tonnante Eleanor Roosevelt. Quand il s'effaça pour la présenter, il la vit endormie sur sa chaise. Il fallut la réveiller pour qu'elle prît la parole. Comme elle l'avait confié à des amis à elle, elle s'était révélée capable de dormir en toutes circonstances, ce qui lui était indispensable pour tenir le coup[1]. »

« Prenez de courts repos au cours de la journée (...) Deux ou trois stations de cinq minutes dans un fauteuil feront des miracles (...) Le Dr Lilian Gilbreth, célèbre expert en organisation, prend toujours un tel repos à la fin de l'après-midi, avant de se rendre le soir à un banquet ou à une conférence[2]. »

« Nous avons connu un homme qui se levait très tôt et, se livrant à des occupations assez pénibles, dormait tous les jours, après déjeuner, pendant cinq minutes exactement. Il se déshabillait, se mettait au lit et s'endormait. Cinq minutes plus tard il se réveillait et remettait ses vêtements, se sentant bien reposé », écrit Raymond Dextreit[3].

Enfin nous évoquerons notre propre expérience : il n'est pas un jour, depuis très longtemps, où nous n'ayons pas pratiqué nous-même cette pause-parking, deux ou trois fois quotidiennement.

Et même si nous sommes au volant d'une voiture et en ville, nous la rangeons le long du trottoir, l'arrêtons et nous dormons pendant quelques minutes ; en nous éveillant, nous avons l'impression de repartir pour une nouvelle journée.

Mais tout le monde trouvera un grand intérêt à pratiquer cette pause-parking : cette pause « s'impose ». En Angleterre, la pause-parking est connue, pratiquée plus qu'en France. Cela s'appelle faire un *cat napping*.

Elle devrait constituer une revendication prioritaire ; et chacun devrait avoir, comme pour sa voiture, un petit disque de parking qu'il mettrait par exemple sur son bureau ou en atelier à son poste de travail : « Je suis en parking, ne pas déranger S.V.P. Merci. »

1. Gay Gaer Luce, *Le Sommeil*.
2. J. Bender, *Enfin dormir*.
3. *Voilà le sommeil*.

Il y aurait aussi, inscrit sur le disque, qui serait ainsi personnalisé pour chacun, les heures les plus favorables qui lui conviennent pour cela : car bien sûr c'est plus facile, plus rapide et plus efficace, plus bénéfique encore, de le pratiquer au moment où votre cerveau vous le demande.

Et il est très facile de repérer ces moments en notant les heures où votre cerveau vous envoie les messages que nous avons décrits. Rappelons qu'ils se produisent toujours aux mêmes heures pour chacun, mais à des heures différentes d'un individu à l'autre. On doit s'entraîner aussi à la pratiquer n'importe quand, pour les jours où l'on est empêché de le faire à ces heures préférentielles.

Tout P.-D.G. soucieux de son efficacité et de sa « durabilité » devrait avoir à côté de son bureau une petite pièce isolée avec une lampe rouge qui s'allumerait au-dessus de la porte de son bureau et qui signifierait : « J'ai un rendez-vous de la plus haute importance (avec moi-même). »

Toute société digne de ce nom devrait avoir, au siège social comme dans ses autres établissements (comme au Japon), un coin ou plusieurs « coins *relax* » où l'on pourrait à son aise, à sa discrétion et dans la tranquillité, pratiquer cette pause-parking. (Il y a bien, maintenant, des cafétérias, mais elles sont trop bruyantes, trop éclairées et on y pratique surtout la pause-café qui est le contraire de la pause-parking.)

Le rendement et l'ambiance du travail y gagneraient énormément.

Comment pratiquer la pause-parking ?

Il faut tout d'abord l' « isolement sensoriel », c'est-à-dire la fermeture des yeux, car il n'y a pas de vraie coupure, de vrai répit cérébral sans fermeture des yeux.

Si on ne peut se mettre dans une pièce où règne une semi-obscurité, les paupières n'étant pas étanches, on a intérêt à mettre des lunettes « à ne rien voir ».

Vous pouvez en réaliser vous-même très facilement : en prenant des lunettes de soleil ayant des verres de très grand diamètre que vous peignez en noir.

Il faut se mettre également dans un endroit silencieux et, si ce n'est pas possible, mettre des boules Quies ou des boules Ear.

Il faut s'asseoir ou mieux encore s'allonger : l'idéal étant un fauteuil-relax.

Si l'on reste assis, la meilleure position est celle-ci : en posture dite « du cocher attendant son maître » : c'est-à-dire le buste penché en avant sur les genoux, les bras ballants, pendant verticalement.

Rappelons seulement que le rythme alpha correspond à un état de « dérive mentale », de « roue libre » et non pas à un arrêt de la pensée comme on l'entend dire trop souvent.

Il ne faut absolument pas chercher à : « faire le vide », « à ne plus penser à rien », etc. Tout cela demande des efforts ou de l'attention, contre-indiqués pour la mise en alpha.

En fait, il faut laisser aller ses pensées, sans intervenir, ni même essayer de les freiner, ou à plus forte raison en refuser certaines. Il faut devenir un simple « spectateur de ses pensées ».

Et sur le plan émotionnel il faut se ménager une « plage de neutralité affective » en dehors de tout sentiment agréable ou désagréable. C'est un état d'indifférence et de passivité.

Quels sont les effets et les usages de la pause-parking ?

Et pourquoi est-ce si « terriblement » efficace ? Pourquoi cette courte halte dans notre course effrénée de chaque jour donne-t-elle des résultats si « miraculeux » ? Car c'est un *doping* exceptionnel et totalement inoffensif.

Ce « petit somme » a un pouvoir reconstituant hors de proportion avec le temps qu'il absorbe car on recharge en quelques minutes ses réserves de vitalité ; on retrouve aussi la clarté de son esprit.

Cette deuxième étape du sommeil à la carte fait partie comme la première (sommeil flash) de la « haute école » de l'art de dormir. On peut l'utiliser beaucoup plus souvent qu'on ne le croit : à son bureau, en voyage, dans le train ou l'avion, et même (et surtout) en voiture si on est passager ou en s'arrêtant si l'on est conducteur, au spectacle, devant la télévision. Toutes les fois qu'on peut être assis (mais même debout à la rigueur).

Elle est particulièrement recommandée par exemple avant une réunion, pour rassembler ses forces et ses idées ; avant une épreuve quelconque : une course, un match, un examen, un discours, une conférence, une discussion ou une négociation délicates. Et même le soir si on a un dîner ou une soirée où l'on se doit d'être « brillant ».

En fait c'est un des « outils de travail » les plus précieux pour un homme d'action, c'est l'arme secrète, rappelons-le, des *supermen* (en fait c'est en partie grâce à elle qu'ils sont des *supermen*). Et c'est pour tout le monde une arme antistress, une arme antivieillissement, car elle permet d'éviter l'usure. Et enfin elle met à l'abri de la somnolence, surtout si l'on a peu ou mal dormi la nuit précédente (cf. plus loin le chapitre : « Moyens de lutter contre son sommeil »), car la seule façon radicale de supprimer la somnolence est de lui céder.

Et c'est aussi, paradoxalement, une arme formidable contre l'insomnie puisqu'elle évite la surexcitation consécutive à la surchauffe et la surintoxication due à la fatigue nerveuse qui en résulte, toutes deux génératrices de mauvais endormissement ; et quand on parvient à le trouver, elles provoquent un sommeil agité, beaucoup moins réparateur. Elle est donc le meilleur traitement préventif de l'insomnie.

Quelqu'un m'a dit un jour : « Je vois très bien, avec cela, vous récupérez très rapidement. » Eh bien non ! c'est beaucoup mieux que cela : on évite totalement la fatigue, avant qu'elle ne se produise. La pause-parking vous permet de repousser loin cette barrière de la fatigue contre laquelle la plupart d'entre nous butons constamment. La fatigue comme la douleur, la fièvre, la faim, la soif sont des sonnettes d'alarme ; elles sont donc normales et très précieuses. Mais ce qui n'est pas normal, c'est que l'on bute constamment contre cet obstacle-là, à cause des erreurs que l'on commet.

Les deux causes principales sont la mauvaise alimentation et justement de ne pas pratiquer cette « coupure cérébrale » qu'est la pause-parking. Rappelez-vous, à la fin du chapitre précédent, le ressort que l'on détend et qui de ce fait ne fatigue jamais. Par contre, si on continue à le tendre sans le détendre, on arrive à le fatiguer ; or c'est comme cela que l'on traite quotidiennement son organisme.

Et si l'on continue encore à le tendre (toujours sans le détendre), on arrivera à dépasser la limite élastique : le ressort ne reviendra plus. C'est ce qui se passe pour ceux qui ne pratiquent pas la pause-parking : ils vont trop loin, ils dépassent leur propre limite élastique et le soir venu ne peuvent plus arriver à se détendre puis à trouver le sommeil.

Enfin, si vous continuez encore à tendre le ressort (toujours sans le détendre), vous arriverez à le casser ; c'est ce qui arrive à ceux qui tombent en dépression (de plus en plus fréquente puisqu'elle est même devenue la maladie des temps modernes) : les déprimés ont atteint leur « point de rupture ». Alors que pour détendre un ressort il faut moins d'une seconde. On conçoit que pour l'organisme quelques minutes suffisent.

Voici une autre comparaison : Un coureur de quinze cents mètres par exemple. Supposons qu'on lui accorde, au milieu de cette distance (en neutralisant son temps), une petite pause-parking, non pas de quelques minutes, mais seulement de quinze secondes. Immédiatement le record de France serait battu par beaucoup d'athlètes et même le record du monde. Vous voyez l'« impact » extraordinaire d'une simple coupure, même relativement courte.

Et nous avons volontairement gardé pour la fin l'effet le plus bénéfique, unique, incomparable, irremplaçable : celui résultant pourtant du plus simple des « gestes » : la seule fermeture des yeux.

Nous avons déjà expliqué pourquoi, sur le plan physique, elle coupe 90 % des informations reçues. Mais surtout sur le plan psychique ; dès que l'on ferme les yeux, on « se retrouve ». « Ferme les yeux, tout ce que tu vois t'appartiens », a écrit Jean Giraudoux. « Ferme les yeux et tu verras clair en toi », nous dit un proverbe oriental.

D'ailleurs, dès que l'on ferme les yeux, on devient complètement différent, on n'est plus du tout le même : car on est en position d'introversion, on n'est plus distrait (tiré en dehors), et on est en direct avec soi-même. Pour illustrer cela et montrer aussi un autre usage de la fermeture des yeux, nous avons choisi ce beau texte extrait du *Rêve éveillé :* « Ecoutez le rêve », de Roger Dufour[1]. Il est question d'une jeune femme prénommée Sylvie (qui a des problèmes intérieurs) :

« Dans sa présentation, elle est claire, précise, engagée,

1. Coll. « Réponses », Ed. R. Laffont.

ouverte, directe et diserte. Cependant il suffit qu'elle ferme les yeux pour qu'elle ne puisse maintenir ce discours. Ce n'est pas la quantité qui importe... c'est plutôt le type de discours tellement différent du discours précédent dans lequel Sylvie se présentait. Est-elle donc scindée à ce point... ou bien suffit-il de fermer les yeux pour que notre discours habituel s'effondre et laisse apparaître un langage magique ?... La constance du phénomène le prouve et nous éclaire sur notre civilisation. Nous sommes une génération de muets par notre obstination généralisée à garder les yeux ouverts. Nous vivons selon la règle constitutionnelle implicite, nulle part écrite et partout généralisée, transmise et portée par tous les corps ambulants, de vivre en tenant les yeux ouverts pour ne pas laisser échapper la langue interdite. » Freud avait mis pour ses patients cet écriteau : « On est prié de fermer les yeux », afin qu'ils retrouvent leur « continent perdu » (leur inconscient). (...) Sylvie retrouve des parts abandonnées d'elle et surtout des regards qu'elle avait laissé s'éteindre. »

Et c'est encore tellement mieux quand, par la pause-parking, on ferme les yeux et on ne dit plus rien et que, comme nous le recommande un autre proverbe oriental, on « écoute le silence en soi ». Mais il y a actuellement une énorme pression sociale qui vous empêche de fermer les yeux. Car c'est « très mal vu », si je puis dire. Au bureau, à l'école, en réunion, à table, avec les amis, etc.

Et il y a aussi une énorme complicité à maintenir cette pression sur laquelle tout le monde « ferme les yeux » alors qu'il serait si urgent de la faire cesser. Et lorsque l'on est très pressé, très bousculé, parfois il serait encore plus urgent... « d'attendre et de pratiquer sa pause-parking ».

Votre cerveau est un instrument stupéfiant. Vous le faites « courir » toute la journée ; pour beaucoup il s'agit même à la fois de sprint et de course de fond. Comme tout coureur il a besoin de souffler un peu de temps en temps. Oh ! il n'est pas très exigeant : il vous demande instamment de ralentir un peu, quelques minutes, toutes les deux heures environ. C'est à la fois pas grand-chose et tant pour lui ! Il est capable de tenir environ deux heures à cette allure, à ce rythme diabolique (30 pulsations par seconde), ce qui constitue déjà une grande performance. Ne faites plus désormais, tous les jours, à longueur d'année, pendant des années et des années, cette erreur magistrale tellement simple pourtant à éviter. Je vous en prie (ou plutôt c'est lui qui vous en prie), accordez-lui cela, il vous rend tant de services.

Mais si vous le faites, vous en ressentirez vous-même immédiatement les effets très bénéfiques ; et ne cherchons plus ensemble de quelle manière vous en serez remercié par votre cerveau, car c'est lui-même qui se chargera de vous prouver ainsi son immense gratitude.

Profitons-en pour généraliser : dans cette vie moderne souvent superficielle et phagocytante, nous sommes devenus des « écervelés ». Il nous faut réapprendre à avoir conscience de l'importance de tous les messages que nous envoie notre corps (et en particulier notre cerveau), à les capter, les déchiffrer (comme ceux de nos rêves) et enfin les suivre. Ce sont des informations biologiques qui devraient être prioritaires.

Troisième étape :
La tranche de sommeil

Dame Nature a tout prévu pour nous et elle a comme d'habitude fort bien fait les choses ; plus on y regarde de près, plus on s'aperçoit que tout y est merveilleusement étudié, agencé dans les moindres détails, pour nous faciliter la vie, la rendre plus efficace. Mais il faut pour cela ne pas rester aveugle ou indifférent devant ces prodiges et savoir en profiter. Tout cela est particulièrement vrai dans le domaine du sommeil, si remarquablement organisé.

Notre sommeil est découpé en tranches réparties en « grosses » tranches, les cycles, d'une durée comprise entre une heure trente et deux heures environ. Puis, à l'intérieur de chacun de ces cycles, des tranches « plus fines » : les stades ou phases.

Mis à part l'endormissement (stade I), la première tranche de sommeil du premier cycle qui est celui du sommeil léger (ou stade II) a une durée de vingt minutes, et ce pour tout le monde. C'est cette tranche qui nous intéresse maintenant et que nous allons utiliser. Car nous pouvons en retirer de très grands avantages.

Notons que certains l'utilisent déjà systématiquement avec

d'énormes profits : en fait même ils ne pourraient s'en passer, de par la nature même de leur activité. C'est le cas, par exemple, des routiers qui conduisent des poids lourds sur de longues distances, quelquefois la nuit.

Ils passent ainsi de nombreuses heures d'affilée au volant sur des routes ou autoroutes monotones (longues lignes droites) ou difficiles, avec de nombreux virages et il est pour eux d'un intérêt majeur et même vital de garder constamment toute leur lucidité. Pour cela ils utilisent ces fameuses tranches de sommeil d'une durée, répétons-le, égale pour tous, de vingt minutes (à une ou deux minutes près).

Le routier chevronné (et on l'enseigne maintenant au candidat routier), de temps en temps, en général à intervalles réguliers, et même à heures fixes, de jour comme de nuit, gare son camion et « pique du nez » sur son volant : il s'endort véritablement pour vingt minutes. Et puis il repart, frais et dispos, n'ayant plus à lutter contre les paupières lourdes, les yeux qui picotent, le flou cérébral et le flou de la vue... et même contre l'endormissement intempestif qui lui coûterait son « job »... ou la vie. Lorsqu'il manque trop de sommeil, cette tranche n'est plus suffisante et il passe alors à l'étape suivante : la quatrième (voir chapitre suivant).

Cette tranche de sommeil léger est aussi celle du *navigateur solitaire* par temps calme, car il ne peut pas se payer le luxe du sommeil profond, très profond ou paradoxal. En effet, pendant ces stades III, IV et V, on est presque complètement sourd et il risquerait donc fort de ne pas entendre la tempête qui se lève, son mât qui casse ou toute autre avarie.

C'est pour lui aussi une question de survie. De plus, quand survient un tel incident de parcours, et pour qu'il ne se transforme pas en un accident fatal, il doit être immédiatement disponible : or non seulement on ne sort pas facilement des stades III, IV ou V parce qu'on est sourd, mais, en outre, si le bruit ou les mouvements du bâteau y parviennent, on est complètement désorienté dans le temps et dans l'espace, on est comme en « pièces détachées » et il faut un certain temps pour se « reconstituer ».

Un certain nombre (en fait la quasi-totalité) des *hommes célèbres* du passé ou du présent ont utilisé ou utilisent ainsi cette tranche de sommeil. Citons seulement Napoléon, Edison, J. F. Kennedy, etc. Et ce malgré un emploi du temps ne laissant place à aucune « fantaisie ». Car finalement, compte tenu du fait que, comme on l'a dit : « Le sommeil de la journée, pris ainsi, compte double » (G. Mathieu), ce n'est donc pas, bien au contraire, une perte de temps. Et cela est d'autant plus vrai que vous pouvez par ce moyen beaucoup plus facilement réduire votre temps de sommeil nocturne.

Mais bien qu'en fait cette tranche de sommeil, prise si possible deux fois dans la journée (de préférence après les deux grands repas) soit d'un intérêt majeur pour chacun d'entre nous, la perte de temps n'est pas la seule excuse, le seul prétexte que l'on objecte : on trouve mille « bonnes » raisons :

Quelqu'un même m'a dit : « Pouah ! je trouve ça dégoûtant de s'endormir comme ça après le repas. » Généralement on se contente d'arguments plus mièvres : « Aller s'allonger dans la journée, vous n'y pensez pas : ça ne fait pas sérieux, c'est bon pour les paresseux (on dit plutôt fainéants), les enfants ou les vieillards, ou les malades, ou les Méridionaux (j'ai entendu dire aussi : c'est bon pour les Arabes ou les nègres !).

Un monsieur m'a dit : « Ça ne fait pas très viril. » Les « bonnes » épouses : « Le lit vient d'être refait », ou : « Le dessus-de-lit est fragile » (car il faut s'allonger seulement sur le lit), etc.

A l'école les enseignants disent : les enfants ne viennent pas à l'école pour dormir ; que vont penser les parents ou le directeur ?... Et dans une société : on serait montré du doigt et si on est un chef on en perdrait son prestige et son autorité. Alors que c'est au contraire la preuve que l'on est très soucieux de son efficacité.

Or presque partout dans les sociétés industrielles au Japon, et même en Occident dans certaines sociétés en pointe sur le plan de l'organisation et du rendement, des locaux sont spécialement aménagés avec fauteuils-relax, silence et obscurité, pour que chacun (et surtout les membres de la direction) puisse prendre à son gré cette tranche de vingt minutes de sommeil.

Car aucun des arguments n'est valable et ils ne pèsent pas lourd devant les bienfaits d'une telle pratique : nous allons en énumérer quelques-uns parmi les principaux : « Vingt minutes suffisent à rendre leur élan à toutes les forces vitales », selon Gay Gaer Luce et Julius Segal.

Ces deux tranches de sommeil journalières sont même devenues la condition *sine qua non* pour supporter sans fatigue, sans insomnie, sans usure toutes les difficultés, les péripéties de la vie et les « traumatismes » que vous occasionnent les soucis, les stress, le surmenage.

Voici les effets, très bien décrits dans le livre de Pierre Hamp : *Il faut que vous naissiez de nouveau* [1], de cet « arrêt » sommeil (cela se passe dans un centre de tri de la SNCF) : « J'indiquais le coin secret où j'allais dormir un quart d'heure. L'abri pour cela était d'habitude une voiture à voyageurs dans la rame à passer le matin aux ateliers de réparation (...). Gîté dans le faisceau de voies, j'étais tranquille pour la promptitude de l'appel. Il m'arrivait de me réveiller reposé, l'esprit clair, les jambes vives et de m'apercevoir que je ne dormais que depuis un quart d'heure. Dans le sommeil, l'homme ne distingue pas les heures des minutes. L'énergie rebondissait sur l'assoupissement ; bref il fallait le toucher quelques instants, s'y appuyer et repartir. Perdre conscience pendant des minutes donnait des heures de lucidité. »

Par cette pratique de la tranche de sommeil, on se sent beaucoup mieux « dans sa peau », on est de bien meilleure humeur. Et ceux qui ne la pratiquent pas sont, la plupart du temps, ceux qui traînent leur existence comme un boulet : car on lutte presque en permanence contre une somnolence rentrée, contre une fatigue plus ou moins déclarée et l'on n'est jamais vraiment alerte physiquement ni mentalement. De plus, on gaspille beaucoup plus d'énergie vitale, si précieuse, et on a beaucoup plus de mal à fixer son esprit, à se concentrer, etc. Bref, cette pratique, pourtant si peu répandue, vous transforme véritablement la vie dès qu'on l'adopte. Cela vous réconcilie avec elle. Beaucoup de personnes qui aux environs de la cinquantaine accusaient une baisse de régime, sentant venir plus vite la fatigue par exemple, ont ainsi par cette pratique rajeuni d'au moins dix ans et retrouvé grâce à elle la résistance de leurs trente-cinq à quarante ans.

1. Coll. « La peine des hommes ».

On a dit que c'était une thérapeutique miraculeuse, c'est vrai et en particulier cela vous met pratiquement hors de portée de la fatigue. Voici quelques réflexions authentiques que nous avons entendues de certaines personnes à qui nous l'avions conseillée. « C'est comme si je me trempais dans un bain parfumé : ça me fait le même effet » ; « Ça revient pour moi à " remettre le compteur à zéro " » ; « Je repars avec mes batteries gonflées à bloc », etc.

D'ailleurs à ce propos il faut — surtout au début —, lorsque l'on se met à pratiquer cette tranche de sommeil, faire attention à ceci : on en ressent un tel bien-être que l'on a tendance à trop augmenter son activité et trop vite, à abuser de cette « régénération ».

Une dame d'un certain âge qui avait gardé toute sa fraîcheur de corps et d'esprit m'a dit : « Je pratique cela depuis mon adolescence et c'est mon secret pour rester jeune physiquement et moralement. »

Certains ont reconnu que c'est à cela qu'ils doivent d'avoir pu assumer leurs lourdes responsabilités, leurs journées très longues, leur travail très pénible physiquement ou très éprouvant nerveusement, épuisant intellectuellement.

D'autres ont pu, grâce à cela, assumer une autre activité : une en plus de leur activité principale, souvent pourtant très prenante notamment au point de vue du temps, car pour eux le soir une seconde journée commençait.

Mais après une tranche de vingt minutes c'était, suivant leur propre expression, un deuxième ou même quelquefois un troisième éveil.

L'un de ceux-là m'a même dit : « Grâce à cela je vis plus de deux fois plus car je reste, à la fois, beaucoup plus longtemps éveillé que les autres et beaucoup plus en forme qu'eux : je vis " au carré ". »

On croit généralement que ceux qui ont ainsi une activité débordante sont différents des autres alors que simplement ils vivent d'une façon différente : il faut démystifier ce soi-disant don qu'ils auraient reçu et qui consiste à savoir organiser, gérer plus intelligemment leur vie et en particulier leur sommeil, et cela, c'est à la portée de tous : certains l'ont découvert tout seuls, et c'est cela sans doute leur seule supériorité ; d'autres l'ont appris et surtout mis en pratique : ce que chacun peut et doit faire.

Yvon Gattaz a souvent dit que la réussite, c'était avant tout une question de dynamisme, d'allant, de « pugnacité », de ténacité, de persévérance. Or tout cela, la tranche de sommeil vous aide beaucoup à l'acquérir et à le conserver.

Comment pratiquer ces deux tranches de sommeil, dans quelles conditions ?

On peut utiliser soit un fauteuil, soit un divan ou un lit sur lequel on s'allonge.

Attention en effet à ne pas se mettre sous les draps, après s'être déshabillé, car alors on risque de faire un cycle complet ; cela c'est l'étape suivante, la quatrième ; certaines personnes nous ont fait cette objection pour ne pas commencer cette pratique pourtant si prometteuse : la crainte que leur sommeil ne s'arrête pas au bout de ces vingt minutes.

En fait c'est uniquement l'ambiance qui règne autour du dormeur qui compte (avec un peu d'habitude aussi) et si l'on respecte la précaution ci-dessus : on revient à « la surface » automatiquement au bout de vingt minutes sauf si vous avez un gros « découvert » de sommeil.

Signalons maintenant ces détails importants : il faut desserrer sa cravate et sa ceinture, ouvrir le col de sa chemise (pas trop pour ne pas risquer un « refroidissement » à la gorge) et délacer, ou mieux enlever ses chaussures.

Attention à ceci : il vaut mieux, pour ne pas risquer d'être réveillé trop tôt par le froid, se couvrir un peu : manteau, couverture ; en effet lorsque l'on est allongé et immobile on est plus frileux.

Si l'on est en voiture : on peut comme les routiers se mettre la tête appuyée sur les avant-bras, ceux-ci reposant sur le volant ; mais maintenant les poids lourds, surtout ceux qui roulent la nuit, disposent de couchettes à bord.

Dans une voiture de tourisme on peut soit s'allonger à l'arrière si l'on est seul, soit utiliser le fauteuil basculant du conducteur surtout si on a un repose-tête pour appuyer sa nuque.

Il faut également l'isolement sensoriel : c'est-à-dire soit un endroit en semi-obscurité et silencieux, soit utiliser les « lunettes à ne rien voir » et les boules Quiès ou Ear.

Voici une autre objection courante : certaines personnes vous disent : « Moi, faire un somme dans la journée ? j'ai essayé ; je suis bien trop mal en point après : nauséeux, pâteux, brouillardeux... c'est probablement parce qu'ils ont essayé de dormir plus de vingt minutes : donc, quand vous vous éveillez au bout de ce laps de temps, il ne faut surtout pas chercher à se réendormir et à dormir plus parce qu'alors vous descendez plus bas en stade III : sommeil profond, ou en stade IV : sommeil très profond, ou en stade V : sommeil paradoxal, et si vous n'allez pas jusqu'au bout de votre cycle, vous sortirez effectivement des stades II, IV et V en mauvais état et même traumatisé ; dans ce cas il aurait mieux valu effectivement n'avoir pas dormi du tout.

Il n'est pas vrai que « plus on dort, mieux ça vaut ».

Par contre, à l'issue des vingt minutes, vous êtes immédiatement et sur tous les plans frais et dispos.

A quel moment doit-on pratiquer ces tranches de sommeil ?

Toujours selon le même principe qui nous a guidé jusqu'ici : il vaut mieux les pratiquer à l'heure cérébrale, c'est-à-dire à heure fixe et quand votre cerveau vous le demande ; sinon vous risquez de mettre une demi-heure à vous endormir, pour vingt minutes de sommeil effectif, ce n'est pas très « rentable ».

Mais vous devez vous entraîner à les pratiquer n'importe quand. Donc toutes les fois que cela est possible, respectez le principe ci-dessus sinon il est préférable de s'offrir une tranche de sommeil un peu à contretemps plutôt que de ne pas en faire du tout.

L'idéal aussi, c'est de faire une tranche de sommeil après chacun des deux grands repas : déjeuner et dîner : tous les animaux dorment après chaque repas et les enfants aussi (quand on ne les en empêche pas). Ils ne trichent pas comme nous et ne contrarient pas leur rythme naturel, leurs besoins fondamentaux, en forçant par des artifices leur organisme et leur cerveau à rester éveillés : par exemple en faisant après les repas de l'exercice, en marchant en s'agitant, en discutant ; on dit : il faut que je me remue, il faut que je prenne l'air, etc. Non, ce n'est pas cela que notre corps et notre cerveau réclament et dont ils ont besoin, pas plus que d'excitants qui les « détraquent » : café, tabac, etc.

Après le repas, ce qui est normal et naturel, c'est le repos et même le sommeil : un point c'est tout. Sinon vous risquez de bloquer ou de gêner le travail de la digestion qui est un travail de titan : le sang d'ailleurs afflue vers les organes digestifs et a tendance à se retirer du reste du corps et notamment du cerveau qui en est un gros consommateur.

Mais à la rigueur vous pouvez pratiquer ces tranches de sommeil avant les deux grands repas si cela vous convient mieux (en vous reposant quand même sans dormir après les repas).

Par exemple pour ceux qui subissent des « trous » ou des « coups de pompe » (qui ne correspondent pas forcément réellement à de la fatigue) vers 11 heures du matin ou vers 16 ou 17 heures.

Ce sont là les manifestations d'un besoin normal d'une tranche de sommeil, aggravé peut-être par une trop grande dette de sommeil et une mauvaise alimentation au petit déjeuner : soit insuffisant, soit comportant trop de sucres directs ou dans l'après-midi au contraire un déjeuner trop lourd.

Ces tranches de sommeil sont particulièrement recommandées pour ceux qui ont de longs parcours à effectuer au volant ; elles sont même une nécessité absolue si on roule de nuit (comme cela m'arrive personnellement) et si on ne veut pas parvenir au « sommeil éternel » trop vite.

D'une manière plus générale, il faut faire une tranche de sommeil dès que l'on est soit énervé, excité (car cela fait tomber la « pression » ou la « tension » ou la « surchauffe »), soit au contraire quand on a un moment de lassitude, de découragement, une baisse de moral ou de tonus. De même cela est très recommandé lorsque le cerveau s'embrouille, se bloque, que l'on bute sur un problème par exemple. Bref, toutes les fois que l'on a une défaillance physique, intellectuelle, affective.

C'est le moyen « rêvé » de pallier ces déficiences passagères : « La vie est une alternance de temps forts et de temps faibles. »

En tout cas ce moyen est de beaucoup préférable à celui, pourtant le plus couramment employé, qui consiste à prendre des dopants pour aider à traverser ces zones difficiles ; en effet on paye très vite et très cher cette stimulation artificielle passagère, ce chèque sans provision que l'on a tiré indûment sur son compte énergétique : car cette surexcitation est toujours suivie d'une déprime en attendant, peut-être, la « grande », si l'on en abuse.

Car cette tranche de sommeil est la meilleure de tous les dopants ; c'est celui prévu de tout temps par la nature et qui n'a, contrairement à tous les autres, que des retombées secondaires heureuses.

Offrez-vous donc une ou plusieurs tranches de sommeil par jour si vous le pouvez ; ce n'est pas du luxe, c'est le meilleur « placement temps » que vous puissiez faire.

Quatrième étape : le cycle du sommeil

Le 21 juillet 1969 est pour nous, humains, une date historique. Pour la première fois depuis que notre planète existe, soit environ quatre milliards et demi d'années [1] et depuis que la vie existe sur terre, soit plus de trois milliards d'années, des êtres vivants, deux humains en l'occurrence, venaient de changer de planète, accomplissant un exploit vraiment incroyable. En effet, le lem avec à son bord deux cosmonautes américains venait de se poser sur la Lune.

Le « monde » entier était, sur terre, en attente ! On allait assister à cet événement de science-fiction prodigieux, que personne sous Louis XIV par exemple n'aurait osé croire réalisable autrement qu'en rêve : le premier pas du premier homme sur la Lune : « Un petit pas pour un humain et un très grand pas pour l'humanité », a dit ce cosmonaute à ce moment-là.

Il y avait « en bas », à quatre cent mille kilomètres de là, devant leurs récepteurs de télévision (et nous étions de ceux-

1. Nous avons beaucoup de mal à nous représenter une durée de 1 milliard d'années ; peut-être est-ce plus facile en disant que cela est l'équivalent de dix millions de siècles, car cent ans sont à l'échelle de la durée de vie humaine. Peut-être aussi peut-on dire que c'est mille fois plus que un million d'années : dix mille siècles.

là) plus d'un milliard d'humains guettant fiévreusement la sortie du cosmonaute de son lem.

Alors on assista à ceci, également incroyable autant qu'inattendu : Neil Amstrong, tranquillement, paisiblement... s'endormit. Car, afin qu'il aborde dans les meilleures conditions physiques et mentales l'épreuve sans précédent qui l'attendait, la NASA venait de lui donner l'ordre d'effectuer un cycle de sommeil.

Et plus d'un milliard d'humains en plus de tous ceux qui écoutaient par la radio durent attendre que Neil Amstrong ait terminé son cycle, soit une heure trente environ. Car c'est une des premières choses qu'apprennent, lorsque commence leur entraînement, les futurs cosmonautes : à repérer et respecter leur cycle de sommeil.

Pour les cosmonautes, en vol, il n'y a plus ni jour ni nuit : ils se sont non seulement arrachés à la pesanteur, c'est-à-dire à l'attraction de la Terre, mais aussi à sa rotation qui crée pour nous cette alternance de la lumière solaire et de l'obscurité.

Et ils ont appris l'importance de leur cycle : ils savent qu'il est essentiel de lui obéir pour leur bon endormissement, mais aussi pour avoir un éveil « parfait », et donc pour la réussite de leur mission.

Ils ne peuvent pas se permettre, comme la grande majorité des humains qui non seulement s'endorment mais aussi s'éveillent à contretemps et cassent ainsi en deux leur cycle, de se lever « du mauvais pied » et plus fatigués que la veille au soir.

Mais les navigateurs de l'espace ne sont pas les seuls navigateurs à tenir compte de leur cycle : ceux qui naviguent sur terre, ou plutôt sur l'eau des océans, le font aussi lorsqu'ils sont deux : Voici un texte extrait d'un article intitulé : « Marc Pajot raconte » (Paris-Match) (champion du monde de dériveur, équipier de Pen Duick VI autour du monde, dernier vainqueur de la route du Rhum).

Il est, dans le texte qui va suivre, en équipe avec Eric Tabarly et ils sont tous les deux sur le fantastique bateau futuriste, le « Paul Ricard ».

Et voici son récit, pour eux dont le sommeil est si important et si mesuré, pour lesquels chaque minute de repos compte tant : « Il faut que je dorme et que je me repose sinon tout à l'heure, quand ce sera à moi d'assurer le quart, je serai une loque (...) Le soir, nous effectuons deux quarts de deux heures afin d'alterner le temps de veille pendant la nuit. »

Deux heures, c'est un cycle de sommeil. Précisons que tous les marins, par exemple dans la marine militaire, effectuent des « quarts » de quatre heures soit deux cycles de sommeil. Mais en fait, tous, nous sommes des navigateurs sur l'océan de la nuit, et quotidiennement devons effectuer aussi notre « Transat » en solitaire ; et pour cette traversée, nous avons nous aussi à éviter les écueils et en arrivant au port, le matin, être en bon état pour assurer la veille de la journée et mener aussi à bien notre « barque » pendant le jour.

Et pour cela, il est impératif de respecter nos cycles de sommeil. Tous les animaux du monde le savent, même les animaux domestiques pourtant très perturbés par l'homme : aucun n'interrompt jamais, sauf danger, son cycle ou celui de ses petits.

Nous sommes les seuls à le faire constamment et sommes aussi (et ce n'est pas hasard) les seuls à être insomniaques. L'animal n'a pas la possibilité de violer les lois naturelles, biologiques.

Seul de tout le règne animal, l'humain a conquis la liberté de le faire et nous savons bien qu'il ne s'en prive pas et qu'il en abuse largement, pour ne pas dire continuellement. Et cela est malheureusement vrai non seulement pour cette loi du cycle de sommeil mais pour tous ses autres cycles biologiques qui devraient réguler notre vie, le jour comme la nuit.

Nous l'avons dit déjà, mais il faut le répéter : Nous passons notre temps à flanquer de grands coups de marteau dans les rouages délicats de nos horloges internes, et nous les détraquons.

Or, on sait maintenant que la santé, c'est justement vivre en harmonie avec ses propres cycles et les accorder avec ceux du cosmos. C'est d'ailleurs très probablement un des domaines, celui de la chronobiologie, où la médecine fera les plus grands progrès dans les vingt ans à venir. Car on vit, on mange, on boit, on se repose, on dort, on s'amuse ou on aime, à contretemps, à contre-rythme, à contre-courant ; et l'on marche à côté de ses... rythmes, constamment en dysharmonie avec eux, c'est-à-dire avec soi-même. Ainsi nous sommes devenus des désynchronisés, des déphasés ; nous avons « disloqué le temps et sommes devenus des malades du temps [1] ».

Cette « transgression » continuelle est vraie aussi pour toutes les autres lois naturelles. Mais cette liberté, nous devrions dire cette « licence » que nous nous accordons, nous la payons très cher : non seulement nous dormons mal, mais nous sommes aussi l'animal qui vit le plus en mauvaise santé, le plus fatigué (à partir de quarante ans l'Occidental est fatigué en permanence), le seul à vieillir et à mourir beaucoup trop tôt par rapport à son programme biologique normal.

Il nous faut absolument réapprendre ceci que tous nous savions d'instinct étant enfant mais que notre éducation nous a désappris. Un cycle de sommeil est sacré (il l'est encore, comme nous l'avons mentionné, dans certaines civilisations : en Indonésie, aux îles Fidji, en Birmanie, en Malaisie, etc.) : on ne doit jamais interrompre un cycle de sommeil sans motif très grave car on ne casse jamais un cycle impunément. Un cycle c'est comme un « repas que l'on doit absolument terminer » (J. Bouton), pour ne pas rester sur « sa faim » avec pour première conséquence de rester ensommeillé.

Mais en voici d'autres, beaucoup plus graves, qui peuvent devenir dramatiques par cumul si on commet cette énorme bêtise (ce qui est le cas pour plus de 80 % des Français) chaque matin. Rappelez-vous le cycle du sommeil avec ses cinq stades.

Se réveiller au milieu d'un cycle avant sa fin naturelle, c'est-à-dire en sommeil profond, très profond ou paradoxal, cela équivaut à un « coup de massue » sur la tête ; cela s'appelle dans le langage courant se réveiller « en sursaut ». C'est un accident grave sur la route du sommeil et qui occasionne un traumatisme cérébral non bénin dont on se remet à grand-peine.

« Est-ce que l'on sort un homme de sa capsule spatiale, est-ce que l'on remonte un spéléologue ou un plongeur de fond sans précautions, sans paliers intermédiaires, sans périodes

1. Cf. Gay Gaer Luce, *Le Temps des corps*.

de transition, mais pourtant la quasi-totalité des humains sort chaque matin sans ménagement du plus profond de son sommeil », écrit Jeannette Bouton.

Tous font très attention en cheminant à pied ou en voiture sur une route, ou en la traversant, mais tous (ou presque) font n'importe quoi sur celle du sommeil. Comment alors s'étonner des conséquences désastreuses qui en résultent. Car cette règle du cycle est une règle élémentaire, primordiale, une règle majeure du « code de la route » du sommeil. Alors il est essentiel de savoir repérer ses cycles, c'est-à-dire les heures auxquelles chaque cycle débute et d'en déduire la durée de son cycle : cette durée est, rappelons-le, une donnée fixe pour chaque individu mais variable d'un individu à l'autre.

Le seul moyen est de repérer les messages que nous envoie notre cerveau car c'est lui le chef d'orchestre qui se charge de nous avertir. Le plus facile est de commencer à les repérer le soir car ils sont plus « appuyés » et plus nombreux. La durée du cycle est le temps qui s'écoule entre deux passages consécutifs de ces messages cérébraux. On peut ensuite, connaissant sa durée, en déduire d'abord par calcul les heures approximatives de ces messages dans la journée, puis les heures exactes en les observant.

La durée de son cycle est pour chacun la donnée la plus importante à connaître, beaucoup plus par exemple que sa taille ou même son poids que tous connaissent pourtant, alors que très peu ont déterminé leur cycle de sommeil. Notons que si cette durée n'est pas un sous-multiple de vingt-quatre heures, cela n'est pas en contradiction avec le fait que ces cycles passent à heures fixes, c'est-à-dire obéissent aussi au cycle circadien (vingt-quatre heures). En effet, il y a une petite « élasticité » dans la durée de chaque cycle : les uns sont un peu plus courts, les autres plus longs que la moyenne autour de laquelle cette durée oscille, si bien qu'il y a compensation.

Ayant ainsi noté vos heures biologiques, voici un conseil pratique : reportez-les sur un cadran dont le tour complet représente un nycthémère complet, c'est-à-dire le cycle jour/nuit de vingt-quatre heures, qui représente un tour complet de rotation de la terre sur elle-même (mais représente deux tours d'horloge).

Ainsi vous aurez votre disque de parking personnalisé multi-usages ; il vous aidera d'abord à mémoriser visuellement vos heures, puis, au début tout au moins, il vous servira pour vos heures d'endormissement, d'éveil, de sommeil flash, de pause-parking, de tranches de sommeil et enfin bien sûr pour respecter la durée de chaque cycle entamé au-delà de vingt minutes. Par la suite, ces heures étant fixes, on les retient très vite « par cœur ».

Rappelons enfin que si la longueur de son cycle est immuable, spécifique d'un individu comme le sont sa signature ou ses empreintes digitales, par contre les heures de passages du « train » peuvent être décalées ; mais il faut savoir qu'environ un mois est nécessaire pour se recaler complètement sur une heure différente. C'est d'ailleurs ce qui se passe lors du changement d'heure, deux fois par an, pour l'heure d'été et l'heure d'hiver.

Et maintenant ainsi muni de ces deux renseignements précieux : la durée de votre cycle, votre propre horaire « SNCF », nous allons apprendre à nous en servir.

Car en plus des différents usages que nous venons de vous indiquer, il en est d'autres très intéressants, et qui vous confirmeront à quel point cette règle d'or du respect de ses cycles du sommeil est impérieuse. Mais il ne faut pas non plus être obnubilé par elle et l'interpréter de manière trop absolue.

Nous ne sommes pas des robots et la fantaisie doit aussi parfois régler notre conduite. Des « escapades » sont permises, voire même recommandées. Mais la respecter vous rendra la vie plus belle en atténuant ses difficultés et vous aidera à goûter ainsi beaucoup mieux ses joies et ses plaisirs.

3.
Les applications pratiques

Apprendre à se coucher tard et à se lever tôt

Sans qu'il y ait aucune répercussion sur sa forme physique et mentale du lendemain.

Il est impossible de se coucher et de se lever toujours à la même heure, que l'on habite en ville ou à la campagne, que l'on soit oisif ou que l'on travaille beaucoup.

Ce sont des obligations personnelles, professionnelles, familiales, sociales qui vous imposent les changements, mais ce peut être aussi le désir, très légitime, de profiter des distractions que la vie nous offre : cinéma, théâtre, télévision, soirée avec des amis, etc.

Rien n'est plus normal, quand on vit en société, que toutes ces contraintes et ces plaisirs et il est hors de question d'imposer à tous une vie de moine toujours bien réglée, à horaires précis, immuables, que rien ni personne ne peut déranger.

Par contre, ce qui est anormal, et pourtant très courant, très communément admis, c'est de considérer que le fait de s'être couché plus tard, ou levé plus tôt, doit obligatoirement influencer, dans le mauvais sens, votre forme physique, intellectuelle, affective du lendemain.

Car, s'il en est effectivement ainsi, et ce dont chacun a fait personnellement l'expérience, c'est tout simplement parce que l'on n'a pas respecté certaines règles élémentaires qui gouvernent notre sommeil, faute, le plus souvent, de les connaître.

L'objet de ce chapitre (et de ceux qui vont suivre) est de vous révéler ces règles très simples et qui ont des effets bénéfiques immédiats. Elles consistent, dans leur principe, à respecter cette fameuse règle du cycle du sommeil que l'on doit parcourir dans son intégralité. Mais nous allons examiner ensemble, concrètement, comment vous pouvez, vous devez l'appliquer, la faire passer dans la pratiquc de votre vie quotidienne. Que se passe-t-il, habituellement, lorsque l'on méconnaît ou enfreint volontairement cette règle élémentaire ?

Prenons, d'abord, le cas où l'on doit se coucher plus tard qu'habituellement. Très normalement, pour essayer de perdre le moins de sommeil possible, on se précipite au lit dès que l'on rentre ou dès que l'on peut se « libérer », si l'on est resté chez soi.

Car l'on se dit, appliquant ainsi un principe de « bon sens » : il faut que je m'endorme le plus vite possible et donc que je me couche le plus tôt possible ; j'ai déjà pris du retard par rapport à mon heure habituelle et il ne faut surtout pas que j'augmente encore ce retard en perdant du temps.

C'est très logique, apparemment irréfutable. Observons cependant que rien que de penser cela risque de compromettre l'endormissement ; on le sait bien : plus on désire s'endormir, et s'endormir vite, plus le sommeil vous fuit.

Mais il y a une autre raison encore plus importante, encore plus fréquente et qui va retarder l'endormissement ; l'on constate, dans la quasi-totalité des cas, un endormissement plus long et, une fois de plus, à tort, on considère cet endormissement plus difficile, cette latence dans la venue du sommeil comme normale ; et on l'attribue, à tort également, au fait que la soirée chez des amis vous a excité, que le programme de cinéma était plutôt défavorable au sommeil, que l'on est trop fatigué d'avoir veillé si tard, etc. Tout cela n'est pas complètement faux mais ne constitue pas la vraie raison, la raison principale en tout cas.

Cette raison à laquelle personne, pratiquement, ne pense, faute d'avoir appris cette règle majeure du cycle et que justement, ce soir-là plus encore que n'importe quel autre soir, on aurait dû respecter, la voici : on a essayé de s'endormir avant que le cerveau ne le désire vraiment, sans tenir compte de l'heure de passage de son « train » du sommeil. Alors, quand la soirée a été normalement calme, on peut éventuellement s'endormir, même à contre-rythme, bien que ce soit un peu plus aléatoire, un peu moins automatique, un peu plus long ; quand s'y ajoutent d'autres causes (même non suffisantes à elles seules), elles suffisent alors à compromettre effectivement l'endormissement.

Une seule solution (à part celle, mauvaise mais très employée, de prendre un somnifère) : attendre que passe le prochain train du sommeil, à son horaire personnel.

Par exemple, si l'on se couche habituellement à 22 heures et que l'on rentre, ce soir-là, à 23 heures, cela ne sert à rien de se coucher à 23 h 15 si son cycle de sommeil est de deux heures ; il faut se coucher à minuit.

Autrement dit, pour s'endormir le plus tôt et le plus vite possible et sans problèmes, il faut... attendre. De toute façon, il y a une très forte probabilité, même si on se couche bien avant, qu'on ne s'endorme qu'à minuit ; donc cela ne sert à rien de se coucher plus tôt, sinon à risquer d'attendre dans son lit un endormissement qui tarde, à s'énerver, à se tourner et se retourner, et on a, alors, des « chances » de rater le train de minuit. Et c'est encore plus fréquent si on a le lendemain une journée chargée ; on se dit : « Il faut absolument que je dorme », ce qui rend le sommeil impossible. Effectivement, le lendemain, on n'est pas en forme.

Mais, supposons même que vous vous soyez effectivement et tranquillement endormi à 23 h 15 ; alors, vous avez décalé vos cycles habituels, et si, le lendemain, vous aviez pris la bonne habitude de vous éveiller à votre heure habituelle à la fin d'un cycle, en très bonne forme, alors vous allez, si vous ne décalez pas votre heure du lever d'autant, vous réveiller avant d'avoir terminé votre dernier cycle, c'est-à-dire en sommeil profond, ou paradoxal, cassant ainsi en deux votre dernier cycle.

Pour cette raison, vous risquez d'être là encore en mauvaise forme pendant toute la matinée, ou toute la journée, parce que vous avez eu un réveil à contretemps et donc traumatisant ; s'y ajoute aussi le fait que vous êtes déphasé, désynchronisé par rapport à vos cycles habituels. Vous allez être « patraque », somnolent à certaines heures. Et l'on trouve alors toutes les explications à cette mauvaise forme (sauf la bonne) : « Rentrer tard, faire la fête, ça ne me vaut plus rien, je vieillis, etc. »

Vous voyez maintenant comment on peut se coucher plus tard sans inconvénient. Car en vous couchant à minuit, vous aurez certes un cycle de sommeil en moins, mais (vous le constaterez), cela n'a aucune répercussion sur votre forme du lendemain, sur aucun plan ; et, de toute façon, cela vaut beaucoup mieux que de risquer de perdre un cycle de plus en ayant, de surcroît, mangé de l'énergie par énervement et agitation physique dans votre lit, ou de casser un cycle en deux le lendemain matin.

Notons ces trois remarques pour être plus précis :

— si, en ne respectant pas la règle du cycle complet de sommeil, on n'est pas en forme le lendemain, ce n'est pas, comme on le croit, parce que l'on n'a pas assez dormi, c'est, au contraire, parce que l'on a... trop dormi ! En s'endormant trop tôt le soir, par rapport à son train de sommeil, ou en s'éveillant trop tard le matin ; car dans ce dernier cas il aurait beaucoup mieux valu se lever plus tôt que d'habitude, à la fin du cycle précédent. La loi du cycle est prioritaire et il vaut mieux dormir moins longtemps que de la violer :

— mais il aurait été encore préférable — ce qui est l'idéal — non seulement de se coucher à minuit, mais de décaler aussi d'autant, par rapport à celle habituelle, son heure de lever ; en fait, de la décaler d'un cycle entier ;

— il n'y a qu'un seul cas où, se couchant par exemple à 23 h 15, on constate, avec étonnement, une bien meilleure forme le lendemain, tout en ayant dormi moins longtemps : c'est le cas (assez rare toutefois car il s'agit d'une coïncidence) où, ne respectant pas habituellement le matin la règle du cycle entier, le fait d'avoir décalé à 23 h 15 l'heure du coucher vous permet, pour une fois et à votre insu, de respecter cette règle ; c'est une explication de cet effet surprenant et une confirmation de la valeur de cette règle.

Ajoutons que si vous êtes amené à décaler votre endormissement plusieurs fois de suite, pour éviter l'effet de cumul de retard de sommeil (un cycle chaque soir c'est beaucoup), si vous ne pouvez décaler d'autant votre heure du lever, vous devez pratiquer, dans la journée, la tranche de sommeil telle que décrite précédemment ou faire la sieste, mais en respectant toujours cette même règle de cycle, dans des conditions qui seront précisées au chapitre suivant.

Cela suggère un autre moyen, le meilleur, pour être totalement à l'abri de ces décalages horaires provoquant des heures variables d'endormissement : se coucher systématiquement tard, après minuit par exemple.

C'est ce que nous faisons nous-même et si vous n'avez pas votre « comptant » de sommeil la nuit, parce qu'il vous faudrait un cycle de sommeil de plus, vous pratiquez, dans la journée, soit la sieste (mais ce n'est pas partout très facile) soit deux tranches de sommeil dans la journée (ce qui est nettement plus aisé).

Ainsi, quelle que soit la manière dont vous passez votre soirée, vous réaliserez ceci, qui correspond tout de même à l'idéal : se coucher toujours à la même heure, sauf cas devenu, alors, exceptionnel.

Si on doit se lever beaucoup plus tôt que d'habitude — raisonnons sur un cas précis, assez fréquent pour certains : on a un avion (ou un train) à prendre le lendemain matin — voici ce qui se passe habituellement la veille au soir : on effectue le « compte à rebours » suivant : l'embarquement a lieu à telle heure ; pour aller à Orly ou à Roissy, il faut tant de temps ; j'y ajoute une marge de sécurité ; il me faut, à partir du lever, telle durée (en me dépêchant), pour me préparer et prendre mon petit déjeuner. Et l'on en déduit l'heure à laquelle on fait sonner son réveille-matin. Et le lendemain, tout se passe bien comme prévu car on est une personne très bien organisée, mais... mais, dans la journée, on est moins en forme que d'habitude (ou en plus mauvaise forme) : on est un peu somnolent en fin de matinée ou après le déjeuner, ou en fin d'après-midi (ou souvent les trois), on se fatigue plus vite, on est moins lucide, etc. Et l'on ne s'en étonne même plus ; c'est normal, puisqu'on a dormi moins longtemps.

Eh bien non, une fois de plus, c'est le contraire, c'est parce que l'on a trop dormi. Pour le montrer, précisons : supposons que l'heure habituelle de l'éveil soit 7 h 15 et que, ce matin-là, pour prendre son avion, on a été obligé de se réveiller à 6 h 15 : on a donc effectivement perdu, par rapport à la quantité habituelle de sommeil, une heure. Mais, en réalité, si le cycle de sommeil du dormeur considéré est, par exemple (pour changer) de une heure et demie, il a dormi une demi-heure de trop : il aurait dû mettre son réveil à 5 h 45. Car s'il a été moins en forme, s'il a été fatigué et même somnolent, c'est parce qu'il a été réveillé « en sursaut » par le réveille-matin, alors qu'il était, une demi-heure après le rendormissement du cycle précédent, déjà redescendu en sommeil léger (stade II) ou profond (stade III), et il a subi, alors, le traumatisme auditif du réveille-matin, le traumatisme cérébral (qui est, rappelons-le, l'équivalent d'un coup de « bambou » sur la tête), faisant passer le cerveau brusquement (il s'agit des pulsations électriques) de 3 ou même 1 par seconde, environ, à 30 par seconde, d'où fatigue cérébrale énorme et effort important pour émerger de ce sommeil profond et se « reconstituer ». S'y ajoute un troisième traumatisme visuel si l'on allume brusquement la lumière.

La journée a vraiment bien commencé : avec trois traumatismes pour une demi-heure de sommeil gagnée. Quel mauvais calcul et quelle aberration ! Alors que si l'on est en voyage d'affaires, ou que l'on a simplement à conduire pour un voyage d'agrément, il faut, au contraire, que l'on soit plus résistant et plus lucide que d'habitude.

Cela aurait été si facile de l'être, simplement en respectant cette règle du cycle entier de sommeil. Car en mettant son réveil à 5 h 45 on aurait pu, soit, si l'on s'était éveillé plus tôt, naturellement, à la fin du cycle précédent, l'arrêter avant qu'il ne sonne et il n'aurait servi alors que de sécurité ; soit, s'il avait effectivement sonné, cela aurait été pratiquement sans conséquence car avec un cerveau à 30 par seconde, les yeux ouverts et les autres sens (dont l'ouïe) rétablis presque normalement, on n'aurait donc eu aucun traumatisme ; on se serait éveillé complètement, d'un éveil (et non pas d'un réveil, qui est un stress) naturel, sans effort, a la fin d'un cycle.

On aurait donc été instantanément disponible physiquement, intellectuellement, affectivement, prêt à assumer une nouvelle journée ; et, de plus, de bonne humeur, car cela nous aurait évité, selon l'expression populaire dans ce cas parfaitement adaptée, d'être « sonné ».

Voilà, si vous voulez qu'il en soit toujours ainsi, quelle que soit l'heure de votre lever et de votre coucher, ce que vous devez, dès aujourd'hui, mettre en pratique.

Apprendre à faire la sieste et la grasse matinée

Voici deux autres chapitres de l'art de bien dormir et donc de bien vivre, parce qu'ils correspondent aussi au respect des lois biologiques ; et ce ne sont pas des arts « mineurs ».

La sieste

Plus des trois quarts des humains font la sieste. Rappelons tout d'abord qu'elle consiste à dormir après le repas qui doit être le repas principal, celui du déjeuner.

Le nom de sieste vient du latin *sixta,* la sixième heure du jour. Dans les contrées méridionales, on l'appelle la « méridienne », ce qui signifie le milieu du jour.

Mais sous nos latitudes (celles de la France et des pays anglo-saxons) elle n'est pratiquée que par une infime minorité. Et cela est très regrettable. C'est parce que l'on n'a pas pris cette bonne habitude et aussi parce que l'on ne sait pas faire la sieste. On prétend être plus fatigué après qu'avant, ou même complètement démobilisé, ne plus arriver à se réveiller, etc.

Pourtant si tant d'humains font la sieste, ce que font tous les animaux d'ailleurs, même sous nos latitudes et même nos animaux domestiques : votre chien, votre chat et les troupeaux à la campagne, ce n'est pas simplement pour une raison de climat. Ainsi, au milieu des grands continents, ce n'est pas seulement pour éviter de subir les grosses chaleurs en été, après que le Soleil est passé à son zénith, ou les froids rigoureux en hiver, c'est parce que ces hommes connaissent non seulement les plaisirs, mais aussi la très grande utilité de la sieste. Elle constitue non seulement un art d'agrément, mais aussi une nécessité biologique.

Notons, cependant, que dans nos pays les enfants et les gens d'un certain âge font la sieste systématiquement. Certes, ils en ont besoin plus que les autres et leur organisme la réclame impérativement, mais, surtout, la pression sociale, la prétendue organisation sociale n'a pas encore ou n'a plus de prise sur eux. Cependant la sieste ne doit pas leur être réservée, pas plus qu'aux mal-portants, aux oisifs ou aux vacanciers.

Et ce n'est point faire preuve de virilité, de maîtrise de soi, de liberté, ce n'est point respecter les convenances (sauf les fausses) que de résister à son appel ou de faire semblant de ne pas l'entendre, comme s'il s'agissait du chant d'une sirène tentatrice cherchant à vous entraîner irrésistiblement vers un plaisir défendu ou, au contraire, une chose sans attrait et sans valeur.

C'est faire preuve plutôt de légèreté, et même d'une certaine inconscience, que de mépriser les lois naturelles et leur Créateur. C'est aussi devenir esclave de sa fatigue, notamment rétrécir ses limites en butant constamment contre elles, se priver de cette extraordinaire liberté que l'on acquiert, lorsque, par la sieste, on l'a mise « hors de portée ».

Déjà, le début de l'après-midi constitue un temps faible. S'y ajoutent les effets du repas le plus important (tous les temps postprandiaux, comme disent les médecins, sont des temps faibles).

Il n'y a aucune honte, en faisant la sieste, à respecter ses besoins fondamentaux (autant que le boire et le manger auxquels on consacre pourtant du temps sans remords) ; c'est faire preuve d'un réel respect de soi et retrouver ses forces pour être plus résistant, plus dynamique, plus efficient.

Notons, d'ailleurs, que beaucoup de grands hommes l'ont pratiquée (ou la pratiquent) toutes les fois qu'ils le pouvaient (ou le peuvent). Au moins trois présidents des Etats-Unis faisaient régulièrement la sieste : Truman, Kennedy, Johnson. Citons un autre exemple : celui de Winston Churchill. Pendant la dernière guerre, en juillet 1940, on venait de lui annoncer le grand désastre de Mers el-Kébir ; la flotte anglaise venait de couler de nombreux navires français. Et celui qui était venu lui annoncer cette nouvelle, qui nécessitait des décisions urgentes, lui demanda : « Qu'allez-vous faire maintenant ? » Churchill répondit à son interlocuteur, stupéfait : « La sieste ! » et, devant sa surprise, il ajouta : « Rien n'est plus important pour mon pays que de garder ma lucidité. » Plus tard, dans ses écrits sur ses années de guerre, il dira : « J'ai dû adopter un mode de vie qui outrepassait largement ma capacité quotidienne de travail ; dans la journée, je me mettais au lit (après le déjeuner) pendant plus d'une heure. Grâce à cela, je pouvais tenir une journée et demie de travail dans les vingt-quatre heures. » Quand on connaît le rôle éminent de Churchill pendant la guerre, on peut presque dire que la sieste a permis de la gagner.

Mais nous avons, nous aussi, à lutter contre un certain nombre de fléaux modernes qui se nomment fatigue, insomnie, etc., et nous avons à mener une bataille quotidienne contre eux. Pour la gagner, la sieste est la meilleure de toutes les armes. Mais nous avons aussi à lutter, pour la pratiquer, contre nos détestables habitudes.

Voici quelques-uns de ses effets bénéfiques. La sieste coupe la journée en deux, et le repos « (...) permet à celui qui sait s'en servir de vivre chaque jour deux journées neuves en une seule », dit J. Beradou. Elle vous permet, à condition de la réussir, de connaître une seconde fois cette joie de la « renaissance à la vie », où l'on se sent véritablement et entièrement rénové. Grâce à elle, vous goûterez un second « éveil triomphant », c'est-à-dire deux en un seul jour, alors qu'il semblait, au contraire, disparaître : d'abord à mesure que l'on avance soi-même sur le chemin de la vie, et aussi que la vie moderne avance — prétend-on — sur celui du progrès.

Bien faite, la sieste constitue une relance puissante de toutes les forces vitales, un réconfort, un bain de jouvence sans égal, un moyen d'être frais, dispos, jeune, plein d'allant, d'optimisme et de courage, pour toute cette seconde partie de la journée et même toute la soirée... Cela, contrairement à l'habitude du plus grand nombre, sans prendre de dopants pour repartir l'après-midi et « tenir », dopants qui sont de véritables « pompes à énergie », des générateurs de fatigue, et qui donnent des journées en « dents de scie », avec de petites périodes d'excitation par une stimulation artificielle suivies de longues et, quelquefois, profondes périodes d'abattement. La sieste est un stimulant énergétique puissant, sans danger, naturel, aux effets à la fois à court et à long terme qui ne provoquent pas d'effets secondaires.

Ajoutons que la sieste est, bien sûr, un moyen de rattraper du sommeil en retard que l'on a accumulé si, par exemple, on a connu des périodes de mauvais sommeil ou, encore, si on a dû se coucher plus tard plusieurs soirs de suite.

Notons cependant ceci (et c'est vraiment le seul cas où la sieste est plutôt contre-indiquée) : quand on est insomniaque il faut la suspendre provisoirement ; mais en dehors d'une insomnie caractérisée, elle est plutôt favorable au bon sommeil : c'est-à-dire au bon endormissement, le soir, et à un sommeil calme, la nuit, car elle supprime tous ces désagréments que ceux qui ont une vie active connaissent et appellent : « être sous tension, sous pression, énervé, à cran », ou au contraire : « être à plat, crevé, vidé », etc.

Pour toutes ces raisons, la sieste est sacrée pour la plus grande partie de l'humanité, et chacun doit la faire toutes les fois qu'il le peut (et c'est plus souvent qu'on ne le croit). Et surtout que l'on ne prétende pas qu'elle représente une perte d'un temps précieux : non seulement on en perd réellement une partie, de toute façon, après le déjeuner, dans le bruit et l'agitation, en se fatiguant encore plus (après chaque repas il faut du repos), mais, de plus, elle compense largement l'autre partie par un rendement bien meilleur par la suite.

La sieste permet d'économiser un cycle de sommeil la nuit et représente en fin de compte, pratiquement et pas seulement théoriquement, un énorme gain de temps.

Cette tradition antique est encore respectée chez la plupart des peuples d'aujourd'hui. Déjà Nestor en était un adepte, nous dit Homère. Aux environs de l'an 1600, un faux tsar voulut usurper le trône du terrible Ivan : le bon peuple eut vite fait de démasquer l'imposteur étranger : non seulement, passe encore, le fameux Dimitri se rasait, mais, comble de barbarie occidentale, il ne faisait même pas la sieste : cela lui coûta la vie.

A nous tous aussi ne pas faire la sieste coûte la vie, en l'abrégeant par une usure prématurée. On se suicide au ralenti si l'on transgresse cet impératif biologique.

Faire la sieste ne consiste pas à s'allonger n'importe comment et à dormir n'importe quand et pour n'importe quelle durée car, alors, il est très probable qu'elle sera plutôt nocive et qu'il vaut donc mieux l'éviter. La sieste ne s'improvise pas.

Voici quand et comment vous devez pratiquer cette méthode de régénération très bien mise au point par une expérience vieille de plus de trois millions d'années et faite par des milliards d'humains qui l'ont pratiquée ou la pratiquent journellement.

On peut faire la sieste dans un fauteuil bien conçu, mais il est mieux de s'allonger pour avoir les pieds à la même hauteur que la tête : c'est beaucoup plus réparateur. Si l'on préfère, on peut se mettre en tenue de nuit ; il faut absolument le silence et l'obscurité. Pour l'obtenir, ne pas hésiter à se boucher les oreilles (boules Quies ou Ear) si c'est nécessaire. Il faut se protéger la gorge et l'estomac du froid, et même se couvrir le corps. On peut faire la sieste en plein air, mais elle est moins réparatrice car — à moins que l'on puisse se mettre à l'ombre et à l'écart — elle risque d'être entrecoupée de réveils intempestifs.

Pour s'endormir très vite et que le sommeil soit plus bénéfique, il faut profiter du passage d'un cycle. Sinon cela revient à forcer notre cerveau à ralentir quand il ne le souhaite plus ou pas encore. Et surtout, de manière absolue (le « désiestage » compte encore plus que l'heure d'endormissement), il faut faire un cycle complet. C'est la condition *sine qua non* pour que la sieste ne soit pas un échec. Tous ceux qui sont des « professionnels » de la sieste le savent bien et ne l'enfreindraient jamais, en l'écourtant, faute de temps (dans ce cas il faut se contenter d'une tranche de sommeil de vingt minutes pas plus), ou en la prolongeant ; car, comme le recommandait déjà au XIIe siècle l'école de Salerne, il ne faut surtout pas essayer de dormir davantage (ce serait aussi sot que de croire que plus on mange mieux ça vaut).

Deux réserves :

— même en vacances, il vaut mieux ne pas faire la sieste si on s'est levé tard : après 9 heures par exemple (à moins que l'on se soit couché très tard). La sieste est une sorte de récompense d'un lever matinal ;

— la sieste n'est pas faite pour corriger les erreurs alimentaires, comme celles d'un repas trop copieux, trop riche ou trop « arrosé ». Dans ce cas, d'ailleurs, elle ressemble plus à une sorte de « coma » dans lequel on sombre.

Il s'agit, en fait, d'une pratique simple, facile à respecter, si on sait en prendre le temps et si on veut même en gagner. Il ne faut plus que la sieste demeure seulement une sorte de pratique désuète, de cette agréable façon de vivre que certains ont su conserver. Déjà, pour l'enfant, dit Jeannette Bouton, « (...) elle est l'équivalent du casse-croûte pour le travailleur de force ». Mais c'est vrai pour tous et elle constitue un atout formidable pour l'homme moderne ; cela à l'intention des « esprits forts » tentés de croire que dormir le jour n'est pas digne de quelqu'un d'évolué ou « dans le vent ».

La grasse matinée

Tout le monde a le droit, de temps en temps, de paresser. Le « droit à la paresse » n'est pas seulement le titre d'un livre, fort convaincant d'ailleurs, elle représente aussi un droit imprescriptible comme le droit au travail, à la grève ou au sommeil. Et l'un des meilleurs moyens de le pratiquer est de faire la grasse matinée pendant le week-end ou en vacances.

Mais voici, dans la quasi-totalité des cas, ce qui se passe : on reste au lit, une heure ou bien deux heures et demie de plus que d'habitude, et l'on se lève plus fatigué que la veille, que le reste de la semaine ou de l'année, et (pardonnez-moi cette expression très évocatrice mais un peu triviale) « on roule sur la jante » toute la journée. On se dit : « Heureusement que j'ai le dimanche ou les vacances pour me reposer : je suis surmené, je travaille trop, la vie en ville ne me réussit pas, la vie moderne est terrible », etc. Mais l'on ne pense pas à cette explication simple, évidente maintenant pour tous : on a, une fois de plus, enfreint la règle du cycle complet : votre petite « déprime » n'est due qu'à cela ; vous ne devez pas l'accepter car elle est parfaitement anormale, et elle sera totalement supprimée dès que vous respecterez cette règle : faites un cycle complet de plus, ou même deux si vous avez vraiment beaucoup de sommeil en retard (mais, attention ! vous risquez alors, en dormant trop, l'hypersomnie qui met effectivement « à plat »), et vous vous éveillerez en grande forme. Pour éviter un réveil intempestif qui viendrait casser votre cycle en deux, veillez bien à ce que le matin, ce qui est, hélas ! très fréquent, il n'y ait ni bruit ni lumière.

Attention néanmoins à ceci : il n'est pas bon d'accumuler du manque de sommeil tout au long de la semaine et de le rattraper par une énorme grasse matinée en fin de semaine.

Comme le stress, il faut l'« évacuer » le plus vite possible. (Peut-on rattraper un manque de nourriture dans la semaine par un énorme repas le dimanche ?) Cela dit, il vaut mieux rattraper ce manque de sommeil que de le laisser sans récupération, mais il est encore préférable de le compenser plus rapidement pour en éviter les mauvais effets et pour ne jamais atteindre une grosse dette de sommeil.

L'art et la manière de se coucher plus tôt, de se lever plus tard, de faire la sieste et la grasse matinée constituent quatre conseils majeurs grâce auxquels, par une seule règle simple, vous pouvez transformer votre vie ; le seul obstacle pourrait naître de cette trop grande simplicité susceptible de vous faire douter *a priori,* de leur très grande efficacité !

Alors une seule recommandation : essayez, car tout cela ne vaut, bien sûr, que si vous l'appliquez à votre vie de tous les jours.

Si vous faites un cycle complet de sommeil dans la journée à d'autres moments qu'après le déjeuner, il est toutefois à noter que :

— dans la matinée ce cycle comprendra beaucoup plus de sommeil paradoxal, et vous serez donc « réparé » psychiquement, mais vous vous sentirez plutôt à plat sur le plan physique ;

— en fin d'après-midi, en revanche, le cycle comprendra plus de sommeil profond ou très profond, et vous serez alors « réparé » sur le plan physique, mais vous vous sentirez plutôt à plat « moralement ».

Tout cela correspond au fait que les sommeils profond et très profond appartiennent surtout au début de la nuit et le sommeil paradoxal à la fin.

Apprendre à voyager : les décalages horaires

On est en décalage horaire quand on doit être éveillé, quand on doit travailler ou dormir à des heures décalées par rapport aux heures habituelles, c'est-à-dire celles sur lesquelles les horloges biologiques qui gouvernent nos différentes fonctions sont « calées ». C'est le cas lorsque, par exemple, on franchit par un moyen de transport quelconque des méridiens et que l'on change, ainsi, de fuseau horaire. Etant donné le développement des moyens de transport, ce franchissement est même habituel ou fréquent pour certains. Ce décalage ne nous intéresse ici que s'il est important, c'est-à-dire au-delà de trois heures.

Si ce décalage ne pose aucun problème à un avion supersonique ou à n'importe quel autre appareil, il n'en n'est pas de même pour la « machine » humaine, comme d'ailleurs pour tous les autres organismes vivants (plantes incluses). Comme eux, en effet, « (...) nous ne sommes pas faits que de chair et d'os, nous sommes faits aussi de temps [1] ».

Nos horloges biologiques règlent en nous des cycles qui obéissent à des fréquences très variables, ainsi chaque seconde à peu près pour les battements de notre cœur, quelques secondes pour notre respiration, vingt-sept jours et demi pour le cycle lunaire, cycle que les femmes connaissent bien, mais qui existe aussi pour les hommes, etc.

Il y a aussi les fameux cycles dits circadiens (vingt-quatre heures) auxquels sont soumises plus de cent dix de nos fonctions, telles que notre sommeil, notre digestion, la composition de notre sang, la température de notre corps, etc.

Cela veut dire que ces fonctions passent à heures fixes, de jour comme de nuit, par des niveaux de fonctionnement bien précis. Par exemple : nous avons vu qu'un certain nombre de nos fonctions ralentissent leur activité la nuit ; nous savons que notre température est supérieure (de 1° environ) le jour, etc. Quand on franchit des fuseaux horaires, cela revient à accélérer ou à ralentir la rotation de la Terre. Alors le « niveau » de ces fonctions est décalé par rapport à celui qu'il devrait être à l'heure du lieu où l'on se trouve car l'heure locale n'est plus l'heure intérieure, du fait que l'on s'est déplacé. Or, s'il y a décalage, l'optimisation n'est plus atteinte : cela peut se traduire par de la fatigue, de la mauvaise humeur. « En fait, la véritable source d'équilibre interne de notre corps, c'est la synchronisation du rythme, et c'est elle qui nous permet les meilleures performances [2]. »

1. Cf. Gay Gaer Luce, *Le Temps des corps*.
2. Cf. G. Racle.

Car l'organisme a besoin d'un certain temps, variable selon nos différents cycles internes, pour se « recaler ».

Ce décalage peut s'opérer, soit en arrière, soit en avant, suivant que l'on voyage vers l'ouest ou vers l'est : ainsi par rapport à Paris, New York est en retard et Moscou est en avance, Hawaii est en retard de onze heures et la Nouvelle-Zélande en avance de onze heures également. Ce décalage peut attendre douze heures et, à ce moment-là, le jour et la nuit sont totalement inversés. Alors pendant l'éveil certaines fonctions sont ralenties, et inversement elles sont accélérées la nuit, ce qui est évidemment très gênant pour l'activité de l'éveil et aussi pour le sommeil. Si vous forcez ainsi votre organisme à être éveillé aux heures où normalement il dort — ou le contraire —, vous concevez bien que vous êtes « détraqué », et insomniaque. Cela ne « tourne plus rond » car vous êtes désynchronisé, en dysrythmie, en dysharmonie avec vous-même. On peut tomber de sommeil pendant le travail parce que c'est l'heure où notre corps est endormi, et être pleinement éveillé à 3 ou 4 heures du matin parce qu'on essaie en vain de dormir avec un corps prêt à fonctionner au maximum de ses facultés, notre corps et notre mental continuant de vivre à leur heure propre.

Il en résulte un certain nombre de désagréments et même des inconvénients graves si, par exemple, vous êtes en voyage d'affaires et que vous avez à tenir des réunions, des discussions difficiles ou longues, à négocier un contrat important, etc., et que vous êtes somnolent ou fatigué, que vous avez « mal au cœur », les idées embrouillées, confuses, avec des trous de mémoire... Mais même si vous ne voyagez que pour votre plaisir, celui-ci risque d'être gâché si vous allez passer quinze jours de vacances à Bangkok et que la première semaine, au moins, vous ne pouvez en profiter pleinement, et qu'à votre retour il vous faut encore au moins une semaine pour vous en remettre.

Obliger ainsi ses fonctions à être en activité à contretemps, par rapport à l'heure des pendules internes qui les gouvernent, provoque une diminution — parfois considérable — des capacités physiques et psychiques. Lorsque ces décalages horaires sont trop importants, trop fréquents et durent pendant une longue période (c'est le cas, par exemple, pour l'équipage des avions transméridiens longue distance), des perturbations graves des fonctions peuvent survenir car les horloges biologiques sont très malmenées. Ainsi, on souffrira de troubles digestifs et l'on ressentira aussi des symptômes identiques à ceux qui résultent du surmenage : on est soit sur les « nerfs », à cran, irritable, susceptible à l'excès, soit, au contraire asthénique, ce qui peut conduire à la dépression.

Quand ce régime est subi trop longtemps, ces déphasages produisent un effet curieux sur le plan psychologique et, notamment, relationnel. On n'est plus « dans le coup » de la vie sociale et l'on a de grandes difficultés à fréquenter d'autres personnes, à suivre des cours, par exemple, même si l'emploi du temps le permet. Une ancienne hôtesse de l'air a très bien défini cette sensation : « On avait l'impression d'être en bordure de la vie et de la regarder du dehors [1]. » De plus, à la longue, se produit un vieillissement prématuré, surtout quand on allonge ses journées en allant d'est vers l'ouest. Ces troubles, maintenant bien étudiés, sont appelés *Jet Lags* en anglais.

Ils proviennent du fait que nos différentes fonctions circadiennes ne peuvent changer d'horaire que progressivement : il leur faut un certain nombre de jours pour cela, et ce qui complique encore le problème c'est que leur temps d'adaptation, de resynchronisation diffère suivant la fonction considérée.

Notons, d'ailleurs, que d'une manière générale ce temps est plus long lorsque l'on voyage vers l'est que lorsque l'on voyage vers l'ouest : il est plus facile de retarder ses pendules que de les avancer ; on le sait bien : par exemple, on a moins de mal à s'endormir plus tard que plus tôt (surtout si on ne respecte pas ses cycles). Il est plus facile de s'adapter en allant aux USA qu'en en revenant. « Une étude des laboratoires suisses Upjohn révèle qu'il faut cinq jours pour récupérer un sommeil normal ; deux semaines pour la régularisation de la température après un voyage d'ouest en est et onze jours pour les voyages d'est en ouest ; six jours pour retrouver un rythme cardiaque normal et un jour par fuseau horaire traversé pour retrouver une digestion cor-

1. Cf. Gay Gaer Luce, *Le Sommeil.*

recte. Pour obtenir une inversion complète des fonctions jour-nuit, il faut six à huit semaines[1]. »

Le but de ce chapitre est de vous conseiller pour favoriser, accélérer cette resynchronisation et éviter ainsi, au maximum, les inconvénients de ces décalages horaires, en vous informant des dernières découvertes pratiques dans ce domaine. Précisons tout de suite qu'il n'y a pas de recette ni de remède miracle, mais voici un certain nombre de moyens intéressants.

Notons, tout d'abord, ce que font les équipages des avions transméridiens longue distance, toutes les fois qu'ils le peuvent : ils ne décalent pas leur montre et continuent de vivre à l'horaire de leur point de départ, c'est-à-dire celui de leur organisme. Ainsi, ils ne lui infligent aucun décalage horaire, ni à l'aller ni au retour. Comme cela oblige parfois à dormir en plein jour et à manger en pleine nuit, sans se soucier de l'heure locale, certaines compagnies aériennes essaient de construire, pour leurs navigants, des locaux spécialement équipés dans ce dessein. Cette pratique constitue l'idéal car elle évite totalement de dérégler deux fois ses propres pendules internes délicates (à peine, souvent, sont-elles calées sur le nouvel horaire qu'il faut les redécaler dans l'autre sens, d'où nouveaux stress et traumatismes importants), et l'on reste ainsi en totale synchronie, en harmonie avec soi-même.

Pour l'équipage, il est d'un intérêt majeur de bien dormir (et même pour les passagers). Des enquêtes menées par les compagnies d'aviation, à la suite de catastrophes aériennes, ont révélé que, dans nombre de cas, le pilote n'avait pas suffisamment dormi. Voici d'autres moyens plus adaptés aux touristes ou autres passagers : certains utilisent, comme inducteurs de sommeil, l'alcool ou les somnifères. Or, l'alcool est contre-indiqué pour le sommeil. Le décalage horaire est un des rares cas où la prise d'un somnifère peut, éventuellement, ponctuellement et exceptionnellement, se justifier, de manière très momentanée, comme déclencheur de sommeil ; mais on risque, si on continue à en prendre, de détraquer plus encore ses horloges biologiques. Par ailleurs,

1. Article de Chantal Bialobos, dans *L'Expansion*, 15-18 mars 1982.

dans *Comment vaincre la fatigue*[1], Linda Pembrook recommande de manger modérément avant, pendant et juste après le vol.

Voici une méthode plus complète pour contrecarrer en partie les effets physiques du syndrome au décalage horaire. Selon le Dr Allan D. Rutzik, directeur de recherches des Laboratoires Upjohn : « (...) Le régime alimentaire est l'un des facteurs qui conditionnent le plus la moins bonne résistance du voyageur au décalage horaire. » Un chercheur américain, le Dr Charles Ehret, a élaboré le « régime des grands voyageurs » en se fondant sur un nombre de faits :

— le café ou le thé peuvent avancer ou retarder les rythmes biologiques, selon l'heure à laquelle on les boit. La tasse de café matinale retarde l'horloge interne de l'organisme, tandis que celle du soir fait avancer l'horloge. Seule, celle prise en fin d'après-midi est neutre (sauf pour le sommeil) ;

— les aliments riches en protéines stimulent la production de substances biologiques utilisées dans les activités du jour, alors que les glucides (sucres directs ou indirects : farineux), au contraire, contribuent à élaborer des substances cérébrales retrouvées au cours du sommeil ;

— enfin, les épisodes d'obscurité ou de lumière déclenchés artificiellement sont susceptibles de faire avancer ou retarder l'horloge.

En clair, si vous envisagez de prendre l'avion un lundi soir, par exemple, prévoyez de faire « bombance » (modérée) le vendredi précédent, avec trois vrais repas complets : les deux premiers riches en protéines et le dîner riche en glucides. Le samedi, jour de jeûne relatif : trois repas basses calories, pauvres en glucides. Le dimanche, bombance de nouveau (sans exagération) et recommencez à jeûner le lundi avant de partir.

L'alternance bombance — jeûne tend à aligner tous les cycles physiologiques, ce qui permet de les changer tous en même temps. Pendant ces trois jours, évitez le thé, le café ou le cacao, sauf en fin d'après-midi, où leur action est neutre

1. Ed. Le Hameau.

(attention, cependant, à leur influence sur le sommeil, lorsqu'ils sont pris après 16 heures).

Vous voilà dans l'avion : la réussite de votre adaptation dépend de votre comportement dans les airs. Ecoutons le Dr Allan D. Rutzik : « Prenez une tasse de café noir ou de thé fort, sans lait ni sucre, au début du vol. Sautez le repas. Evitez le champagne et l'alcool en général. Ne regardez pas le film : essayez de dormir ou, du moins, de rester au calme. Juste avant l'atterrissage, prenez un petit déjeuner riche en protéines, mais, cette fois, sans thé ni café, et ensuite restez actif jusqu'à l'arrivée. Le jour de l'arrivée, mangez bien et couchez-vous tôt. » « Ce régime a été établi pour un voyage ouest-est. Si vous allez vers l'ouest, le programme est le même, à une exception près : boire beaucoup de café ou de thé, tôt dans la journée le jour du départ, mais pas du tout dans l'après-midi [1]. »

Voici une autre méthode qui aidera à resynchroniser plus rapidement le sommeil. Une fois de plus, nous allons raisonner sur un cas concret. Supposons que, partant de Paris, vous alliez en Chine : à Pékin, par exemple, qui est décalé de huit heures (donc décalage important) en avant. Quand il est 23 heures à Paris, qui est, par exemple, l'heure à laquelle vous vous couchez habituellement, il est 7 heures du matin à Pékin : alors vous aurez un peu sommeil, et dans les heures qui suivent il vous faudra faire un effort pour rester éveillé ; mais les excitations sensorielles — bruit, lumière, votre activité et celle des autres — vous y aident. Cependant, vous n'aurez pas les yeux « en face des trous » car cela équivaut à rester toute la nuit éveillé à Paris, et il en résulte une journée très très longue. Mais lorsqu'à Pékin le moment sera venu de dormir, à 23 heures par exemple, heure locale, vous n'avez plus sommeil (malgré votre nuit blanche) car c'est l'heure où vos pendules biologiques vous tiennent éveillé habituellement (pour elles il est 15 heures) et où vos fonctions restées, elles, à l'heure de Paris conservent leur activité normale. Or, il faut absolument que vous dormiez après une telle journée car sinon, le lendemain, vous ne serez pas « frais » du tout. Alors que faire ? En général, quand on

1. Article de Chantal Bialobos, dans *L'Expansion*, 15-18 mars 1982.

part pour Pékin, on le sait quelques jours avant, et l'on peut commencer à synchroniser son sommeil sur l'heure chinoise : cela en se faisant aider, une fois de plus, par le passage des cycles du sommeil.

Supposons que votre cycle soit de une heure et demie et que votre train du sommeil passe habituellement à 23 heures (ou que vous vous couchiez habituellement à 23 heures). Trois jours avant celui du départ, couchez-vous non pas à 23 heures mais à 21 h 30 : vous n'aurez pas de difficulté à vous endormir car cette heure correspond au passage de votre train du sommeil (pas la même que d'habitude mais ça n'a que peu d'importance). Deux jours avant, couchez-vous à 20 heures, et la veille du départ à 18 h 30. Vous avez ainsi rattrapé plus de la moitié du décalage horaire, soit quatre heures et demie. Il ne vous reste plus que trois heures et demie de décalage, ce qui a des conséquences très minimes, hors de proportion avec le décalage de huit heures, mais, attention ! au fur et à mesure que vous avancez votre heure de coucher, avancez d'autant celle de votre lever, ce qui d'ailleurs facilitera encore votre endormissement prématuré du soir suivant. Au retour, il faut inverser le processus en vous couchant de plus en plus tard, mais surtout en décalant encore d'un cycle complet à chaque fois.

Mais il se peut que ce soit un voyage impromptu, ou que vous ayez « oublié » ou ayez été empêché de procéder comme nous venons de vous l'indiquer. Dans ce cas, la nuit qui précède votre départ ne vous couchez pas et ne dormez pas ou très peu, si possible sans prendre d'excitant, ou le moins possible : café, thé, etc. ; employez plutôt les méthodes pour « lutter contre le sommeil ». Et vous constaterez que l'on peut très bien sauter une nuit sans grand inconvénient. A votre surprise, vous ne serez ni très somnolent ni fatigué quand vous serez à Dallas, par exemple. En revanche, couchez-vous tôt (en respectant vos cycles) : 21 heures ou 22 heures, heure locale, vous n'aurez, en respectant toujours l'heure de passage du « train », pas de problème d'endormissement car vous « tomberez » de sommeil. De plus, si vous prenez soin de vous éveiller le lendemain matin à la fin d'un cycle, vous serez frais, dispos et « recalé », en partie, sur votre nouvelle heure (en tout cas en ce qui concerne votre sommeil). Essayez, toutefois, lors de votre première nuit à Dallas, de faire un cycle ou même deux cycles de plus que d'habitude ; c'est suffisant car il ne faut surtout pas croire que pour rattraper sept ou huit heures de sommeil il faut l'équivalent en temps. Deux cycles de plus sont suffisants, soit en une nuit, soit étalés sur deux nuits. Mais surtout pas davantage, sinon vous risquez d'être à plat, de mauvaise humeur, avec des maux de tête, etc., symptômes caractéristiques de l'hypersomnie. Cette méthode qui consiste à sauter une nuit, surtout à partir d'un certain âge (cinquante-cinq ans environ) est un peu brutale ; elle ne constitue qu'un moyen d'urgence ; une méthode plus douce, avec décalages progressifs est bien préférable et beaucoup plus efficace.

Voici une autre méthode douce : on peut recourir à l'auriculothérapie, traitement d'acupuncture dans l'oreille, grâce auquel on peut annuler les effets d'un décalage horaire et, notamment, la fatigue qui en résulte.

Ce sont donc quelques moyens pour éviter de trop maltraiter ses pendules intérieures si l'on veut, néanmoins, connaître notre belle planète et ses habitants. Il serait dommage d'y renoncer sous prétexte qu'elle tourne et, pour cette seule raison, de se priver de tous les plaisirs de ces voyages ou d'en subir les inconvénients ; car on connaît maintenant beaucoup mieux les effets de ces décalages chronobiologiques et surtout comment les minimiser, bien qu'on ne sache ni ne comprenne encore tout sur les effets de la désynchronisation humaine et des altérations de sa structure temporelle. Dans ce chapitre d'un livre consacré au sommeil, nous nous sommes surtout attachés aux moyens de rétablir, au plus vite et au mieux, le sommeil qui est d'ailleurs sous la dépendance d'un grand nombre d'autres fonctions.

Apprendre à lutter contre son sommeil

Il peut sembler déplacé, dans un livre destiné à valoriser le sommeil, d'apprendre à lui « faire front ». Pourtant, il s'agit d'un chapitre important, voire indispensable à la bonne gestion de son sommeil. Dans bien des cas, cela vous sera très utile et peut-être même vous sauvera la vie. Parce que, d'une manière générale, l'humain moderne n'est jamais « ni complètement endormi la nuit ni complètement éveillé le jour », selon le mot d'Edison. Il a toujours les yeux à moitié ouverts ou à moitié fermés. Il est insomniaque ou dans un « demi-sommeil » quand il devrait bien dormir, et somnole dans un demi-éveil alors qu'il devrait être éveillé. Il est toujours en train de courir après son sommeil la nuit, ou après sa lucidité le jour. Aussi a-t-il tendance à s'endormir partout : au bureau, dans une réunion, chez lui, devant la télévision, dans le métro, ou même au volant ; ct cela tout le temps (pas seulement quand un cycle passe) : en fin de matinée, après le repas (c'est plus normal), en fin d'après-midi, le soir. A l'inverse, un rien l'éveille la nuit : une « mouche » ou un souci qui passe. Il n'arrive plus à trouver le soir le vrai sommeil, ni le matin le vrai éveil, car il est devenu en permanence un mal-dormant et donc aussi un « malveillant » (le sens de cette expression a été déformé).

La raison principale de cette situation navrante est que l'humain moderne n'a jamais appris ni à s'endormir ni à s'éveiller. Répétons-le encore : on se réveille le matin à contretemps en interrompant le dernier cycle ; on est alors somnolent toute la matinée car mal réveillé, et ce cycle interrompu se continue, se prolonge et, pourrait-on dire, ne se termine jamais complètement. Ainsi, cet homme est-il, en quasi-permanence, en état de dette de sommeil. Il est en état de « manque », d'où son « appétit » pour les drogues, les drogues chimiques, synthétiques ou tirées des plantes, comme le tabac. Le travail exagéré aussi, pour certains, peut être une forme de drogue. Mais, s'il est aussi mauvais veilleur qu'il est mauvais « coucheur », c'est aussi parce qu'il dort encore de manière moyenâgeuse, c'est-à-dire en une seule phase trop longue, suivie d'une période d'éveil, elle aussi trop longue.

Or si ces endormissements doivent, dans certains cas, être favorisés dans la journée, surtout à certaines heures (sommeil flash, pause-parking, tranche de sommeil), et si l'on doit, le soir, profiter de ces appels cérébraux pour basculer, en quelques minutes, dans le sommeil, il en est d'autres où ils sont non souhaitables, intempestifs et même dangereux : ce peut être une question de vie ou de mort, par exemple lorsque l'on pilote ou que l'on traverse une rue un endormissement même ultra-court pouvant, alors, être catastrophique. L'homme moderne a besoin, en permanence, mais tout particulièrement à certains moments, d'être très lucide, notamment quand il a des décisions importantes à prendre.

En fait, les cas où il est intéressant de savoir lutter contre son sommeil sont beaucoup plus nombreux qu'il n'y paraît. Examinons les principaux, en commençant par les plus importants et même les plus dramatiques.

En voiture

Prenons comme exemple lorsque l'on conduit la nuit, sur un long parcours et sur une route droite, monotone et plate Il existe un phénomène peu connu : le déroulement régulier des arbres peut créer à la fois une réaction hypnotique et de résonance lorsque la fréquence de défilement est voisine de celle du rythme thêta d'endormissement. Cela joue un rôle identique à celui du métronome (gadget pouvant aider certains à s'endormir).

Notons que lorsqu'on est au volant il y a un autre danger : le début de l'endormissement peut s'accompagner de ce que l'on dénomme les « images hypnagogiques » (qui sont très classiques lors de l'endormissement normal) ; celles-ci créent des mirages, des illusions d'optique qui provoquent chez le conducteur des réactions fâcheuses car elles se substituent aux images réelles de la route : on continue tout droit dans un virage, ou l'on prend un virage en pleine ligne droite, ou encore on voit un camion imaginaire...

Par ailleurs, si l'on manque trop de sommeil et si cet endormissement a lieu tôt le matin, on sombre soit dans le sommeil profond soit même dans le sommeil paradoxal (ce sont les plus impérieux et la nature nous les fait récupérer en priorité). On se retrouve, tout à coup, aveugle (dès qu'on s'endort), on ne voit plus la route ; de toute façon, même si on la voyait, on ne peut plus rien faire car on est paralysé et l'on n'entend même pas l'un des passagers qui crie : « Attention ! » puisque l'on est sourd. Enfin, on n'a même pas la consolation ultime de prononcer ses dernières paroles, puisqu'on est muet, avant d'aller directement à l'hôpital ou de plonger dans le sommeil... éternel

Au travail

Pour un travailleur manuel, même avec tous les systèmes de sécurité actuels, un instant d'endormissement et donc d'inattention sur une machine peut coûter un bras... ou la vie. Pour un travailleur intellectuel, s'endormir en public, pendant une réunion, est très mal vu. Or, dans ces réunions, parfois, il fait trop chaud, il y a excès de gaz carbonique très somnogène (c'est même une recette, du professeur américain Kelly, pour s'endormir en mettant, provisoirement, le drap sur la bouche, le soir dans son lit) et celui qui parle est inintéressant ; « dormir c'est se désintéresser », dit Bergson. A cela peuvent s'ajouter d'autres raisons : sommeil en retard, décalages horaires, fatigue, repas trop copieux... Toutes ces raisons cumulées font qu'on ne peut résister (à certains moments en tout cas, quand passe le début d'un cycle) à une envie de dormir quasi incoercible. Et même si l'on est seul, au bureau ou chez soi, on peut avoir besoin de rester très éveillé : travail urgent à terminer, coup de téléphone important attendu, « quelque chose sur le feu », émission à regarder à la télévision, etc. Habituellement, on essaie de résoudre ce problème de l'endormissement à éviter en prenant des excitants qui n'apportent rien d'autre qu'une stimulation très momentanée du système sympathique : café, thé, maté, cola, tonic, alcool ou autres boissons excitantes, ou cigarettes, produits chimiques, etc., mais on ne fait, en réalité, que camoufler ce problème et le repousser très provisoirement, l'aggravant de ce fait car cet endormissement sera encore plus irrésistible par la suite.

Il faut comprendre, en effet, que l'on crée ainsi un cercle « vicieux » : forcer son cerveau — et à plusieurs reprises — à rester en rythme bêta demande un effort important, ce qui accroît la fatigue et donc la somnolence, et ce d'autant plus que les excitants sont eux aussi, nous l'avons déjà dit, eux-mêmes, une source énorme de fatigue. Ce n'est donc pas la solution ; c'est même là un moyen d'augmenter considérablement le risque d'endormissement. Le seul dopant naturel que vous puissiez prendre est celui-ci : l'air ou, plus précisément, l'oxygène qu'il contient. Si, pour lutter contre le sommeil, vous ne devez pas prendre de café et si vous ne pouvez pas, à ce moment-là, prendre votre pause-parking ou votre tranche de sommeil, voici par quoi les remplacer : la pause-oxygène. Vous ouvrez la fenêtre de votre bureau ou de votre domicile (si vous ne le faites pas c'est seulement un peu moins bien), et vous faites quelques respirations très profondes : très lentes et très poussées, observant un temps d'arrêt de dix secondes, environ, de rétention de l'air dans vos poumons entre l'inspir et l'expir. Ce merveilleux fluide (l'oxygène) auquel on n'attache pas assez d'importance, probablement parce qu'il est gratuit et que l'on en dispose à profusion, va, à la fois et très paradoxalement, vous calmer et vous « regonfler », et ceci sans aucune retombée secondaire fâcheuse, bien au contraire.

Pour insister un peu sur l'intérêt de la pause-oxygène, voici ce passage extrait du livre : *Vivez jeune, vivez longtemps,* du célèbre Gayelord Hauser : « Détendez-vous et calmez-vous : étendez-vous simplement, restez seul dans la pièce et reposez vos os fatigués. Et tandis que vous êtes allongé, utilisez l'une des plus merveilleuses forces pour rajeunir le corps : respirez, respirez, respirez doucement et calmement, respirez avec le nez, puis, lentement et puis plus fort, respirez par la bouche. Faites cela trois minutes, trois fois dans la journée... Souvenez-vous que chaque fois que vous aspirez, vous introduisez de l'oxygène qui prolonge la vie ; et lorsque vous expirez, vous expulsez les déchets. De plus, ce qui est encore plus important pour vous, chaque fois que vous aspirez, vous produisez un léger massage de vos artères, du cœur, des poumons et des intestins et que chaque cellule, du coup, profite de cette augmentation d'air frais. Vos yeux, eux-mêmes, iront mieux et vos cernes sombres s'effaceront et disparaîtront petit à petit. J'espère que les instituts de beauté, les fermes de santé et les clubs esthétiques adopteront et emploieront cette formule si simple de respiration profonde, lente, rythmée et consciencieusement contrôlée ; c'est certainement le meilleur exercice pour éviter le vieillissement prématuré des organes internes. J'espère aussi que tous les gens intelligents, hommes et femmes, particulièrement ceux qui travaillent constamment sous pression, s'arrêteront, parfois, pour se livrer à quelques mouvements respiratoires rythmés pendant leur journée de labeur. Le célèbre Pr Tirala a démontré que la tension artérielle pouvait être modifiée par une respiration lente et rythmée... Rien n'est meilleur pour éclaircir le cerveau et remonter le moral. »

Le meilleur moyen, le plus efficace et le plus radical de lutter contre son sommeil est d'y céder. Car, contre lui, nous luttons à armes inégales, il finira par nous avoir : tôt ou tard, et sûrement plus tôt qu'on le croit.

De tout l'Olympe indien, pourtant très peuplé, seules deux divinités seraient, selon la légende, arrivées à une victoire sur le dieu Sommeil. C'est le remède souverain, naturel, valable pour tous et tout le temps.

Un autre moyen consiste évidemment à essayer de ne pas accumuler de manque de sommeil. D'abord en dormant bien, si possible chaque nuit régulièrement ; si ce n'est pas possible en récupérant le sommeil « en retard » le plus vite possible, dans la semaine ou, au plus tard, le week-end.

Le risque d'endormissement n'est pas proportionnel au manque de sommeil, il croît au « carré », à la puissance 2 (comme la gravité des accidents de voiture croît comme le carré de la vitesse). Un moyen efficace de ne pas être somnolent dans la matinée consiste à s'éveiller le matin à la fin d'un cycle. Mais il est des cas où l'on ne peut éviter d'avoir du sommeil en retard : traversée des fuseaux horaires, voyage d'affaires, départ en vacances ou travail urgent, etc. On peut éliminer le risque d'endormissement en suivant (de manière assez stricte) les conseils que nous allons maintenant vous donner.

Lorsque vous prévoyez que vous ne pourrez éviter de prendre du retard de sommeil, alors prenez par anticipation du sommeil d'avance ; car le sommeil possède cette propriété étonnante de stockage encore très mystérieuse (quand on mange trop, on sait où ça se loge, mais on ne sait pas où « se loge » le sommeil d'avance). Pour vous y aider, voici comment nous opérons (mais chacun peut adapter cet exemple à sa propre nature). Prenons le cas d'un retour du sud de l'Espagne, en voiture et en été. Il fait très chaud et il y a beaucoup d'encombrements sur les routes, ce qui accroît les risques de fatigue. Si nous avons choisi cet exemple c'est parce qu'il nous servira d'illustration pour l'application de presque tous les conseils que nous vous avons déjà donnés pour améliorer la conduite de votre sommeil. Pour arriver à « bon port » à Paris, il faut savoir conduire sa voiture, mais aussi savoir conduire son sommeil. Pour limiter les risques, nous préférons effectuer la partie la plus difficile du parcours (parce qu'il n'y a pas d'autoroute) de nuit. Nous partons donc le soir vers 22 h 30, après avoir déjà dormi deux cycles (rappelons pour mémoire qu'afin d'éviter les problèmes d'endormissement, il faut s'endormir au moment où passe le train du sommeil). Pour être très lucide en prenant la route, il faut s'éveiller à la fin d'un cycle (en l'occurrence à la fin du deuxième cycle). De plus, nous effectuons, au cours de la nuit, deux tranches de sommeil de vingt minutes au moment où passe notre train du sommeil, dont une aux environs de 3 heures du matin, (heure solaire) période la plus critique (point zéro) du nycthémère : c'est le moment où la nature vivante est le plus en état de « manque ». Et, entre le départ et la tranche de sommeil (et au moment encore où passe notre train du sommeil), nous effectuons, en général, deux pauses-parking de quelques minutes. Car il faut savoir, et vous l'avez certainement ressenti vous-même, que, sauf exception (grosse dette de sommeil), l'endormissement prévient : il y a toujours des signes avant-coureurs qui sont ces fameux messages, toujours les mêmes : bâillements, paupières lourdes, picotements des yeux, vision floue, etc. Ce sont des clignotants qui s'allument sur votre propre « tableau de bord » (comme sur celui de votre voiture), et il faut, alors, comme vous le faites pour elle, s'arrêter instantanément. Ne vous dites *jamais :* je vais faire quelques kilomètres de plus, je vais attendre (en continuant à conduire) que mon train du sommeil soit passé, je vais aller jusqu'à telle ville, je vais tenir le coup, ça va passer tout seul en me forçant à rester éveillé... Car plus vous attendrez et plus vous serez obligé de faire du forcing, plus vous aurez de chance de vous endormir : effet de cercle vicieux et de cumul avec le temps de la dette de sommeil, qui fait que le risque s'accroît en exponentielle. Vers 8 h 30 du matin, à l'ombre, isolé sur le plan sensoriel (lunettes « à ne rien voir », boules Quies — deux dans chaque oreille), nous effectuons, en nous allongeant dans la voiture, un cycle complet de sommeil.

Ainsi, avec trois cycles et deux tranches, nous sommes « à jour » de sommeil, frais et dispos (après nous être rafraîchis avec de l'eau, intérieurement — sans café — et extérieurement) pour... continuer notre route *toute la journée,* en faisant encore, au cours de celle-ci, deux tranches de sommeil, une au début de l'après-midi et une le soir, après le dîner, ou bien une sieste d'un cycle, juste après le déjeuner (avec, de plus, dans l'un ou l'autre cas, un certain nombre de pauses-parking). Et nous pouvons vous affirmer que nous arrivons à Paris, tard dans la nuit suivante, après deux mille trois cents kilomètres de route, en n'étant ni somnolent ni fatigué, prêt à repartir en sens inverse ! Certains penseront qu'il faut pour réaliser cela des capacités spéciales, ou de l'entraînement, ou bien que nous prenons des risques exagérés. Eh bien non ! pas plus que dans un trajet normal : il suffit d'être devenu un bon conducteur de son sommeil, en respectant les règles énoncées, et... d'aimer conduire.

Voici, d'ailleurs, un certain nombre d'autres recommandations qui vous aideront encore à réduire ces risques, si vous avez de longs parcours à faire le jour ou la nuit.

En voici, tout d'abord, le principe (cf. figure p. 188) : Ce sont les messages sensoriels (S), captés de l'extérieur par nos sens et arrivant jusqu'à notre cerveau, et les messages moteurs (M), que celui-ci envoie vers nos muscles, qui en passant (ils passent tout près) excitent le centre de l'éveil et nous maintiennent ainsi éveillés, parce qu'ils le stimulent ; ce qui a pour effet de lui faire émettre les deux hormones de l'éveil : la dopamine et la noradrénaline.

De plus, ce centre d'éveil, lorsqu'il est ainsi excité (et grâce à ces deux substances) inhibe le centre du sommeil en l'empêchant d'émettre la substance du sommeil (sérotonine) ; on ne peut donc s'endormir.

Il faut que le centre d'éveil reste excité constamment et que le centre de sommeil reste inhibé. Pour cela, il faut entretenir des messages sensoriels et des messages moteurs, et donc que nos sens fonctionnent ainsi que nos muscles. Il faut bouger : c'est le moyen employé dans les expériences pour empêcher le sujet de s'endormir, c'est-à-dire faire fonctionner le physique et le mental :

— pour le mental. Il faut l'intéresser (dormir c'est se désintéresser). En conduisant, par exemple, pensez à des choses stimulantes qui « éveillent » votre intérêt, discutez avec vos passagers ;

— pour le physique. Quand vous êtes à votre bureau, levez-vous, marchez de long en large (c'est d'ailleurs ce que

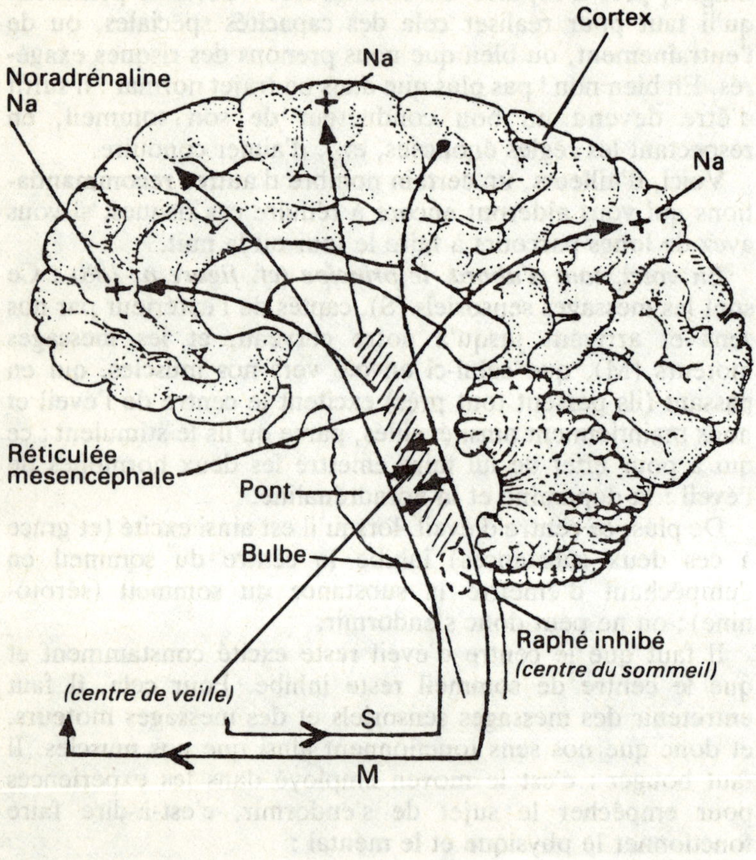
Cortex
Na
Noradrénaline
Na
Na
Réticulée
mésencéphale
Pont
Bulbe
Raphé inhibé
(centre du sommeil)
(centre de veille)
S
M

l'on fait quelquefois en dictant une lettre) ; quand vous êtes en voiture : clignez des yeux (cligner des yeux stimule le cerveau), balayez la route du regard, ayez les yeux très mobiles (c'est la fixité du regard qui, par un effet hypnotique, endort). Excitez votre odorat par des odeurs en ouvrant les glaces de la voiture (la nature, la nuit à la campagne est très odorante). Voici un conseil simple qu'emploient les routiers : mâcher du chewing-gum. Lorsque l'on a quelque chose dans la bouche, par réflexe conditionné, on mâche, et cet effet mécanique de bouger seulement la mâchoire est suffisant pour empêcher l'endormissement (mais ce n'est qu'un pis-aller et ça ne fait de l'effet que pendant un temps). Il faut aussi faire des exercices de respiration, comme on l'a déjà indiqué, quand on est chez soi (à propos de la pause-oxygène) en ouvrant les glaces de la voiture pour faire pénétrer de l'air frais (qui peut être chaud mais qui contient peu de gaz carbonique) : en effet, dans la voiture on est dans une enceinte petite et close, et le taux de gaz carbonique monte vite, surtout si l'on est plusieurs. Se masser de temps en temps les tempes et la nuque. Il faut parler (même tout seul) et tout haut, chantez fort (même faux). Mais il faut surtout de temps en temps s'arrêter, lors, par exemple, de la pause-parking, et sortir pour prendre l'air et les ions négatifs qui effacent la fatigue, bouger, marcher, courir, faire un peu d'exercice.

Le sommeil est notre ami. Quelquefois, cependant, nous ne souhaitons pas sa visite et nous devons savoir nous y opposer, lui fermer notre porte. Si nous savons lui obéir et respecter ses quelques exigences, il ne la forcera pas et ne nous prendra pas en « traître ». Il y va de notre plaisir et de notre efficacité. Pour certains, les routiers et les pilotes de cars, de trains ou de vols de nuit, il y va, constamment de leur vie et aussi de celle de leurs passagers. Et même pour nous aussi, quelquefois, il y va de la nôtre.

Une journée intelligente

« Rien ne serait plus propre à répandre un jour tout nouveau sur les procédés habituels de notre faculté pensante que de l'observer, tour à tour, dans trois états différents :

l'état de veille, l'état de sommeil et cet état mitoyen entre la veille et le sommeil, où les sens extérieurs se trouvent plutôt dans le calme et l'inaction que dans un véritable engourdissement, où l'activité du sens intérieur est comme isolée, où l'on peut douter, en quelque sorte, si l'on rêve ou si l'on médite. Cet état suit ou précède communément le repos du sommeil : il est aussi quelquefois le résultat d'une méditation prolongée sur le même sujet, sur la même idée, plus particulièrement encore dans le silence de la nature, dans l'obscurité des forêts, au milieu des ombres de la nuit [1]. »

Ce chapitre constituera un résumé et un rappel qui nous permettra d'insister sur les conseils précédents et il les complétera aussi. Nous avons, en effet, déjà vu ensemble un certain nombre de moyens pour éviter les principales erreurs et ainsi mieux gérer son sommeil dans les différentes circonstances de la vie. Il est intéressant d'en effectuer maintenant la synthèse en récapitulant concrètement sur une journée ce qu'elle devrait être dans l'idéal, et même d'aller plus loin encore pour parfaire, sans la compliquer, cette journée « intelligente ».

Le premier quart d'heure du matin

Il est de loin (et plus encore que le dernier du soir) le quart d'heure le plus important de notre nycthémère : c'est celui qui va conditionner toute notre journée, et donc ainsi indirectement notre nuit suivante. Rappelons tout d'abord qu'une journée intelligente ne peut pas commencer par cette énorme bêtise : casser en deux un cycle du sommeil. Elle débute donc toujours à la fin du cycle ou si vous préférez en même temps qu'un nouveau cycle. C'est là la condition *sine qua non* pour éviter ces trois traumatismes que l'on subit de « plein fouet » à froid, dans les premières secondes ou minutes de cette journée : traumatisme auditif (du réveille-matin), traumatisme cérébral équivalant à un coup de masse sur la nuque (le cerveau passant de 1 ou 3 pulsations par

1. Cf. Meister, « Lettres sur l'imagination, 1798-1799 », cité par A. Brierre de Boismont et J.-C. Benoît, dans *Confrontations psychiatriques,* n° 15, 1977.

seconde brusquement à 30 par seconde) et traumatisme visuel : on allume la lumière alors que les yeux ont passé plusieurs heures en état de cécité, donc dans le noir complet. Nous avons montré, déjà, comment ces traumatismes pouvaient être réduits : en s'éveillant (et non pas en se *ré*veillant : réveil = traumatisme) naturellement à la fin d'un cycle, en ayant une veilleuse ou un allumage progressif (rhéostat), à défaut en ouvrant les yeux quelques minutes après avoir allumé.

Précisons maintenant :

• Le bon usage du réveille-matin

Prenez donc l'habitude de vous éveiller à la fin du dernier cycle et de ne pas vous réendormir. Ainsi, si votre réveille-matin (dont vous avez pris la précaution de décaler la sonnerie pour qu'elle ne se déclenche que quelques minutes après cette fin) sonne, vous êtes revenu déjà en rythme alpha ou bêta (10 à 30 secondes) : c'est beaucoup moins grave. Mais vous pouvez acquérir le réflexe de l'arrêter avant qu'il ne sonne ; il servira ainsi seulement de système de sécurité lors d'un rendormissement involontaire. Ainsi les effets de cette machine, infernale mais indispensable, seront minimisés, évités ou espacés.

• L'état de grâce

Il faut le matin vous laisser environ quinze minutes entre votre éveil et votre lever. Grâce à cet éveil à la fin d'un cycle, vous goûtez chaque matin un éveil « triomphant », qui est une véritable renaissance à la vie. Vous êtes neuf sur tous les plans, immédiatement. Vous êtes bien, et ne ressentez que peu ou pas du tout ce qu'on a appelé les fameux « complexes du fœtus ». Dans le sommeil, nous nous trouvons dans les mêmes conditions que lui. Il serait normal que, venant du noir, du silence, de la douce chaleur, de la solitude et de la station allongée, vous ayez une certaine répugnance, comme lui, à être précipité dans la lumière, le bruit, le froid ou le chaud excessifs, dans l' « enfer des autres », et à vous retrouver dans la position verticale. Chaque matin, nous recommençons notre naissance et il faut chaque matin éviter le traumatisme que nous avons tous subi dès les premiers instants de notre vie.

C'est sportif, ça fait dynamique, de se lever d'un bond dès la sonnerie du réveil. Pourtant, c'est aussi bête que méchant vis-à-vis de nous-même car cela constitue un traumatisme de plus. C'est donc fortement contre-indiqué. Juste avant de se lever, il faut pratiquer deux exercices simples : l'étirement et le bâillement, mouvements naturels que nous avons trop tendance à oublier.

S'ÉTIRER

Dans quel but ? D'abord pour parfaire l'œuvre de détassement de la colonne vertébrale qu'a accomplie pour vous, dans le secret, le sommeil (grâce à l'apesanteur) et dont nous avons déjà précisé le mécanisme et l'importance. Les membres sont ankylosés à force de demeurer dans la même position, et il s'agit de les remettre doucement en état de marche, de l'extrémité des pieds à la pointe des cheveux, par cet étirement. « Il semble que le seul fait de s'étirer remette tout en état et rétablisse des circuits qui s'étaient mis au ralenti et qui tout doucement se mettent à revivre normalement au rythme de la vie active[1]. »

Tous les mammifères s'étirent, même les vaches ou les oiseaux, les chiens ou les chats, plus faciles à observer. « Il s'agit d'étirer la colonne vertébrale dans les deux sens : en faisant le gros dos et en l'étirant, c'est-à-dire qu'il faut remettre chaque os exactement à sa place juste entre les autres ; alors tout le circuit énergétique est rétabli, tout l'arbre de vie qu'est le rachis peut envoyer l'énergie nécessaire à chaque viscère, le sang nourri et énergétisé à merci peut porter la vie partout dans les os, les articulations, etc., rien ne résiste plus à la vie ![2] » Ajoutons qu'il est également nécessaire d'étirer au maximum ses bras et ses jambes.

BÂILLER

Le bâillement possède des vertus thérapeutiques trop souvent méconnues, favorisant la détente et le desserrage laryngé.

Comme le dit encore Noëlle Perez-Christiaens, « (...) il faut réapprendre le bâillement, même si par ailleurs on nous enseigne plutôt à la refréner alors qu'il n'y a rien de plus

---

1. Cf. Noëlle Perez-Christiaens, *Le Bâillement*, Ed. Chiron.
2. *Ibid.*

naturel » dans ce mouvement que les mammifères, là encore, pratiquent quotidiennement.

En bâillant, nous aspirons par la bouche un grand « bol » d'air frais, une grande bouffée supplémentaire. Cet air n'est pas, comme normalement, réchauffé par les sinus du nez, d'où la sensation de fraîcheur et la disparition de la fatigue car les toxines sont « brûlées ».

Mais le bâillement a aussi bien d'autres effets, le vrai : « b â â â â illement » qu'il ne faut pas confondre avec le verbe bayer dans le sens de bayer aux corneilles. Car lc vrai bâillement c'est bien autre chose, et il a à peu près les mêmes fonctions que l'étirement (et d'autres en plus) ; il faut d'ailleurs les pratiquer en même temps. Avant de se lever, il détasse aussi la colonne vertébrale et aide à la remise en route : une sorte de « degripp-oil ». Alors l'animal se prend à revivre, à renaître, à s'épanouir à un niveau oublié depuis longtemps.

La plupart d'entre nous à l'éveil (et même dans la journée) sont raides comme s'ils sortaient d'un congélateur. Il s'agit en quelque sorte de les « décongeler ». Pour cela, il faut bâiller large, profond, longuement, à plusieurs reprises, avec délices, en se détendant (rester crispé l'arrête) et les pupilles des yeux basculant vers le haut (regarder vers le bas l'arrête également, et c'est là une technique à employer si on ne veut pas bâiller en public). Laissez-vous bâiller tout à votre aise, ne soyez pas mesquin pour votre bâillement comme vous l'êtes pour votre respiration car on respire juste ce qu'il faut pour ne pas mourir, a dit le Dr Jockel (mais pas assez pour être en bonne santé). Puis levez-vous tout doucement : mettez le pied par terre (peu importe d'ailleurs lequel, même le gauche) précautionneusement. Puis marchez un peu, faites quelques pas, quelques mouvements (la gymnastique au lever est déconseillée), cela va parfaire votre éveil.

Alors peut commencer vraiment votre *journée intelligente*, que nous allons résumer très brièvement ainsi :

— *petit déjeuner* copieux (le quart des calories de la journée), en général il ne l'est pas assez ; éviter les sucres directs, le mélange café et lait, les fruits juteux et jus de fruits acides (très bons, mais à prendre loin des repas) ;

— *dans la matinée* et dans l'après-midi (et lorsque passe votre cycle), soit en principe deux fois le matin et deux fois l'après-midi, faites alternativement la pause-parking et la pause-oxygène, cela en remplacement de la trop fameuse pause-café ;

— *après le déjeuner :* une tranche de sommeil de vingt minutes ;

— *le dîner :* pas trop copieux (en général il l'est trop).

— *après le dîner :* une autre tranche de sommeil de vingt minutes.

Ajoutons que dans la journée vous pouvez faire à maintes reprises du sommeil flash, surtout si vous avez eu une nuit courte et une journée fatigante.

Ceci les jours « ouvrables ». Le samedi ou le dimanche : remplacer une tranche de sommeil (celle d'après déjeuner) soit par une grasse matinée de un cycle, soit par une sieste d'un cycle également, mais pas les deux le même jour.

Dans la soirée, pour bien préparer le sommeil, atténuer progressivement et de plus en plus les messages sensoriels et moteurs de vos muscles : bruit, lumières, agitation physique et mentale.

Le dernier quart d'heure du soir

C'est celui qui précède l'endormissement : c'est, dans l'ordre, le deuxième quart d'heure le plus important du nycthémère car de lui va dépendre en grande partie votre sommeil (et donc aussi votre journée du lendemain). Tout ce que vous allez penser, ressentir, faire pendant ce quart d'heure va avoir une énorme influence sur votre sommeil dans le bon comme dans le mauvais sens. Rappelons d'abord que la fin de ce quart d'heure doit coïncider avec l'heure de passage de votre train du sommeil, heure que vous avez préalablement repérée. Voici dès maintenant ce que vous devez faire pour qu'il soit bon et efficace, c'est-à-dire que votre sommeil soit agréable et réparateur. D'abord bâiller : votre train du sommeil lorsqu'il « entrera en gare » quelques minutes avant de vous endormir vous fera bâiller. Mais l'on doit favoriser ce bâillement car si le besoin de sommeil induit le bâillement, l'inverse est vrai également. Il vous aidera aussi à vous détendre, ce qui est favorable au sommeil, surtout si vous vous étirez en même temps.

Bergson a dit : « Si vous voulez dormir, alors commencez à

bâiller. » Le bâillement est d'ailleurs contagieux : « Pourquoi bâille-t-on en voyant bâiller les autres ? » demandait déjà Alexandre d'Aphrodisias, commentateur d'Aristote. La sagesse populaire affirme aussi qu' « un bon bâilleur en fait bâiller sept » ; il est aussi *contagieux pour soi-même,* ce qui a pour effet de déclencher une bonne série de bâillements qu'il ne faut pas interrompre sur le chemin du sommeil. Et puis n'oubliez pas de fermer les yeux avant d'éteindre pour faire un transition, à moins que vous n'ayez une veilleuse (bleue) ou un rhéostat commandés par une minuteric. La conscience tranquille, vous pouvez alors vous endormir, du sommeil du juste (pas au sens moral mais au sens de la voie juste des Orientaux). Vous venez de passer une journée intelligente, tout au moins vis-à-vis de votre sommeil : vous aurez demain, grâce à elle, une belle journée après avoir ainsi également accru vos chances de passer une nuit « intelligente ».

Cas spéciaux

LA CURE DE SOMMEIL NATUREL

Si l'on a subi trop longtemps un surmenage intense ou des « coups durs » affectifs, deuil, chagrin d'amour, perte de situation (c'est malheureusement d'actualité), on se sent quelquefois exténué, et quand on se repose c'est encore pis, on est encore plus à plat, ou l'on se sent, au contraire, surexcité, on a le « bourdon », plus rien ne va, on n'a plus de goût à rien : ni au travail, ni à la distraction, ni même, quelquefois, à la vie.

Alors pour éviter les ennuis plus graves, la « déprime » — tellement à la mode — ou simplement pour en sortir, que faire ? Quelquefois on vous propose une cure de sommeil : mais pour éviter d'en arriver là (il y a souvent des effets secondaires) essayez d'abord une cure de sommeil naturel. Vous pouvez utiliser cette cure en dehors des cas extrêmes cités ci-dessus et la pratiquer de temps en temps : justement à titre préventif, et aussi parce que vous êtes attentif à rester en pleine forme physique et morale. Par exemple :

— en week-end (deux jours) ;

— au début de vos « grandes » vacances (plus de deux jours mais pas plus de cinq jours) ;

— ou de vos vacances d'hiver (hibernation) ;

— vous pouvez aussi prendre « hors saison » quelques jours de vacances dans ce dessein.

Il n'y a pas de technique spéciale. Simplement devenez le plus passif, le plus indifférent, le plus immobile possible. Il faut créer les conditions d'environnement appropriées, exactement inverses de celles décrites dans le chapitre où nous vous avons appris à lutter contre le sommeil, car c'est le même problème à l'envers. Résumons-les :

— isolement sensoriel (vue, ouïe), ne presque plus bouger, ni physiquement ni mentalement, c'est-à-dire pas d'agitation et pas de cogitation.

Il faut se désintéresser de tout, d'abord sur le plan intellectuel mais aussi sur le plan affectif : l'apathie au sens strict de ce terme ; ne plus penser à rien, ni aux choses désagréables ni aux choses trop agréables. S'allonger au calme, à l'écart, se mettre « hors circuit », vous serez aussi hors du temps, hors de tout et surtout de vos soucis (c'est aussi une application du sommeil refuge). Ainsi vous sombrerez agréablement dans une léthargie, une sorte de « minihibernation », ne vous réveillant que pour les nécessités (alimentation, boisson, évacuation). Non seulement cela peut vous aider à surmonter une passe difficile et vous permettre de ne pas aller jusqu'à l'épuisement de vos réserves, comme c'est le dessein de l'hibernation, mais vous en ressortirez transformé, rénové, complètement et sur tous les plans, optimiste. Vous serez un « autre homme » ou une « autre femme », ayant tourné une page sur le passé, dans un état de disponibilité, de transparence intérieure, de liberté reconquise pacifiquement. Un nouvel état de grâce, du paradis retrouvé, « éveillé » bien mieux encore que si vous veniez de passer de longues vacances, prêt à repartir soit au travail, soit pour goûter pleinement le reste de vos vacances et la vie même.

Après ce merveilleux bain de jouvence il n'est point besoin comme la Belle au bois dormant de dormir cent ans. Non seulement vous aurez suspendu le temps, mais vous l'aurez fait « tourner » dans l'autre sens.

Ajoutons que presque toutes les grandes « lumières » de l'humanité, les grands éveillés, sont passées par de telles expériences et ont pratiqué des périodes de « mise à l'écart » encore plus longues.

DU BON USAGE DES ANTI-SOMMEIL

Le café et plus généralement les boissons excitantes sont tellement passées dans les mœurs qu'on ne peut plus s'en passer. Une solution serait de faire semblant d'ignorer ce problème ; une autre est (nous l'avons choisie) de s'en accommoder sous certaines réserves et de regarder le problème en face pour essayer d'en minimiser les incidences et, dans certains cas, les dégâts, en déterminant, faute de mieux, leur « bon usage ». On n'oubliera pas cependant ce principe de base : moins vous en absorberez, mieux cela vaudra pour votre santé et pour votre sommeil.

Il faut que, en général, et surtout pour les véritables « caféinomanes » la consommation diminue : on consomme actuellement en France près de mille tonnes de café par jour. Il faut, de plus, respecter certains autres principes simples :

— ne pas mélanger le café et le lait. Le lait est déjà un peu indigeste pour les adultes. Le café est, contrairement à ce que l'on croit, un inhibiteur de digestion, notamment parce qu'il contient du tanin qui est astringent et donc resserre les pores des parois des organes digestifs ;

— ne pas prendre de produits contenant de la caféine (café, thé, maté, chocolat, boissons à base de cola) après 16 h 30, dernière limite (le thé à 5 heures, le *five o'clock tea* des Anglais, est déjà pris trop tard). En effet, c'est à partir de cette heure que votre centre du sommeil (situé dans le tronc cérébral) élabore la sérotonine, hormone indispensable du sommeil : alors vous le « bloquez » ;

— ne pas dépasser une certaine dose de café dans la journée (dose qui dépend de chacun) : à ce propos sachez que le café Robusta contient au moins deux fois plus de caféine que l'Arabica (200 à 250 mg de caféine par tasse au lieu de 100) ;

— dire qu'il faut diminuer ou supprimer le café, c'est facile, mais personne ou presque personne ne dit par quoi le remplacer. Si à certains moments (à heure fixe) on connaît des temps faibles, ne pas traduire cela automatiquement par « je suis fatigué, j'ai besoin d'un café (ou autres excitants), mais remplacer la pause-café en alternance par la pause-parking et la pause-oxygène ;

— le café juste avant de dormir peut vous aider à trouver le sommeil (mais absorber de l'eau chaude sucrée donne le même effet), mais il démolit votre sommeil en différé à votre insu, quelquefois sans même vous réveiller ;

— faites attention aux boissons toniques, même si elles ne contiennent pas de caféine.

DU BON USAGE DES SOMNIFÈRES

Nous ne sommes pas de manière absolue contre les somnifères, mais contre leur abus et leur emploi actuellement généralisés. En effet, chaque soir plus de trois millions de Français prennent au moins un somnifère. On l'a vu, le sommeil ainsi obtenu n'est pas naturel. De plus, on n'introduit jamais impunément un produit chimique dans le corps. Voici les principales erreurs à éviter :

— un somnifère doit être personnalisé, et donc prescrit en fonction de votre individualité et de votre type d'insomnie. Une forte proportion de somnifères sont pris de manière « sauvage », c'est un voisin, un parent, un ami, sa concierge ou un commerçant qui vous recommande, « essayez donc tel somnifère, il me réussit à merveille » (pour un peu il vous ferait une ordonnance). Mais un même somnifère, pris dans les mêmes quantités, peut réussir aux uns et provoquer des dégâts considérables chez d'autres ;

— ne buvez d'alcool que loin de la prise d'un somnifère. Un somnifère n'est pratiquement jamais la solution du problème de l'insomnie : il la camoufle et ne fait que la différer en l'aggravant. Des médecins spécialistes du sommeil ont même dit que, si on supprimait les somnifères, on diviserait par deux le nombre d'insomniaques. En cas de « coup dur », ou exceptionnellement lors de décalage horaire, le somnifère peut à la rigueur se justifier, mais jamais en forte quantité (ça ne sert à rien), et en tout cas momentanément. Autrement dit, dès que vous commencez à en prendre, il vous faut apprendre à vous en passer.

Nous allons faire cette comparaison : vous vous cassez une jambe ; on vous la met dans le plâtre après avoir remis en place les os ; pour vous aider provisoirement à marcher on vous donne des béquilles ; mais le plus vite possible vous devez apprendre à marcher sans béquilles car sinon certains muscles vont s'ankyloser et s'atrophier à la longue, et vous aurez de plus en plus besoin de vos béquilles dont vous ne pourrez plus vous passer. Cette comparaison permet de comprendre les deux caractéristiques des somnifères (qui sont ceux de toutes les drogues) et quels en sont aussi les risques principaux. A savoir : l'*accoutumance,* c'est-à-dire que pour obtenir le même effet il faut sans cesse augmenter les quantités (on arrive vite à des doses toxiques), sinon le somnifère n'agit plus sur le sommeil, mais les dégâts qu'il fait aux autres fonctions, eux, continuent d'exister. La *dépendance,* c'est-à-dire qu'on ne peut plus s'en passer (ou tout au moins le croit-on). En commençant à prendre des somnifères, on s'engage donc dans un engrenage dont on aura de plus en plus de mal à se dégager. Car on recourra à un produit pour s'endormir et à un autre pour se réveiller (boisson excitante, produit chimique). Mais, attention ! si vous avez commis l'erreur de prendre des somnifères pendant un certain temps, ne cessez jamais brusquement, les conséquences pouvant en être graves ; il faut diminuer très progressivement. Si, sans une certaine rééducation, vous abandonnez vos béquilles du jour au lendemain, vous risquez de vous casser la jambe de nouveau...

« La prise régulière de somnifères aboutit à pérenniser ce qui aurait pu se limiter à un trouble passager », précise le Dr Yves Pélicier (entretiens de Bichat, 1982). Et le Dr Jean-Pierre Muyard, fondateur d'un centre du sommeil dans les Cévennes, ajoute : « (...) après avoir appris à prescrire des somnifères, le médecin doit apprendre à les " déprescrire ". » Pas plus que pour le café, il ne s'agit de supprimer totalement les somnifères, mais d'en connaître le « mode d'emploi » pour ne les utiliser que de façon exceptionnelle et adaptée.

Troisième partie

LE MODE D'EMPLOI DU SOMMEIL

1.
Les présents du sommeil

« L'homme qui court après la fortune et l'homme qui l'attend dans son lit »

Fortune qui nous fait passer devant les yeux des dignités, des biens que jusqu'au bout du monde on suit, sans que l'effet aux promesses réponde, désormais je ne bouge et ferai cent fois mieux en raisonnant de cette sorte et contre la fortune ayant pris ce conseil il la trouva assise à la porte de son ami plongé dans un profond sommeil.

Jean de La Fontaine

Avec le sommeil et le rêve, la nature nous a fait un cadeau merveilleux, infiniment précieux, peut-être le plus beau de tous. Malheureusement nous ne pouvons ni ne savons en profiter pleinement car elle ne nous a pas révélé, en nous le donnant, son « mode d'emploi ». Dans le domaine du sommeil nous sommes tous des autodidactes. Pourtant, si dans ce domaine on ne sait pas encore tout, on sait mieux maintenant ce que le sommeil peut faire pour nous. Presque tous, nous ne sommes pas encore capables d'en apprécier toutes les ressources, d'en recueillir tous les profits, au sens le plus matériel, « financier », jusqu'au plus subtil et au plus spirituel. Trésor caché, le sommeil est encore inexploité. Véritable caverne d'Ali Baba dont l'accès ne s'ouvre que devant ceux qui connaissent la formule magique, coffre-fort rempli dont la plupart ignorent la combinaison ou ne possèdent pas la clef. Tel est notre propos : vous procurer la « fortune en dormant » !

Résoudre tous ses problèmes

Voici la nuit mieux que le jour qui nous documente sur la route.

(Paul Claudel, Chant de l'Epiphanie.)

Nous sommes un peu plus que nous-mêmes quand nous dormons et le sommeil du corps n'est peut-être que l'éveil de l'âme.

(Thomas Brown, XVIIe siècle.)

En dehors de la tâche, pendant le sommeil, du maintien de la respiration et du rythme cardiaque, le cerveau met quelquefois à profit cette période pour essayer de chercher les réponses à des problèmes particulièrement ardus.

(*Le Corps,* collection « LIFE », par Alan E. Nourse)

Il apparaît indiscutablement que le sommeil nous a été donné pour résoudre nos problèmes, de quelque nature qu'ils soient. Or, nous avons tous en permanence des problèmes, mais c'est aussi la condition des progrès de l'homme.

Quelqu'un a dit aussi que, le soir venu, lorsque nous nous présentons devant « Sa Majesté le Sommeil », nous étions de véritables « sacs à problèmes » car c'est le soir tard qu'ils se rassemblent et sont amplifiés, entraînant alors un problème de plus, celui de notre endormissement. Mais peut-être n'est-ce pas sans raison qu'ils s'accumulent et ressurgissent ainsi, juste avant de dormir ; nous verrons comment exploiter ce qui constitue sans doute un atout pour nous aider à les résoudre, et non pas une calamité.

Ces problèmes sont très divers, et ce qui nous différencie les uns des autres, c'est non seulement leur nombre mais aussi leur nature, leur niveau, leur difficulté, leur gravité... Le sommeil nous permet de les résoudre *tous,* surtout les plus ardus, ceux contre lesquels nous « butons » pendant le jour, ceux qui nous paraissent les plus insolubles, les plus insurmontables, et c'est cela que le sommeil nous apporte aussi d'irremplaçable. Ce peut être un problème personnel, familial ou social, un problème scolaire, professionnel ou de santé, un problème de mathématiques comme un problème sentimental. Tous ceux qui se sont penchés sur le sommeil et le rêve sont unanimes à leur reconnaître cette propriété remarquable, cette faculté unique, sans équivalent et pour le moment à peine expliquée, de pouvoir aider à résoudre nos problèmes.

Paul Valéry a dit : « Quand on voit clair, on voit noir », ce qui en « clair » signifie que quand on est trop lucide, on est pessimiste. Nous paraphraserons ainsi ce propos : « Dans le noir, on voit clair. »

Tous, nous avons fait plus ou moins l'expérience d'un problème résolu le matin et sans doute avons-nous attribué cela au fait que le matin nous étions plus frais, plus reposé : c'est en partie vrai. Mais c'est surtout parce que notre cerveau a travaillé intensément pendant notre sommeil, et que, de plus, nous sommes comme « (...) poussés intérieurement à résoudre les problèmes qui se posent à nous parce que notre cerveau est " branché " sur les pensées qui s'y rapportent [1] ».

Après avoir cité l'exemple de problèmes résolus pendant le sommeil par John von Neuman (mathématicien, père de l'ordinateur) et Warren McCulloch (neurophysiologiste), Gay Gaer Luce rapporte l'anecdote suivante, vécue par ce dernier à propos d'un jeune cousin très doué en mathématiques, auquel on avait posé un problème très ardu : « Nous dormions l'un à côté de l'autre. Je me suis réveillé au milieu de la nuit et l'ai entendu fourgonner. Il a allumé une bougie, a pris un crayon et du papier et s'est assis — tout cela les yeux fermés — pour inscrire la solution. Il n'avait pas regardé les données depuis trois jours. Il a d'abord écrit la réponse en chiffres, puis noté la marche de sa réponse par l'arithmétique, puis indiqué la méthode à suivre pour résoudre ce genre de problème. Alors il a soufflé la bougie et s'est recouché, sans ouvrir les yeux. Je me suis levé, j'ai regardé ce qu'il avait écrit et j'ai caché la feuille sous le buvard. Trois jours plus

1. Cf. Gay Gaer Luce et Julius Segal, *Le Sommeil.*

tard, il m'a déclaré qu'il avait l'impression bizarre d'avoir résolu le problème en question, mais qu'il ne se souvenait de rien. Vers la fin du cinquième jour, il était à peu près sûr d'avoir trouvé la solution. C'est alors que je lui ai dit d'aller regarder sous le buvard. »

Il est possible de citer un grand nombre d'exemples de solutions trouvées pendant le sommeil à des problèmes d'une importance capitale (comme, d'ailleurs, à d'autres beaucoup moins importants) pas seulement pour le dormeur mais pour l'ensemble de l'humanité. Tel celui rapporté encore par Gay Gaer Luce de Otto Loewi, qui découvrit pendant son sommeil le moyen vainement cherché jusqu'alors de démontrer sa théorie que : « les impulsions nerveuses étaient transmises par l'intermédiaire de substances chimiques » : « La nuit qui précéda le samedi de Pâques de l'année 1920, je me levai, ouvris la lumière et jetai quelques notes sur un bout de papier. Puis je me rendormis aussitôt. Il me vint à l'esprit vers 6 heures du matin que j'avais, au cours de la nuit, consigné par écrit quelque chose d'une extrême importance, mais je fus incapable de déchiffrer mon gribouillage. La nuit suivante, à 3 heures du matin, je retrouvai la même idée... » Cela valut à Otto Loewi le prix Nobel (1936) et a permis d'expliquer, entre autres, le mécanisme du sommeil et du rêve.

Si nous avons cité ces deux derniers exemples, c'est pour que, vous aussi, vous n'hésitiez pas à vous lever pour noter, si quelque chose vous semble avoir un intérêt pendant votre sommeil, d'autant plus que cela peut, avec certaines précautions, ne pas le perturber et même ne pas l'interrompre quelquefois. Si vous ne le faites pas aussitôt, peut-être allez-vous perdre à tout jamais une solution, une découverte très intéressante, et ce serait dommage !

Voici maintenant des extraits du livre du fameux spécialiste américain du sommeil : William Dement[1] : « (...) les chercheurs ont presque totalement ignoré les fonctions créatrices des rêves comme aussi le fait qu'ils permettent de résoudre certains problèmes. Ce thème avait déjà été abordé en 1892 par Child, qui s'efforça de rassembler quelques

---

1. Cf. W. Dement, *Dormir, rêver*, Le Seuil.

statistiques. Dans un questionnaire distribué à deux cents étudiants, cent cinquante et un garçons et quarante-neuf filles, il demanda : “ Avez-vous jamais poursuivi en rêve une série de pensées logiquement connectées sur un certain thème ou problème auquel vous seriez arrivé à trouver une conclusion et dont à votre réveil vous n'auriez pas oublié le déroulement ? ” Sur cent quatre-vingt-six étudiants qui répondirent à la question, soixante-deux (soit 33,3 %) répondirent affirmativement. Parmi les exemples cités figuraient une partie d'échecs jouée en rêve, un problème d'algèbre résolu, une erreur de comptabilité découverte et une traduction de Virgile accomplie. »

Certains auteurs pensent même que le rêve est le seul moyen de résoudre certains problèmes : « L'étude du rêve ne nous porte pas au pessimisme en ce qui concerne la faculté de résoudre les problèmes de la vie : le rêve est le *seul* moyen de résoudre ces problèmes, et nous sommes abondamment pourvus de rêves », écrivent Robert F. Klein et Von Wenin-Paburg[2]. Et Patricia Garfield ajoute : « Chacun de nous peut développer ses capacités à faire face aux situations difficiles de la vie en induisant les rêves qui s'y rapportent (...), mettons-nous à l'écoute de nos rêves et ils nous viendront en aide. »

« Au fur et à mesure que vous apprendrez à mieux connaître l'inconscient, vous découvrirez qu'il est le siège de l'intelligence et que ses pouvoirs indépendants du raisonnement peuvent travailler sur vos problèmes... Il est rassurant de savoir que, pendant votre sommeil paisible, l'intelligence incroyable de votre inconscient trouvera une solution heureuse à vos problèmes... De nombreuses personnes accablées de problèmes pensent qu'il serait merveilleux pour elles de s'endormir et qu'à leur réveil tous leurs problèmes soient réglés. Serait-il ridicule de dire que la chose est possible ? En fait, nous en possédons tous les moyens », précise encore Ben Sweetland[2]. Et Krishnamurti : « Mais il se produit autre chose dans le sommeil : on y trouve une réponse à nos problèmes. Lorsque l'esprit conscient est au repos, il est

1. Cf. *Le Sommeil et le Rêve.*
2. Cf. *La fortune en dormant,* Ed. Un monde différent, Québec

capable de recevoir cette réponse. » Enfin, un spécialiste du rêve a dit : « Le rêve apporte une solution souvent extrêmement élaborée qui résout des contradictions, solution qu'on ne trouve pas à l'état de veille. »

Nous devons tous faire appel à cette aide si précieuse que nous offre le sommeil, quelquefois d'ailleurs par l'intermédiaire du rêve, qu'il s'agisse de dénouer une situation bloquée, de résoudre ce qui nous paraît être une énigme, de régler un litige ou encore de trouver une réponse à une question restée en suspens. Nous avons cité quelques exemples célèbres (entre des milliers), mais cette possibilité existe pour tout le monde, toutes les nuits et pour, répétons-le, n'importe quel souci, petit ou grand, de quelque nature qu'il soit. Le sommeil dans ces différents cas agit d'ailleurs à sa guise, avec une fantaisie imprévisible et de différentes manières. En voici quelques-unes à titre d'exemple, rapidement énumérées : il éclaire le problème sous un jour nouveau, il stimule l'imagination en faisant penser à quelque chose d'imprévu, mais qui apporte la solution, il agit par analogie, il rassemble des éléments épars dont l'assemblage est déterminant, il excite la mémoire, et cette hypermnésie rappelle à la mémoire le détail important oublié, etc., si bien qu'il faut souvent étudier le rêve de près pour comprendre la solution.

Comment s'explique scientifiquement cette faculté du sommeil ?

Dans le sommeil, nous ne sommes pas distraits, mais au contraire introvertis, tournés vers l'intérieur, concentrés, et cette concentration de l'esprit est essentielle.

A certains moments du sommeil, apparaît une hyperlucidité : « A la faveur d'une phase intermédiaire (entre deux cycles) il arrive parfois d'être éveillé la nuit par une certaine force d'activité mentale, en hyperlucidité. On aimerait se lever, lire, rédiger. Il semble que tout soit clair, facile, simple [1]. »

Dans le sommeil interviennent des zones différentes du cerveau par rapport à l'état d'éveil : le cortex cérébral est en veilleuse, et ce sont les zones les plus profondes, les plus centrales, les plus « nobles » qui entrent en action.

1. J. Bouton, *Bons et mauvais dormeurs.*

Dans le rêve, surtout, c'est l'hémisphère droit qui intervient le plus alors que dans la journée, par notre éducation, c'est surtout l'hémisphère gauche qui fonctionne et prédomine, et ces deux hémisphères n'ont pas les mêmes fonctions.

Dans le sommeil, le conscient est en « veilleuse », et c'est notre inconscient qui s'exprime : nous verrons qu'il est beaucoup plus vaste et plus riche que notre conscient.

Ce que l'on sait, en résumé, c'est que les solutions trouvées par le sommeil et le rêve à nos problèmes supposent une qualité mentale supérieure. De même, nous étudierons ultérieurement (lorsque nous aborderons le dernier quart d'heure du soir et le premier du matin) comment, sur le plan pratique, vous pouvez faire en sorte que votre cerveau travaille pendant votre sommeil sur tel ou tel sujet qui vous intéresse, et comment aussi en recueillir les fruits. Mais disons déjà que « (...) lorsqu'un problème vous préoccupe (...) avant de vous endormir maintenez-le clairement dans votre esprit sans chercher à lui trouver une solution. A votre réveil le lendemain, la solution sera assez souvent toute trouvée. A moins qu'elle ne vous apparaisse en rêve... comme ce fut le cas pour le physicien danois Niels Bohr, qui entrevit en rêve la structure de l'atome, ou pour Wagner, qui entendit dans son sommeil l'ouverture de *L'or du Rhin*. Cette technique — si technique il y a — est vieille comme le monde. Les Egyptiens et les Grecs dans leurs temples pratiquaient l' " incubation " : les hommes allaient dormir dans ces lieux sacrés pour obtenir un rêve destiné à les éclairer. Les musulmans, aujourd'hui encore, récitent une prière spéciale pour obtenir, en rêve, une solution aux problèmes qui les préoccupent[1] ».

« La façon de faire est simple : tout problème demandant une solution devrait être gardé calmement dans l'esprit au moment du coucher. On ne doit pas en discuter ou y réfléchir, sinon le sommeil sera empêché, mais il doit être déposé et abandonné tel qu'il est... On aura généralement la solution en tête au réveil », confirme Annie Besant[2]. Beaucoup de peuples anciens et actuels pensent que pendant le

1. Cf. M. Kohler-Jean Chapelle, *101 recettes pour dormir.*
2. Cf. *Les Pouvoirs de la pensée.*

sommeil et par l'intermédiaire du rêve, qui est pour eux la fonction principale, les dieux et les esprits (des ancêtres morts avant eux) leur « soufflent » des solutions pour résoudre leurs difficultés. En ne conservant que le sens symbolique d'une « essence » supérieure en nous-même qui intervient dans le sommeil, nous dirons de manière un peu plus « terre à terre » que le sommeil est, vis-à-vis de nos problèmes, un excellent guide intérieur.

Nous avons, dans ce chapitre, multiplié les citations afin que vous ne pensiez pas que ce pouvoir prêté à notre sommeil est sorti de notre imagination. Non, il est bien réel, et nous l'avons d'ailleurs nous-même utilisé lorsque nous étions étudiant en mathématiques supérieures et spéciales, puis à l'Ecole centrale où cela nous a aidé beaucoup à réaliser certaines performances ; mais nous l'avons constamment pratiqué depuis, toujours avec profit. Ce pouvoir est à la portée de tous, et chacun peut s'en servir dans sa vie quotidienne, très concrètement. Il faut le cultiver, que vous soyez étudiant ou P.-D.G., manuel ou intellectuel, travailleur ou paresseux (et même peut-être encore plus si vous faites partie de ces derniers).

Quel que soit votre âge (il n'y a pas d'âge limite pour commencer) et aussi quel que soit votre sommeil, même s'il est mauvais.

Il est fort probable que le sommeil et les nuits, avec leurs ténèbres extérieures apparentes, nous ont été donnés en partie dans ce dessein : afin que la lumière du jour s'étant éteinte, elle fasse place à une lumière intérieure chargée de nous éclairer par le « dedans ». Prenez une coquille d'oursin : elle est si belle dans la journée, dans sa forme, ses dessins, ses couleurs : c'est un chef-d'œuvre. Mais la nuit venue, éclairez-la par l'intérieur. Elle devient alors une merveille...

Comment gagner, en dormant, un temps considérable sur les autres

Aucun lever du Soleil ne nous trouve où nous laissa le Soleil couchant, même lorsque la Terre dort, nous voyageons.

Khalil Gibran, *Le Prophète.*

« Le temps, c'est de l'argent », nous dit un proverbe français. Il est beaucoup plus que cela car : « Avec dc l'argent on ne peut acheter du temps », dit en écho un proverbe chinois.

Nous venons de rappeler une des utilisations du sommeil, mais il y en a bien d'autres. Le sommeil est généralement considéré comme un état passif où il ne se passe presque rien, sinon quand il est troublé et donc mauvais. C'est-à-dire qu'il correspond plutôt, pour la plupart, à un temps de non-activité, temps neutralisé, perdu, gâché, qui serait, si l'on pouvait, tellement mieux employé à quelque chose de plus « productif », de plus « intelligent ».

L'homme est toujours en train de courir après le temps : il n'a jamais le temps de ne rien faire, il lui en manque toujours pour son travail, se distraire, voir des amis, se faire des relations, voyager ! Finalement, si l'on y réfléchit un peu, le temps manque plus que l'argent pour la plupart d'entre nous. On ferait bien mieux de chercher les moyens de ne plus dormir ou de moins dormir pour éviter tant de temps « gaspillé », dit notre contemporain. Et en un certain sens il a raison. Mais ce qu'il ne sait pas, c'est qu'il est possible effectivement d'éviter tout ce gaspillage, mais de manière toute différente de ce qu'il imagine : non pas en supprimant le sommeil, mais en l'utilisant. Or presque personne n'y pense, et encore moins nombreux sont ceux qui s'en servent. Seuls ceux qui ont de hautes fonctions, de lourdes responsabilités, un emploi du temps extrêmement chargé, tels les grands hommes d'affaires, les hommes d'Etat. Quand pensez-vous qu'ils prennent le temps de réfléchir, de méditer ? C'est surtout pendant leur sommeil. Car s'ils arrivent à « s'en sortir », ne serait-ce que sur le plan chronologique, c'est parce que tous, sans exception, ont découvert eux-mêmes cette surprenante possibilité. Mais pas les autres, car presque personne ne croit que c'est possible, très aisément réalisable, sans formation, sans inconvénients et sans délai, du « jour » au lendemain.

Nous avons déjà fait justice de cette croyance totalement erronée que le sommeil était du temps vide et inutile, et nous avons montré que cette apparente passivité celait en fait un travail souterrain énorme, un travail intérieur très efficace, et qu'à chaque instant de notre sommeil il se passait quelque chose, non pas d'importun mais de très positif ; non pas seulement une action d'isolement, de protection, mais une véritable œuvre de réparation, de rénovation, de reconstitution.

Ce labeur incessant s'effectue non seulement à notre insu (et sans que la plupart, même pendant l'éveil, en prennent véritablement conscience), mais sans nous, sans notre intervention, on pourrait presque dire malgré nous. Pourtant nous pouvons avoir un rôle actif sur ce travail de notre cerveau, non pas au moment où nous dormons, mais avant, pour guider celui-ci et le faire travailler pendant le sommeil sur ce que nous avons choisi ou décidé à l'avance. Grâce à cela, nous gagnerons un temps considérable, par rapport aux autres humains, ce qui constitue déjà un atout majeur dans ce monde de compétition.

Si l'on ajoute que cette activité, pour les raisons déjà énumérées, est « supérieure » à celle de l'éveil, qu'elle n'est pas là seulement pour la prolonger, mais aussi et surtout pour la compléter, la parfaire, et même parfois la transcender, on en comprendra tout l'intérêt.

On peut en tirer, si je puis dire, un triple gain de temps : c'est du temps en plus qui s'ajoute, mais c'est du temps aussi bien mieux employé qu'à l'état d'éveil, ne serait-ce qu'à cause d'une efficacité plus grande (c'est du temps condensé par rapport à celui de l'éveil), et c'est, de plus, du temps différent dans sa nature, bien meilleur que celui de l'éveil ; ce dernier ne pourrait en aucun cas le remplacer. Nous sommes loin, aux antipodes même, de la conception du sommeil temps perdu ! Mais voici l'objection, très classique, maintes fois entendue : Faire travailler son cerveau pendant son sommeil ! Mais nous aurons un sommeil moins reposant, alors que c'est là sa fonction principale ! Nous aurons un réveil pénible et nous serons finalement plus fatigué pendant le temps de veille. Alors ce que vous avez cru gagner d'un côté vous est largement repris de l'autre. Et l'on vous répète d'un air entendu et péremptoire : « Chaque chose en son temps. » Ça tient debout... En apparence, c'est le bon sens même. Car le sommeil, n'est-ce pas, est fait pour se reposer et l'éveil pour se fatiguer. Or, c'est là une erreur grossière — mais courante — communément et facilement admise et transmise, lorsque l'on ne connaît pas la question. Fort heureusement, la réalité est tout autre et, lorsque l'humain l'aura compris, il accomplira des pas de géant.

Croire que le cerveau s'arrête, c'est la conception des Romains. Et croire qu'il ralentit, c'est la conception moyenâgeuse. Il ne s'agit absolument pas de le faire travailler plus : nous pensons même que ce n'est pas possible ; il s'agit seulement de le faire travailler sur quelque chose qui nous intéresse particulièrement au lieu qu'il « se branche » sur n'importe quoi, de manière aléatoire. Nous ne voyons pas très bien pourquoi, alors, nous en serions plus fatigué au réveil. Oublions donc cet argument sans valeur et sans fondement : vous pouvez obtenir que votre sommeil « travaille pour vous », et ceci par un moyen simple que nous expliciterons un peu plus loin.

Vous pouvez l'expérimenter tout de suite, et puis vous en prendrez l'habitude. Et peu à peu vous perfectionnerez, vous affinerez cette méthode et vous gagnerez beaucoup de temps. Vous découvrirez vous-même au fur et à mesure toutes les possibilités que votre sommeil vous offre, par exemple :

— pour préparer une réunion, une conférence ;

— pour établir les plans, l'organisation de votre journée du lendemain et de votre semaine ;

— pour avancer un projet plus vaste qui vous tient à cœur et auquel votre vie trop active du jour, avec ses impératifs urgents, vous empêche de vous consacrer.

« La nuit porte conseil », tout le monde connaît ce proverbe, mais bien peu savent à quoi il correspond vraiment. Notre sommeil peut être un véritable moyen de réflexion car il correspond, si nous savons l'utiliser, à un temps fort de notre mental. Il s'agit là d'une des utilisations (nous en verrons d'autres) les plus intelligentes qui soient de notre sommeil, sans, répétons-le bien, aucune incidence, aucune retombée secondaire fâcheuse ni même désagréable.

Cela ne revient-il pas, de surcroît, et sous une autre forme, à augmenter sa longévité, ce que nous désirons tous tellement ; vivre 30 % plus longtemps, c'est-à-dire l'équivalent de quatre mois de plus chaque année et de vingt à vingt-cinq ans sur l'ensemble du parcours ? Un moyen simple somme toute, de faire en sorte que tout le monde ou presque devienne centenaire.

Le rêve

Dieu a créé le rêve pour indiquer la route au dormeur dont les yeux sont dans l'obscurité.

(Livre de Sagesse égyptien. Ier siècle.)

Observe tes rêves et garde-les précieusement, comme cela tu vivras deux fois plus que les autres.

Yves Navarre.

Le songe est savoir.

Paul Valéry.

Nous avons précédemment décrit certaines des grandes fonctions du rêve ; celui-ci se déroulant, rappelons-le, essentiellement pendant le sommeil paradoxal. Mais nous n'avons que fort peu parlé de son contenu. Bien loin d'être une activité intempestive et sans signification ou même, comme le prétendent certains, sans intervention réelle du psychisme, le rêve correspond en réalité à une activité très élaborée de notre psychisme et de ce fait très fructueuse, très directement liée à notre inconscient.

L'inconscient

Tout ce qui travaille, crée, agit, souffre, fermente et couve dans la nuit de notre âme inconsciente, tout ce qui se manifeste d'une part dans la vie de notre organisme, d'autre part dans ce que nous recevons d'autres âmes et de l'univers entier, tout cela monte aussi avec un accent particulier de la nuit inconsciente à la lumière de la conscience.

Carl Gustav Carus.

Le rêve, avons-nous dit, est en effet le mode d'expression normal, habituel, naturel de l'inconscient, encore que son langage en soit un peu indirect puisqu'il nous parle par symboles. Sa signification est donc souvent cachée. Ce langage évoque celui d'un cinéaste car il s'exprime presque uniquement par des images. C'est grâce au rêve que nous pouvons explorer ce continent inconnu enfoui au fond de nous-même et découvrir alors un véritable jardin d'Eden où se trouvent en abondance des présents d'une valeur exceptionnelle. Et nous pouvons amener tous ces trésors à la surface par le rêve qui est le lien, le moyen de communication entre notre conscient et notre inconscient. Il est donc possible de tirer un grand bénéfice de ses rêves : s'y intéresser n'est pas seulement un divertissement de l'esprit, une distraction, une sorte de passe-temps. C'est au contraire faire preuve de beaucoup de réalisme.

Notre inconscient est beaucoup plus vaste que notre conscient ; ce dernier n'étant que la partie émergente de l'ensemble de notre conscience, celle, visible, qui flotte au-dessus de la surface. Mais les différences de niveau sont très faibles, et seul ce que Freud a appelé le « préconscient », toute petite partie de notre inconscient, vient à découvert et monte parfois pendant le jour à la conscience. Pour explorer la partie profonde, il faut soit y descendre par d'autres moyens, soit la « saisir au vol », lorsque quotidiennement elle émerge, elle aussi, par le rêve. Par ailleurs, des expériences ont montré que notre inconscient était capable de capter des enseignements inaccessibles à notre conscient, à nos sens, à l'état d'éveil. Il est aussi une sorte de très puissant radar à l'écoute du cosmos et en particulier de ses rythmes. Et il retient tout. Il possède une mémoire absolue, très fiable, une mémoire d'ordinateur. Que contient ce continent perdu, englouti comme l'Atlandide ? Véritable encyclopédie vivante, banque de données inouïe, tout ce que nous avons enregistré au cours de notre vie entière va servir de matériaux de base ; et ceux-ci vont par le rêve être combinés en des formes originales qui apparaîtront. Le rêve travaille non seulement à partir des éléments de notre propre expérience, de notre mémoire, mais il puise aussi dans l'« esprit universel », ce que Jung a appelé l'« inconscient collectif » ; car l'homme porte en lui toute son histoire, celle de l'humanité et même celle de la vie. D'où les idées venues d'« on ne sait où ». Et cela augmente encore la richesse de cette source, qui devient infinie. Quelle impardonnable erreur nous commettons en ne l'exploitant pas.

Le temps du rêve, a dit Henry Certigny c'est « l'heure où les archives de l'inconscient livrent leurs secrets ». On sait aussi que l'inconscient est remarquablement organisé. Tout y est bien classé ; le désordre n'y règne pas, comme pourraient le faire croire la plupart de nos rêves. Notre inconscient est aussi, par essence (et nous en comprendrons un peu plus loin les raisons), artiste, créateur, inventeur ; il semble même que ce soit là sa fonction principale : il a une imagination extraordinaire, même pour ceux dont le conscient n'en a que peu. Certains ont dit que tout ce qui est artistique chez l'homme semble naître pendant le sommeil. Patricia Garfield a écrit : « L'inconscient est un vaste et riche entrepôt de nourriture créative pour la vie entière, dont il nous appartient de tirer parti à notre gré. » Ben Sweetland, l'auteur de *La fortune en dormant,* propose, lui, de remplacer le mot inconscient par « esprit créateur ». Notre inconscient est très doué, surdoué par rapport à notre conscient. Les surdoués, d'ailleurs comme les grands créateurs, les grands conquérants, prêtent attention à leurs rêves et les écoutent.

En bref, cet inconscient est plus intelligent, plus savant, plus riche, plus fécond, plus éveillé, plus puissant, plus clairvoyant que le conscient. L'inconscient est le véritable siège de l'intelligence, comme il est celui du pouvoir et du savoir. Personne ne sera jamais aussi intelligent au niveau du conscient qu'il ne l'est au niveau de l'inconscient. De plus, notre inconscient ne dort jamais, il est éveillé de notre naissance jusqu'à notre mort. Et on peut utiliser pleinement ses forces, ses dons, lorsque le conscient est au repos ou mis en veilleuse ; dans le sommeil, par exemple, car le monde extérieur n'est plus là pour l'exciter. Il peut donc, si nous y faisons appel, nous apporter une aide de grande valeur, et nous aurions bien tort de nous priver des services d'un collaborateur aussi dévoué, efficace et compétent. Car il est bel et bien à notre service. Grâce à lui, écrit Etienne Perrot, « une mystérieuse sagesse nous visite pendant le sommeil ».

Il n'est pas possible, ici, d'évoquer, même dans les grandes lignes, toutes les possibilités que nous offre le rêve pour nous aider à mieux vivre et plus pleinement, mais nous développerons l'une de ses richesses : la créativité qu'il provoque.

La créativité

En nous gît une source profonde de connaissance. Nous pouvons l'atteindre par un dialogue créatif avec nos rêves.

Patricia Garfield[1].

Il est étonnant de constater combien peu nombreux sont les gens qui sont conscients de l'importance de l'art de rester couché dans le lit car en fait, selon mon avis, les neuf dizièmes des découvertes les plus importantes du monde, aussi bien scientifiques que philosophiques sont nées lorsque le savant, le philosophe, était recroquevillé dans son lit à 2 heures ou 5 heures du matin.

Lin Yutang[2].

Dans *Savoir imaginer*[3], Florence Vidal écrit ceci : « L'esprit s'évade, navigue. Il s'intéresse à ce flot d'images surgies sans ordre, n'importe comment, de tous ces lieux de l'esprit qu'on ne songerait pas autrement à explorer. Et c'est alors que l'on trouve. La raison en est simple, le territoire d'exploration n'a plus de haies, il devient aussi libre qu'un continent sauvage sans frontières, rendu à sa totale vastitude. Le chercheur balaie ainsi un champ de mémoire infiniment plus étendu que celui qu'il parcourt à l'état de veille. Il erre dans les profondeurs de son inconscient. »

De son côté, André Sonnet[4] attribue aux rêves l'origine de presque toutes les réalisations artistiques et technologiques accomplies par notre espèce.

Le rêve est en effet un outil très puissant de créativité. Et cela est vrai pour tous les domaines de l'activité humaine. Celle des poètes, bien sûr. Victor Hugo l'a avoué : « Je suis celui qui prête attention à sa vie nocturne. » Et c'est d'abord en rêve qu'il a conçu le thème de son œuvre majeure : *La Légende des siècles* qui débute d'ailleurs ainsi : « J'eus un rêve : le mur des siècles m'apparut. » Mais c'est également vrai pour les auteurs, compositeurs, artistes divers qui ont pratiquement tous dit devoir à leurs rêves la quasi-totalité de

1. Cf. *La Créativité onirique,* Ed. La Table ronde.
2. Cf. *The Importance of Living.*
3. Ed. R. Laffont, coll. « Réponses ».
4. Cf. *In the Twilight Zones of Dream.*

leurs créations. Ainsi *La Flûte enchantée* a été écrite par Mozart pendant un rêve. Descartes lui-même a dit avoir conçu en rêve *Le Discours de la Méthode* la nuit de la Saint-Martin, le 10 novembre 1619. Et toute la pensée occidentale a été changée par le rêve de celui que l'on a considéré comme le fondateur du rationalisme ! Napoléon a confessé faire ses plans avec les rêves de ses soldats endormis... En réalité, c'est avec les siens qu'il les faisait, et pas seulement ses plans de bataille... Dans le domaine des sciences et de la technologie, la plupart des découvertes, grandes ou petites, sont le fruit du rêve. On pourrait citer de très nombreux exemples. Nous nous limiterons aux plus connues :

— l'ordinateur, par John von Neuman ;
— la pénicilline, par Yan Fleming ;
— l'insuline, par Banting ;
— pratiquement toutes les inventions de Thomas Edison (entre autres le phonographe et l'ampoule électrique) ;
— le manche à balai des avions, par Esnault Pelleterie ;
— les lois de l'induction, par Gauss ;
— la désintégration de l'atome, par Rutherford...

Mais « la possibilité de rêves créateurs est virtuellement ouverte à chacun d'entre nous », affirme W. Dement. Aussi est-il important de comprendre comment procède le rêve dans son rôle créateur. Pour cela nous allons démonter, détailler un peu le processus de certaines inventions célèbres d'origine onirique. Voici celle qu'a racontée lui-même Friedrich von Kekule, professeur de chimie à Gand en 1865. Il s'était penché en vain, pendant des années, sur la disposition des atomes dans une molécule sur laquelle il travaillait : celle du benzène.

Il nous en donne ce récit : « Je tournai ma chaise vers le feu et m'assoupit... les atomes continuaient de gambader devant mes yeux, les petits restaient modestement au fond ; mon regard mental, aiguisé par des visions répétées, pouvait maintenant distinguer les plus grandes structures de conformations multiples : de longues rangées parfois étroitement ajustées, le tout avec des ondulations et contorsions de serpent. Mais soudain que se passe-t-il ? L'un des serpents a saisi sa queue et la forme s'est mise à tourbillonner de façon moqueuse devant mes yeux. En un éclair je compris... Apprenons à rêver, messieurs ! »

Kekule aurait pu, comme tous ceux (la presque totalité) qui traitent leurs rêves avec dédain, se dire à son réveil : j'ai rêvé de serpents et hausser les épaules. D'avoir prêté attention à ce rêve lui a permis de trouver la clef, la base même, de toute la chimie structurale, et ce fut (je cite) « ... la découverte la plus brillante de toute la chimie ». Il s'agissait en effet de l'idée, révolutionnaire à l'époque, que certains corps organiques ne sont pas des structures ouvertes mais constituent des chaînes fermées en anneaux, semblables à un serpent qui se mord la queue.

On voit ainsi comment agit le rêve : la solution qui se présente grâce à lui est en fait une idée qui tend à se matérialiser après que l'on y eut songé à l'état de veille avec beaucoup de force et non pas la résolution gratuite d'un problème fortuit. Par le rêve, on sort de soi-même ; pourtant le poète rêve souvent de poésie, le violoniste de musique, le mathématicien d'équations. Les découvertes d'inspiration onirique relèvent des activités diurnes du rêveur. Le couturier y trouvera un nouveau modèle de robe. Le publiciste un nouveau slogan publicitaire, etc.

Il se peut très bien d'ailleurs que l'idée originale ait été en réalité conçue pendant l'éveil, mais, peut-être parce que trop révolutionnaire, elle a été censurée et n'a pu apparaître, donc a été refoulée.

Freud a écrit : « Dans le rêve une grande partie de la censure est levée... Les idées étant transformées en images visuelles, les pensées latentes libérées se trouvent ainsi illustrées. » Ou cette heureuse formule : « l'idée rejetée est l'enfant de la nuit ».

C'est aussi la démonstration que seul le rêveur peut comprendre son rêve (ce qui ne veut pas dire qu'il ne peut pas se faire aider) ; il suffit d'imaginer ce qu'aurait pu comprendre toute autre personne que Kekule qui aurait vu en rêve des images de serpents se mordant la queue : cela n'aurait abouti à rien sans doute, et en tout cas pas à la formule du benzène. Cet exemple et celui d'Albert Einstein, qui va suivre, vont nous montrer que c'est en s'affranchissant de la logique classique, des habitudes, des conventions que le rêve, grâce à cette liberté et cette fantaisie retrouvées, devient fécond.

Einstein a découvert le lien entre l'espace et le temps, base de la relativité, en (nous dit-il lui-même) « (...) chevauchant un rayon lumineux en rêve et en se déplaçant avec lui à la vitesse de la lumière ». Il s'aperçut alors que pour tous ceux qu'il rencontrait, le même événement était le présent, malgré l'écoulement du temps pour quelqu'un d'immobile. Dans la journée, Einstein, monsieur très sérieux (encore qu'il fût plein d'humour), n'aurait probablement pas pensé ou osé se mettre à califourchon sur un rayon lumineux comme un enfant sur une rampe d'escalier. C'est grâce à ce « coup de pouce », comme pour Kekule, que l'éclair de génie, la trouvaille a jailli.

C'est donc grâce à sa hardiesse que le rêve nous propose des solutions que l'on n'aurait pas imaginées. Car il s'affranchit de tout, il se moque des syllogismes d'Aristote et de Descartes, il franchit tous les interdits, tous les « sens interdits ». Toute censure de la raison, de la morale personnelle, sociale, religieuse est abolie au profit d'une seule de nos facultés, la plus précieuse et la plus négligée dans notre éducation : l'imagination, faculté humaine par excellence et qui distingue l'homme de l'animal : « En abandonnant momentanément les contrôles rationnels en faveur des codes qui régissent les jeux clandestins de l'esprit, le rêve se sert d'un type nouveau de logique. Ainsi l'illogisme et l'apparente naïveté ou l'indifférence aux conventions et au bon sens se révèlent très précieux pour former des combinaisons nouvelles [1]. »

Revenons quelques instants sur le rêve de Kekule pour montrer la différence qu'il y a entre *comprendre* son rêve et l'*interpréter* symboliquement en se servant de la fameuse « clef des songes ». Il existe maintenant de nombreux et parfois contradictoires « dictionnaires des rêves ». S'il avait été disciple de Freud, Kekule aurait vu dans le serpent un symbole sexuel, un symbole phallique (encore que Freud se soit lui-même défendu de donner à tous les rêves une signification sexuelle). S'il avait été disciple de Jung (qui a été le « successeur » de Freud et a élargi son œuvre), Kekule aurait vu, entre autres, dans ces serpents une réminiscence de cette fameuse bataille, restée dans notre « inconscient collec-

1. Cf. A. Koestler, *Le Cri d'Archimède.*

tif », entre les mammifères que nous sommes et les reptiles. Cette bataille gigantesque, « mémorable », qui date de plusieurs dizaines de millions d'années, et a duré des millions d'années, a été, heureusement pour nous, gagnée par les mammifères, et elle explique, selon Jung, ces serpents, ces dragons (dinosaures) qui apparaissent souvent dans les rêves humains, et probablement dans ceux de tous les autres mammifères car elle y a laissé des traces ineffaçables. Mais Kekule aurait pu aussi voir dans les serpents le symbole de l'énergie, de l'inconscient, siège de nos pulsions naturelles profondes. Toutes les fois que nous rêvons d'un animal, celui-ci représente la partie animale de notre nature, et suivant l'espèce animale qui apparaît ainsi et la manière dont il se comporte et dont nous le ressentons, cela a une signification. C'est la « bête » qui se « réveille » et même se révolte dans le rêve d'avoir été ainsi souvent ignorée, refoulée. Nous l'avons déjà dit, en effet, tous les personnages vivants (même les animaux) qui apparaissent dans nos rêves ne sont que des facettes de nous-même. « Ainsi, nous avons en nous toute une ménagerie, un zoo, une basse-cour », dira Christian Charrière. Mais le génie de Kekule « n'y a vu que » la formule du benzène...

Voici quatre autres exemples de découvertes par le rêve qui vous en feront saisir l'universalité, et vous persuaderont ainsi que vous pouvez l'utiliser, quel que soit votre métier, et aussi pour votre vie personnelle.

Celle de Niels Bohr : « Des planètes filaient autour du Soleil, elles étaient reliées au Soleil par de minces rubans et décrivaient (...) Lorsque j'ai exposé aux savants du monde entier ma découverte relative à la structure de l'atome, il m'a suffit de raconter chaque fois mon rêve : le Soleil et les planètes étaient respectivement le noyau et les électrons de l'atome. »

Celle du modeste moine autrichien Johann Mendel. Il avait réfléchi pendant de nombreuses années au problème de l'hérédité, sans trouver de solution. Et puis, il a vu en rêve, nous dit-il : « Un champ de trèfle fleurissant dans de multiples couleurs, mais où les diverses fleurs étaient classées en un certain ordre. » Cet ordre était exactement celui de sa fameuse loi complexe, découverte ainsi par le rêve il y a plus de cent ans, clef de toute l'hérédité et non encore dépassée aujourd'hui.

Le célèbre mathématicien grec Archimède est connu surtout par l' « eureka ! » prononcé dans son bain lorsqu'il a trouvé, vers 250 avant Jésus-Christ, la loi des corps flottants ; mais ce que l'on sait moins, c'est que c'est à lui que l'on doit aussi la loi des leviers : il s'est vu en rêve « soulevant le monde à l'aide d'un point d'appui ».

On ne fait pas que des découvertes scientifiques par le rêve, et pas seulement de grandes découvertes. Citons l'exemple du fameux joueur de golf américain Jack Nicklauss, ex-champion du monde qui était au moment de ce rêve en plein déclin, mais « il inventa en rêve un nouveau mouvement, il l'essaya » et redevint le meilleur du monde.

Pourquoi sur le plan scientifique

Pourquoi le rêve a-t-il un tel pouvoir créateur ? Notre cerveau supérieur comporte deux hémisphères, mais la force créatrice provient en grande partie de ce que nous rêvons surtout avec notre hémisphère droit. Or, notre civilisation a surtout développé notre hémisphère gauche, à tel point que l'on a même dit que nous étions devenus des hémiplégiques du cerveau. Cela est le résultat de notre éducation, de notre mode d'instruction en Occident surtout, notamment pour ceux qui ont une formation scientifique ; mais ce développement de l'hémisphère gauche est apparu surtout avec l'écriture il y a quelques milliers d'années, qui a poussé à la linéarité de la pensée, et le comptage pratiqué depuis quelques centaines d'années. On sait aussi que le cortex gauche commande les mouvements de la moitié droite du corps, et que le cortex droit commande à la moitié gauche du corps. Or le fait d'être droitier de la jambe et du bras contribue à favoriser l'hémisphère gauche. Certains préconisent d'ailleurs pour rétablir l'équilibre de favoriser l'ambidextrie. On a dit que l'hémisphère gauche était le cerveau occidental, et l'hémisphère droit le cerveau oriental.

Nous sommes devenus asymétriques ; ceci existe dès la naissance et s'accuse encore lors de la maturation du cerveau. L'hémisphère gauche, c'est celui de la pensée analytique, la pensée rationnelle, la logique, celle de Descartes, qui

UNE COMPARAISON DES CARACTÉRISTIQUES MODALES DES HÉMISPHÈRES DROIT ET GAUCHE*

Gauche	Droit
Verbal : utilisant des mots pour nommer, décrire, définir.	*Non verbal :* conscience des choses, mais connexion minimale avec des mots.
Analytique : découvrant les choses étape par étape et élément par élément.	*Synthétique :* plaçant les choses ensemble pour former des touts.
Symbolique : utilisant un symbole pour remplacer une chose : ex. : le signe + pour addition, les signes ♁ ♂ pour homme ou femme.	*Concret :* rattaché aux choses comme elles sont au moment présent.
Abstrait : extrayant une information et s'en servant pour représenter le tout.	*Analogique :* voyant les liens entre les choses, comprenant les métaphores.
Temporel : gardant la trace du temps, organisant les choses séquentiellement et les exécutant dans l'ordre.	*Atemporel :* aucun sens du temps.
Rationnel : tirant des conclusions fondées sur des faits et sur un raisonnement.	*Non rationnel :* n'a pas besoin de faits et de raisonnement ; propension à ne pas juger.
Numérique : utilisant les nombres et leur mode d'emploi.	*Spatial :* voyant où les choses sont en relation avec d'autres, et comment les parties forment un tout.
Logique : tirant des conclusions fondées sur une organisation logique.	*Intuitif :* procédant par bonds, à partir d'impressions, de sentiments, d'images visuelles, d'éléments d'information.
Linéaire : pensant en terme d'idées reliées, pensée convergente.	*Global :* percevant des ensembles, associant des parties, conclusions divergentes.

Adaptation de la présentation de Betty Edwards.

* Pr Gabriel Racle, *La Pédagogie interactive*, Ed. Retz.

découpe tout « en tranches ». C'est l'hémisphère de la pensée linéaire discursive (succession d'idées mises « bout à bout »), du langage, de l'écriture ; c'est un outil d'analyse. Quand un des deux hémisphères domine trop, l'autre a tendance à s'atrophier : et c'est ce qui se passe pour notre hémisphère droit : celui-ci est surtout celui de l'intégration et de la synthèse, celui qui permet de reconnaître un ensemble, une forme, car il est celui de la pensée globale : les découvertes sont réalisées grâce à cette forme même de pensée qui rassemble des éléments épars, apparemment quelquefois sans rapport les uns avec les autres, pour en faire un tout cohérent, comme les différentes pièces d'un puzzle. L'hémisphère droit réagit mieux aux métaphores et il a plus de liens avec les structures qui élaborent les composantes affectives du comportement ; autrement dit, il est plus sentimental ; il est aussi plus irrationnel, inspiré, religieux. On pense à gauche, dit-on, et on aime à droite (rien à voir avec les opinions politiques). L'hémisphère droit est celui de la musique, de la poésie et du rêve. Sur un plan plus concret, il permet de contrôler et de coordonner les mouvements comme l'exigent le sport et la danse ; c'est grâce à lui que nous pouvons retrouver notre rue et notre domicile car c'est lui qui nous donne le sens de l'orientation ; symboliquement, en le « sous-développant », notre éducation nous « déboussole », nous désoriente. Le cerveau droit est aussi celui de l'humour, du rire, du point de vue comique ou cosmique, ce qui est la même chose, car rire de quelque chose et même de ses difficultés et de ses travers, c'est être capable de les juger de très haut dans l'espace et dans le temps. Le cerveau gauche, lui, ne comprend pas la plaisanterie. Or nous savons que la fantaisie est primordiale dans toute créativité. Le cerveau droit confère aussi le sens de la création artistique parcc qu'il sait manipuler les symboles, les analogies, les représentations imagées, qui sont tous les modes d'intervention classiques et constants du rêve. Le cerveau droit est le support de l'intuition. On a dit que le cerveau gauche était celui du « raisonnement enchaîné », de la « logique poussée à l'extrême et fermée sur elle-même », et que, à l'opposé, le cerveau droit était capable de conférer à l'intellect un dynamisme accru parce qu'il pouvait acquérir des connaissances sans passer par l'effort laborieux de l'expérience, et savait faire jaillir l'inspiration sans passer par les étapes du raisonnement, en saisissant les choses par éclairs. Le cerveau gauche, lui, adore classer, mettre des noms et des étiquettes, il coupe « les cheveux en quatre » et croit ainsi connaître le secret des choses. Le cerveau droit au contraire s'intéresse à ce qui est plus subtil, plus total, et il a une vue plus pénétrante des choses ; on a dit qu'il en voyait l'endroit au lieu de n'en voir que l'envers comme le cerveau gauche. C'est donc ainsi que le rêve nous permet des découvertes et en même temps rééquilibre notre fonctionnement cérébral. On retrouve d'ailleurs par la créativité du rêve la valeur divine que les Anciens lui attribuaient.

La science considère — c'est le critère qu'elle a retenu — que le premier homme, celui qui a franchi le premier la barrière qui le séparait de l'animal préhumain d'où nous sommes issus, c'est celui qui le premier a su créer quelque chose et ce fut un outil (certains animaux savent se servir d'un outil, aucun ne sait en créer un, même très simple). Cela s'est passé il y a plus de trois millions d'années, peut-être d'ailleurs grâce à un rêve. Il s'est ainsi égalé à Dieu, Créateur de tout (y compris peut-être de lui-même).

« Songez » à tous ces rêves presque tous perdus, plus de dix milliards de rêves chaque vingt-quatre heures ! Alors ne laissez plus désormais s'envoler vos rêves car c'est tout le temps, tous les jours que l'on a besoin d'être créatif.

« Deux âmes habitent en mon sens ! Deux consciences : l'une diurne, éveillée, superficielle, l'autre nocturne, ordonnée, profonde. La seconde se meut suivant une logique ignorée de nous, dans les pressentiments, les visions, les intuitions, et donne à la civilisation un aspect vivant, organique, ou, comme auraient dit les Anciens, magique » affirmait Napoléon. Henri Poincaré, pourtant très épris de rationalisme a écrit dans *Sciences et Méthodes :* « C'est l'inconscient qui crée et qui invente, le conscient lui prépare le travail et l'exploite »... Admirable complémentarité entre l'inconscient et le conscient, entre le rêve et l'éveil. Pour Gérard de Nerval, « Le rêve est une seconde vie. » Je crois, moi, qu'il en est la première ; et que l'on peut même dire que toute création humaine, qu'il s'agisse d'une idée, d'une société, d'un pont, d'une machine ou d'un simple outil, n'est que le fruit, la matérialisation d'un rêve, quelquefois d'un rêve éveillé, mais le plus souvent d'un rêve endormi.

« Et n'est-ce pas un rêve, qu'aucun d'entre vous ne se souvient d'avoir rêvé, qui a bâti votre cité et façonné tout ce qui s'y trouve ? Si seulement vous pouviez voir les marées de ce souffle, vous cesseriez de voir rien d'autre. Et si vous pouviez entendre les murmures du rêve, vous n'entendriez aucun autre son [1]. »

Il semble que dans le rêve, au-delà même de l'imagination, s'éveille une sorte d'inspiration, de révélation directe (il y a une origine étymologique commune à rêve et révélation) ; une lumière géniale surgie des profondeurs de nous-même et qui, un peu comme les étoiles, ne brille que la nuit. Il nous est personnellement arrivé à différentes reprises d'avoir ainsi des idées la nuit qui, notées aussitôt et relues le lendemain, nous ont semblé vraiment « venues d'ailleurs », et que nous n'aurions certainement pas trouvées à l'état de veille.

Nos contemporains, trop cartésiens, veulent tout résoudre par la pensée rationnelle ; ils croient trop au mythe de la raison, de la logique, et cela bloque les rouages de leur créativité. Jean Fourastié le pense aussi : « La confiance (bien naturelle, bien compréhensible) que l'Homme a dans sa raison est la cause fondamentale de la lenteur des progrès de la connaissance humaine et par la suite de la lenteur des progrès de l'humanité [1]. »

Claude Pécunia nous a dit que, lorsqu'il animait des séminaires de créativité et qu'un des participants s'endormait, il disait : « Ne le réveillez pas, il est parti dans le sommeil, il va revenir avec des idées. » L'avenir appartiendra, dans n'importe quel domaine (artistique ou financier) à ceux qui seront capables de créer, d'imaginer (et l'image n'est-elle pas le mode d'expression du rêve ?). C'est évident dans le domaine industriel où la plus grande partie des produits devient obsolète en cinq ans. Le *management* est affaire d'imagination au pouvoir et pour un *manager* la créativité est une obligation : il y a le chef qui précède et le subordonné qui ne sait que suivre. Or « (...) l'homme ne

---

1. Cf. Khalil Gibran, *Le Prophète.*
2. Cf. *La Grande Mutation du XXe siècle.*

peut découvrir dans le réel que ce qu'il a au préalable imaginé », dit encore Jean Fourastié.

Aussi paradoxal que cela puisse paraître, le plus grand réaliste, le réalisateur le plus concret sera celui qui saura utiliser ses rêves, leur fantaisie et même leur poésie. Le rêve rejette la camisole de force de l'habitude et se révolte contre les entraves nécessaires pour maintenir un certain ordre, une certaine discipline, cependant fatales au bond créateur. « Nos pensées tendent à se réduire aux modèles sociaux et se figent, perdant la fluidité nécessaire à de nouvelles associations. Dans nos rêves, la pensée créatrice nous est encore accessible là où elle prend sa source ; ils servent à nous évader de nos modèles pour faire des combinaisons nouvelles sous forme d'images étranges. Désapprise ou réprimée, la créativité peut ainsi être réapprise et libérée [1] », écrit encore Patricia Garfield. Si apprendre à penser doit être la première des préoccupations de tout être humain, apprendre à rêver devrait être la seconde.

Le temps du conscient (soumis à sa logique), ordinateur, est celui que nous vivons. Il doit être prolongé, complété par celui de l'inconscient, dont le « travail » est plus noble car aucune machine ne pourra le faire. Se réconcilier avec ses rêves, en prendre soin, y être attentif, les comprendre, les écouter permet enfin, en nous, la grande « réconciliation » de nos deux hémisphères et nous serons un humain complet mieux équilibré, plus créatif, plus autonome. Ecoutons et méditons ce vieil adage du taoïsme zen : « L'hémisphère qui parle ne sait pas ; l'hémisphère qui sait ne parle pas. »

Favoriser, guider, mémoriser ses rêves

Nos rêves sont précieux ; et, bien que nous n'ayons pu qu'effleurer ce sujet si vaste, nous avons une idée des richesses immenses qu'ils nous offrent pour peu que nous nous donnions la peine (qui est très vite un grand plaisir) de nous y intéresser. Voici comment, sur le plan pratique, nous pouvons bénéficier de ces largesses inépuisables.

Mais il faut que nous y mettions un peu « du nôtre », et pour cela d'abord favoriser ses rêves.

---

1. Cf. *La Créativité onirique*.

Les tranches de notre sommeil pendant lesquelles se produit le rêve (sommeil paradoxal) et qui, avec celles du sommeil très profond, sont les plus impérieuses, sont aussi celles que nous maltraitons le plus.

Favoriser ses rêves, c'est d'abord éviter de les maltraiter. « Or vis-à-vis d'eux nous commettons de grands dégâts quand nous bousculons notre cycle normal en restant debout trop tard et trop souvent, en avalant des drogues pour dormir et d'autres encore pour nous réveiller, en buvant d'énormes quantités de café ou de thé, en prenant trop d'avions intercontinentaux et en consommant trop d'alcool », écrit W. Dement. Précisons que ce sont surtout les barbituriques qui écrasent le plus les phases de sommeil paradoxal ainsi que les amphétamines et les tranquillisants.

Par ailleurs part, nous savons qu'en s'éveillant le matin « n'importe quand » comme c'est le cas de la presque totalité d'entre nous, on interrompt (en général brusquement) le dernier cycle de notre sommeil ce qui n'est pas favorable du tout à une bonne mémorisation de ses rêves, mais, en outre, nous sommes « en manque » de sommeil paradoxal, et donc « en manque » de rêve puisque la dernière tranche de ce type de sommeil n'a pas eu lieu ou a été écourtée. Or c'est la plus importante à la fois en durée et par son contenu : en effet, les différentes tranches de rêves d'une même nuit se suivent, s'enchaînent comme les différentes parties d'un même film, les différents chapitres d'un même roman ; et la dernière tranche constitue le dénouement, le final de cette orchestration. Alors non seulement on est en « dette » de rêve, dette qui par cumul s'accroît chaque matin, et non seulement on est mis dans les plus mauvaises conditions pour s'en souvenir, mais on est mis aussi dans les plus mauvaises conditions pour comprendre ses rêves. Car on a « raté la fin », la partie la plus intéressante. Ainsi, pour la plupart, les rêves « ne veulent rien dire, n'aboutissent à rien », etc.

L'alimentation retentit également sur l'ensemble du sommeil et particulièrement sur les rêves. Il y a des rêves digestifs (quand on a trop mangé le soir) et des rêves alimentaires (quand on n'a pas assez mangé le soir) : ils n'apportent pas grand-chose. Si vous manquez de protéines, vous rêvez moins car les hormones du rêve (dopamine, noradrénaline, acétylcholine) sont à base d'acides aminés, eux-mêmes constitués de protéines.

Le vêtement de nuit influence aussi les rêves : le meilleur vêtement pour rêver c'est la peau : c'est l'état « de nature », de liberté retrouvée dans la nudité. Si l'on est pudique ou frileux, mettre un vêtement mais qui soit tel que l'on ait l'impression de ne pas en avoir : toute entrave au corps est une entrave au sommeil et au rêve. Par exemple, pas de vêtement trop « ajusté ». Avec un pyjama ou une chemise de nuit dont la ceinture vous serre à la taille ou boutonné trop haut, on risque de rêver que l'on nous coupe en deux ou que l'on nous étrangle, et les rêves correspondants ne sont ni très agréables ni très « enrichissants ».

Savez-vous que le cinéma, la télévision, si l'on en abuse (c'est assez fréquent pour la télévision) tuent le rêve : car ils rêvent à notre place, ils se substituent à nous et nous imposent un rêve préfabriqué.

On ne peut pas choisir ses rêve, en décider à l'avance, car on ne peut les commander à son esprit. En revanche, on peut les influencer, les guider, les orienter ; et c'est dans le quart d'heure qui précède votre endormissement que vous avez le plus de chance d'y parvenir.

Patricia Garfield appuie cette affirmation :

« Nous pouvons constamment nous encourager à rêver de sujets qui nous intéressent et obtenir des rêves qui s'y rapportent. » Ainsi que Ben Sweetland : « Notre inconscient travaille suivant la direction de l'esprit conscient... Lorsque vous restez debout et tentez de créer, vous n'utilisez qu'une faible portion de votre esprit. Lorsque vous vous permettez de vous endormir paisiblement, de façon détendue, après avoir donné des directives à votre fidèle serviteur, votre inconscient, vous utiliserez alors vos pouvoirs mentaux au maximum. »

Avant de se coucher le soir, on pourrait dire quelque chose comme : « Cette nuit, en dormant, mon esprit créateur travaillera sur mon problème et me fournira une solution demain matin à mon réveil. » Et : « Il faut que nous sachions en effet que, la nuit, notre inconscient élabore les programmes qui influenceront nos comportements futurs. » On peut déclencher ses rêves : ainsi les derviches de l'île de Rhodes, qui sont des soufis musulmans, se mettaient tous

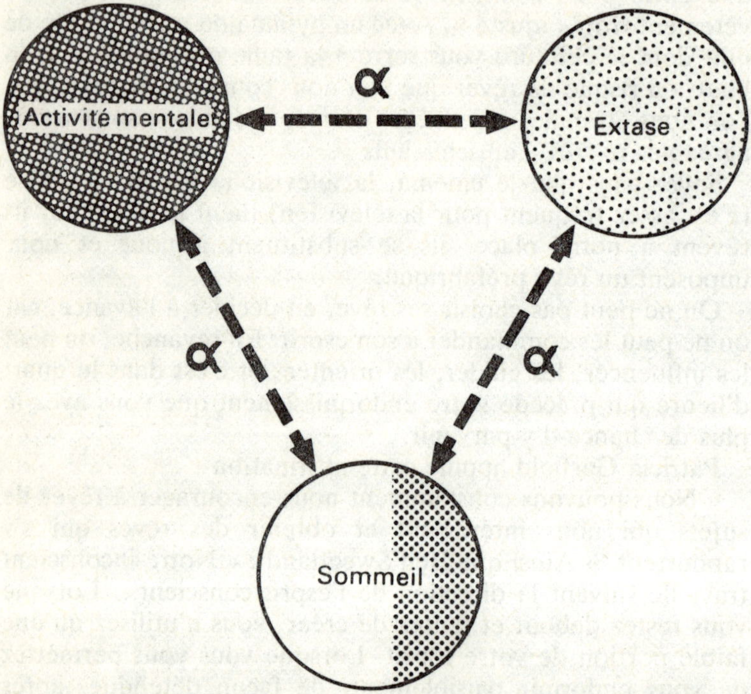

Le rythme alpha, ou l'onde de la relaxation, est aussi un état de transition qui mène à l'activité mentale, au sommeil ou à l'extase pour disparaître avec eux. (Jeannette Bouton)

ensemble dans un très grand lit et faisaient tous le même rêve, la même nuit, que le maître derviche leur indiquait ; ils s'y préparaient à l'avance par une purification mentale, des prières et des mantras.

Dans cet état intermédiaire entre la veille et le sommeil (état alpha), on est très influençable, très perméable à la suggestion. Insistons un peu sur cet état de la conscience car nous nous en servirons également pour recueillir les « fruits » de notre sommeil lors de l'éveil du matin : on l'a appelée aussi le « point mort » de la conscience (par comparaison avec le point mort du changement de vitesse d'une automobile). Cet état peut déboucher sur le sommeil, l'éveil ou l'état d'extase, etc. (voir figure). L'hypnose, la sophrologie, la suggestopédagogie — que l'on appelle maintenant la « pédagogie interactive [1] » (méthode assez révolutionnaire et très riche d'enseignement) l'utilisent. La passivité de cet état — que Lozanov, père de la suggestopédagogie [2], appelle la passivité de « concert » car elle est celle dans laquelle on se trouve quand on écoute de la musique, détendu psychologiquement et physiquement — est en réalité une pseudopassivité : en effet, on est dans un état de grande réceptivité ; on est « perméable » car « la porte est grande ouverte sur notre univers intérieur ».

Emile Coué, célèbre par sa fameuse méthode, préconisait l'utilisation de sa formule d'autosuggestion surtout au moment où l'on s'endort et au moment où l'on s'éveille. Eugène Caslan pensait que cet état entre la veille et le sommeil était particulièrement propice au développement des facultés supranormales. De plus, pendant ce quart d'heure on est seul, dans le silence et dans le noir. Enfin, l'on sait que notre sommeil (et en particulier notre rêve) va être très dépendant et très impressionné par tout ce que nous allons faire, penser, ressentir pendant ce dernier quart d'heure. C'est en « songeant » aux problèmes qui nous intéressent le plus que nous pourrons presque choisir le point de départ de nos rêves de la nuit ; en commençant en quelque sorte notre rêve, nous en fixons le fil conducteur, la trame. Mais attention ! il ne s'agit pas de se concentrer, de faire un

1. G. Racle (Retz) et Fanny Saféris.
2. Cf. *La Révolution dans l'art d'apprendre*.

effort, sinon nous risquerions de gêner ou de retarder notre endormissement et même de perturber notre sommeil. Il faut au contraire rester très détendu, en laissant « flotter » vos pensées, en dérive mentale, évoquant simplement, sans insister, le thème qui nous intéresse. Si nous sommes trop « attentifs », nous reviendrons aussitôt en rythme bêta de l'éveil actif.

Par la suite, lorsque nous serons devenu maître de notre sommeil, nous pourrons faire comme Edison qui dressait tous les soirs, juste avant de se mettre au lit, la liste des problèmes qu'il voulait résoudre pendant son sommeil ; Laplace, célèbre mathématicien, procédait de même. Mais ne cherchons pas à aller trop vite sinon nous risquerions d'aboutir à l'effet inverse. Une étape intermédiaire consiste à commencer à penser à un seul thème en se déshabillant : « (...) et puis couler savoureusement dans le dormir, lesté de ce curieux espoir de rêver à sa vie », comme le disait Henri Certigny. Ainsi notre cerveau va travailler sur ce thème, principalement, pendant cinq à six heures, ce qui est considérable. Pour que nous puissions mieux visualiser le travail de notre inconscient, nous pouvons nous le représenter de la manière suivante : dès que nous nous endormons, cet inconscient, que nous pouvons personnaliser sous la forme d'un individu (qui serait notre double visible) se lève et va se mettre au travail en fonction de ce que nous lui avons demandé, suggéré ou même ce dont nous lui avons donné l'ordre avant de nous endormir. Il va, par exemple, chercher pour nous la solution d'un problème que nous lui avons posé, bâtir un projet, étudier telle question précise que nous lui avons soumise, commencer à rédiger le prochain chapitre du livre que nous avons en cours, etc. Grâce à la documentation contenue dans sa fabuleuse mémoire, individuelle et collective, il va ainsi rassembler des renseignements, réfléchir, mettre en forme, continuant son travail pendant tout le temps que nous dormons pour pouvoir au réveil nous présenter un résultat cohérent. Il en ira ainsi que nous dormons plusieurs cycles, un seul ou même une simple tranche de sommeil. Naturellement, suivant la durée de notre sommeil, le travail correspondant est plus ou moins complet, plus ou moins élaboré.

Il faut savoir recueillir les fruits de ce « travail » du rêve, et c'est dans le premier quart d'heure du matin que les conditions sont les plus favorables. Mais pour que le résultat soit très fructueux, il faut un certain nombre de conditions ou de précautions. La première condition (presque *sine qua non*) consiste à s'éveiller à la fin d'un cycle. A cela deux raisons principales : nous avons déjà plusieurs fois insisté sur le fait qu'un réveil avant la fin d'un cycle équivaut à un coup de massue sur la tête : ce traumatisme empêche, en créant un état « brouillardeux », cette remémorisation, alors qu'à la fin d'un cycle l'éveil naturel met en état d'hyperlucidité. Dc plus on oublie son rêve dans les quelques minutes qui le suivent. En se réveillant en sommeil léger (stade II) ou profond (stade III), la dernière tranche de rêve s'est terminée depuis longtemps et l'on n'a pratiquement aucune chance de s'en souvenir. Tandis qu'à la fin du cycle, la dernière tranche de sommeil paradoxal vient tout juste de se terminer et elle est complète, on a donc toutes les chances de s'en souvenir et de la comprendre ainsi que les rêves précédents de la même nuit. Notons que si l'on a interrompu, par exemple, par le réveille-matin, cette tranche de sommeil paradoxal, on se souvient de son rêve mais sans grand profit parce qu'il sera fragmentaire et non achevé. Voici quelques considérations pratiques qui sont importantes pour obtenir la reviviscence des rêves. D'abord utiliser s'il le faut la suggestion : le soir en s'endormant, se dire : « Cette nuit je vais rêver, comme tous les autres humains, pendant plus d'une heure et demie, et demain matin je voudrais me rappeler mes rêves. » Philippe Lecomte et Christian Godefroy proposent d'utiliser ce que l'on appelle l'association réflexe. Caycedo, le père de la sophrologie, l'appelle le « signe signal » ; il faut pour cela associer quelque chose de physique à un projet mental : par exemple, remplir un verre d'eau le soir juste avant de se coucher, en boire un peu en sollicitant intérieurement la remémorisation de ses rêves, et le matin finir le verre lorsque l'on veut les remémoriser.

Nous avons, à différentes reprises, effectué des sondages : environ la moitié de ceux interrogés pensent qu'ils ne rêvent qu'une fois par semaine environ au maximum, et moins d'un sur dix pense qu'il rêve toutes les nuits. Tous croient que l'ensemble des rêves d'une nuit ne dure que quelques minutes. Or, sauf cas exceptionnels, nous rêvons toutes les nuits entre une heure et demie et deux heures (en moyenne cent minutes).

La seule différence entre les hommes est que certains se souviennent de leurs rêves et d'autres non, mais même pour ces derniers le rêve remplit néanmoins ses fonctions. On peut, pourtant, leur demander beaucoup plus ! Si la plupart ne se souviennent pas de leurs rêves, il y a à cela une autre cause. Dans notre civilisation qui méprise le rêve et le tient pour être sans valeur, on a établi une sorte de barrière entre ces deux parties de soi-même : l'inconscient et le conscient. Et le rêve ne vient pas vers nous, malgré nous, il ne franchit pas sans notre total consentement cet obstacle que nous avons dressé entre lui et nous. Si l'on s'est éloigné, plus ou moins volontairement, de notre source intérieure, on l'empêche de jaillir en nous. Selon Patricia Garfield, « La maîtrise de nos rêves passe par le lien d'amitié que nous tisserons avec leurs images », et encore : « Ceux qui considèrent leurs rêves comme importants, voire essentiels, pour réussir dans la vie, obtiendront des rêves secourables, dont ils se souviendront. » Quelqu'un a dit : « Nous avons mis notre inconscient dans le formol. »

Il existe une sorte de refus, une « résistance », comme disent les psychanalystes, une censure qui s'établit le plus souvent parce que l'on a un peu peur, à tort d'ailleurs, de ce que l'on va trouver dans ses rêves. Un jeune homme m'a dit : « J'ai déjà assez de problèmes comme ça, je suis déjà assez perturbé. Si je m'intéressais à mes rêves ce serait encore pire. » Il ne se doutait pas — et c'est ce que nous lui avons appris — que c'est justement par le rêve que l'on peut se délivrer de ses perturbations. Sans rêve, on est amputé. A titre d'exemple de refus, voici cette confession de François Mauriac[1] : « C'est une grande grâce que cet oubli nous est octroyé, à peine avons-nous émergé à la surface de la vie consciente. Il reste que beaucoup se souviennent de leurs rêves. La loi de l'oubli ne joue donc pas à coup sûr ; mais sans doute aussi pour ceux qui ne s'en méfient pas comme je le fais (...) Il est vrai que je n'aime pas les rêves des autres (...), mais je ne me sens pas plus d'intérêt pour mes propres rêves

1. Cf. *Nouveaux mémoires intérieurs.*

qui ne sauraient m'ennuyer puisque je les ignore. Je ne les raconte à personne, surtout pas à moi-même. Non que je me sois débattu contre un cauchemar, simplement j'échappe à des situations ennuyeuses ou saugrenues, pas forcément douloureuses ni même pénibles — absurdes plutôt et quelquefois humiliantes. »

Comment s'étonner qu'après une telle opinion de ses rêves, ceux-ci restent enfouis ? Heureusement elle est de moins en moins partagée et pour effacer cette impression désastreuse, voici l'opinion de Christian Charrière, écrivain, pour lequel « les rêves, c'est la vie » et dont les beaux romans qu'il écrit ne sont « que ses propres rêves qui adviennent à travers lui » : « Sois en harmonie avec toi-même, célèbre en toi les épousailles de l'instinct et de l'intelligence et tu triompheras de tes ennemis. Même quand tu dors, l'être obscur que tu contiens doit être sans cesse en éveil comme un grand duc dans la nuit épaisse. Et s'il sait que tu l'écoutes, que tu lui attribues grande importance, alors il t'enverra maints messages dont tu tireras profit [1]. » On peut, bien sûr, continuer à vivre en étranger, séparé, de la partie la plus féconde de soi-même, infirme. Mais on peut décider de tenter de vivre vraiment, d'une vie plus riche, en écoutant ses rêves, tous, quels qu'ils soient, car il faut savoir que même les rêves les plus effrayants ou les plus « négatifs » ne nous apparaissent tels que parce que nous les craignons ; alors nous ne cherchons pas à les approcher, à les apprivoiser. Parfois, en effet, ils n'offrent un climat dramatique que pour attirer notre attention. Mais le rêve n'est jamais donné pour nous troubler ou nous faire peur puisqu'il est l'expression de notre moi profond. Il est « signe », pour nous aider ou nous alerter. Devant ceux-là surtout il faut adopter une attitude accueillante, une qualité particulière d'attention. Il faut « charmer » ces rêves car « on n'ouvre pas une fleur en tirant dessus » mais en la réchauffant.

Il ne tient plus qu'à nous désormais d'abandonner cette attitude négative et d'oublier totalement ce qu'on a peut-être appris ou désappris. Le rêve n'est pas, selon le mot de Hobson et Mac Harley, un « fonctionnement intempestif de

1. Cf. *La Forêt d'Iscambe*.

notre ordinateur » ou, selon Paul Valéry, « (...) il n'est pas lui-même un rêve, une fabrication de l'éveil ».

Faisons travailler nos rêves pour nous, à notre place. Et symboliquement faisons comme le poète Saint-Pol Roux ou Salvador Dali, qui plaçaient le soir un écriteau sur la porte de leur chambre à coucher avec ces mots : « Silence ! je travaille... » « Fiez-vous aux rêves car en eux est cachée la porte de l'éternité », nous conseillait enfin Khalil Gibran...

Autres usages importants du sommeil

Transfert de temps

On ne peut pas faire tout ce que l'on voudrait à tout moment. Des cycles rythment notre activité intérieure, qui font qu'à certains moments on comprend tout, à d'autres on retient tout, à d'autres encore on a beaucoup d'imagination, à d'autres enfin c'est le contraire de tout cela. Certains moments sont peu favorables au travail, par exemple si l'on est en voiture ou en avion. En revanche à d'autres moments toutes les conditions favorables sont réunies, mais c'est le moment de dormir, par exemple le soir tard pour ceux qui sont « du soir » et le matin de bonne heure pour ceux « du matin ». Alors il faut opérer des transferts de temps : toutes les fois que l'on n'a rien de mieux à faire, dormir. Ainsi on gagne sur le temps réservé au sommeil en l'anticipant, et quand le moment sera venu au lieu de dormir, on peut tranquillement travailler ou se distraire. On est très largement gagnant, en temps d'abord, grâce à ce transfert, et puis parce que le sommeil de la journée, pris dans de bonnes conditions, compte double : par exemple deux tranches de vingt minutes, soit quarante minutes, peuvent faire économiser un cycle entier de sommeil, soit entre une heure et demie et deux heures, en moyenne cent minutes de sommeil. D'autre part, on est gagnant aussi en rendement, non seulement parce qu'on travaille bien mieux pendant ce temps privilégié normalement consacré au sommeil, mais aussi parce que, s'étant ainsi reposé en cours de journée, le temps de l'éveil qui suit est beaucoup plus efficace. Donc dormir en voiture, quand on est passager, dormir en avion, etc. Autre exemple : on attend à l'aéroport l'embarquement ; on annonce que l'avion va avoir une demi-heure de retard. Il y a deux façons de « prendre » cette nouvelle : celle, la plus courante de s'énerver, de « pester », de discuter, et l'autre, la façon intelligente, dormir et ainsi de récupérer de l'énergie. C'est sans doute la meilleure façon que l'on a de tirer parti de cette demi-heure inattendue qui est « octroyée ». Voici, à titre d'exemple, ces propos de Gilbert Bécaud (symbole de dynamisme) racontant sa manière de vivre : « Je dors assis sur une chaise, je dors la tête dans mes bras, le corps penché sur une table, je dors dans le train, en avion. Je peux m'endormir en parlant à quelqu'un qui m'ennuie tandis qu'il me téléphone… »

Coupe-faim

On sait maintenant que si beaucoup de nos compatriotes mangent trop, c'est par compensation. Et l'on sait aussi que dans beaucoup de cas c'est pour compenser un manque de sommeil : ce manque de sommeil crée la fatigue qui, croit-on, est effacée par un apport énergétique ; mais c'est un très mauvais calcul que de combler un « trou », un manque de sommeil par un excès de nourriture. Car cette compensation n'existe pas et de plus elle provoque des ennuis de santé. On sait déjà que le fait de mieux dormir peut corriger ce déséquilibre pondéral résultant de la boulimie. Mais il est un autre moyen d'utiliser son sommeil comme *coupe-faim*. Vous vous souvenez que nous avons conseillé d'effectuer si possible, dans la journée une ou deux tranches de sommeil après chacun des deux principaux repas : le déjeuner et le dîner. Si l'on a des kilos en trop, il faut effectuer au moins l'une des deux ou mieux les deux tranches de sommeil *avant* chacun des deux repas. Cela agit comme coupe-faim et, associé à un traitement diététique, c'est au moins aussi efficace (et inoffensif) que toutes les autres méthodes : cigarettes, médicaments amaigrissants aux retombées secondaires souvent dangereuses.

Pour lutter contre la maladie

« Dormir c'est guérir », a dit le Dr Liebault, et cet adage n'est pas nouveau car Menandre, l'auteur grec, disait il y a environ deux mille deux cents ans dans l'une de ses pièces : « Toutes les maladies sont curables par le sommeil. » Sir B. W. Richardson, célèbre médecin et chirurgien anglais, émettait aussi cette opinion, aujourd'hui partagée par tous : « Les bons dormeurs sont toujours les malades qui ont le plus de chances de guérir. » Mais on peut se servir de cette merveilleuse faculté de sommeil sans attendre d'être vraiment malade et presque à titre préventif. Dès que l'on ne se sent pas très bien, un peu fiévreux (ce peut être le début d'un rhume, d'un mal de gorge ou de ce que l'on appelle communément, et souvent à tort, la grippe), au lieu d'avaler des produits chimiques, il faut se coucher le plus tôt possible, au début de la soirée, bien au chaud et plonger dans le sommeil. Il s'agit en fait d'une véritable minicure de sommeil.

On réserve ainsi toutes ses forces (cette force somatique intelligente d'autoguérison que l'on possède tous) pour s'opposer à la maladie. D'ailleurs, le plus souvent on l'évite car le lendemain matin, en général, ces troubles ont disparu. En tout cas, on en minimise la durée et la gravité, surtout si l'on peut continuer le lendemain soir la cure de sommeil. Cette pratique simple aide à échapper à ces maladies si répandues dans les villes, notamment où les conditions d'environnement sont si souvent défavorables et où elles sont transmises par excès de « promiscuité ».

Utiliser l'hyperlucidité nocturne

« Pour travailler, il me faut la nuit tout autour. Pour ne rien foutre aussi [1]. »

Il ne s'agit pas ici, à proprement parler, de l'utilisation de son sommeil, mais elle en découle. Nous savons qu'à la fin de chaque cycle, et donc plusieurs fois chaque nuit, nous revenons à l'éveil, tous sans exception. La plupart du temps, parce qu'il dure trop peu de temps, cet éveil n'est pas

1. Cavanna, *Les Yeux plus grands que le ventre*, Ed. Belfond.

enregistré ou mémorisé et on l'a donc oublié le lendemain matin. Mais, parfois, parce qu'il dure plus d'une à deux minutes, il arrive qu'on en prenne conscience. Si vous avez un travail urgent en cours, par exemple, vous pouvez profiter de ce cadeau de la nature en ne vous rendormant pas jusqu'au cycle suivant et en profitant de l'hyperlucidité que vous procure cet éveil naturel à la fin d'un cycle. Vous disposez d'une heure et demie à deux heures (suivant votre propre cycle), ou moins si vous êtes maître de votre endormissement. Parfois, la période d'éveil peut être très courte. Henri de Montherlant en parle fort bien : « Toutes les nuits je me réveille trois fois et dans l'espace de ces trois réveils, j'ai très souvent la conception d'un caractère, tout un personnage qui naît... une image, une situation, une phrase... cinq à six minutes. Vite je me relève pour noter. Tout de suite. Mais en plein jour, l'inspiration... c'est le travail[1]. »

Tous ceux qui ont expérimenté ces éveils nocturnes à des moments bien choisis disent qu'il s'agit d'une expérience « grisante » qu'ils renouvellent périodiquement, par habitude, par plaisir ou par nécessité (par exemple, certains journalistes y recourent volontiers et rédigent ainsi en un éclair un article qui leur demanderait, de jour, beaucoup plus de temps pour un résultat vraisemblablement moins bon). Ces moments-là prodiguent une grande lucidité, une grande clarté intérieure où tout paraît simple et facile. Mais, en outre, on se sent en communication avec le cosmos. On est la nuit plus subtil, plus mystique, plus « près de Dieu »... Pour cette raison, la plupart des ordres monastiques imposent à leurs moines des offices et des méditations nocturnes. C'est le cas des chartreux, par exemple, qui restent éveillés entre 23 heures et 2 h 45 du matin. Les trappistines de Maubec se couchent à 19 heures et se lèvent à 1 heure du matin en été et 2 heures en hiver.

La conscience nocturne est beaucoup plus « éveillée », alerte, si on sait réussir son éveil et donc programmer convenablement son heure d'endormissement. Nous utilisons

1. Rapporté par Marianne Kohler et Jean Chapelle, dans *Elle*, n° 1004.

beaucoup cette « obscure clarté qui tombe des étoiles », en particulier pour écrire... Encore une fois, c'est une erreur profonde, le résultat d'habitudes et de conceptions bêtement propagées de croire que le sommeil est fait « pour dormir », c'est-à-dire pour la seule récupération physique et psychique et le temps de veille pour agir.

De plus, il n'y a pas d'heures uniquement consacrées à l'état de veille, à l'activité (en principe le jour) et d'heures exclusivement réservées au sommeil (en principe la nuit) et à la non-activité. On passe trop d'heures d'affilée à être éveillé, puis à dormir. Certes, il existe des moments pour les « dépenses » et des moments pour les « économies », pour brûler son énergie et pour « faire le plein ». Mais ils ne correspondent pas à cette découpe factice et arbitraire du jour et de la nuit. Il faut « mixer » les deux plus intelligemment, selon le dosage que nous avons enseigné. Ainsi on profite mieux de la vie et on rend plus agréable celle de son entourage.

Quatrième partie

ON PEUT ALLER ENCORE PLUS LOIN

1.

Le sommeil idéal

Dormir moins longtemps pour vivre mieux et plus longtemps

« Les savants pensent aujourd'hui que cinq heures de sommeil par vingt-quatre heures sont suffisantes et que cela n'altère ni l'humeur ni les performances[1]. » Paul Valéry disait aussi « un sommeil court et profond doit valoir au moins autant qu'un sommeil long et superficiel », ce qui a été confirmé au congrès d'Amsterdam de 1980 : « L'homme qui se nourrit convenablement et prend suffisamment de repos peut se contenter de peu de sommeil. »

Nous avons montré que le sommeil n'était pas un état passif de neutralisation ni même de ralentissement de la vie ; si certaines fonctions y sont effectivement en veilleuse, c'est pour permettre à d'autres d'accomplir un énorme travail souterrain d'épuration, de régénération, de rénovation physique et psychique. De plus, au-delà de ce rôle majeur, il faut compter avec toutes les fonctions reconnues, toutes celles oubliées et les « splendeurs » du sommeil inconnues dans notre civilisation. Nous avons montré que l'on pouvait aussi sans gêner ce travail obscur, ce rôle, ces fonctions, utiliser à

---

1. Webb et Agnew, *Psychophysiology*, 1974, rapporté par le Dr Charles Gellman, neurologue et psychiatre.

son gré son temps de sommeil à des « tâches » très intéressantes et en fait irremplaçables. Ainsi il apparaît que le temps de sommeil est un temps bien rempli, tellement bénéfique qu'il n'y a peut-être pas intérêt à l' « échanger » contre du temps de veille. Pourtant, c'est bien ce que nous allons proposer, sans être pour autant en contradiction avec nous-même. Car on peut réduire son temps de sommeil sans se priver — même partiellement — des bienfaits qu'il nous dispense. Il est vrai que bien dormir est un des grands plaisirs de la vie, mais une question se pose pour bon nombre d'entre nous sinon tous : ne peut-on obtenir tout cela et même peut-être encore davantage tout en dormant moins longtemps ? La réponse est assurément positive et on peut y puiser un intérêt considérable.

Nous avons tous des projets qui nous tiennent à cœur, sans cesse remis, des « rêves » que nous ne parvenons pas à réaliser faute de temps. Nous avons du travail en retard à rattraper, nous souhaitons nous distraire davantage, voir plus souvent nos proches, nos amis, nous consacrer à un violon d'Ingres, exploiter un talent personnel que nous délaissons... ou même avoir du temps pour enfin ne plus rien faire ! A l'échelle de l'ensemble de notre existence, la vie est si courte ! Cet « état de manque » dans lequel nous nous trouvons tous, vis-à-vis du temps, est devenu un problème crucial dans notre vie moderne qui toujours « suremploie » son futur. Un des moyens, à la portée de tous, d'allonger ses journées et de rallonger ainsi sa vie consiste à prendre sur son temps de sommeil, sans que ce soit en rien au détriment de la qualité de ce dernier, ni bien sûr au détriment de la qualité de vie éveillée.

Lorsque nous rencontrons des personnes, individuellement ou collectivement pour aborder leurs problèmes de sommeil, deux sur trois nous demandent de rallonger leur temps de sommeil, et une sur trois nous demande de le raccourcir. Supposons que l'on arrive à gagner un cycle de sommeil par nuit (et cela est facile), même en supposant que l'on ait un cycle court, une heure et demie, par exemple. En général, un cycle est compris entre une heure et demie et un peu plus de deux heures, et représente donc par an : 1 h 30 × 365 jours = 547 h 30 de temps d'éveil gagné, ce qui est l'équivalent de plus d'un mois de vie d'éveil (488 heures).

Donc, en « récupérant » un cycle de sommeil par vingt-quatre heures, on vit l'équivalent d'un supplément d'un mois par an. C'est évidemment un cadeau merveilleux, ce mois de « vacances » supplémentaire qui est apporté chaque année, ainsi, gratuitement. Personne ne peut y être insensible. Lorsque nous disons que c'est un cadeau gratuit, nous voulons dire non seulement qu'il n'y a rien à débourser, mais qu'on ne le paie pas d'une manière ou d'une autre, en différé ou indirectement : il n'y a pas de contrepartie ; et même on en retire beaucoup de profit. On peut faire aussi le calcul suivant : un cycle de gagné, c'est entre une heure et demie et deux heures, disons cent minutes. Supposons que ces cent minutes, on les répartisse ainsi :

— une heure pour se distraire ;
— quarante minutes pour le travail.

Cela procure chaque semaine l'équivalent :

— d'une journée de plus (sept heures) pour se distraire ;
— d'une demi-journée de plus (quatre heures quarante) pour travailler...

C'est considérable.

Mais, bien sûr, un certain nombre d'objections apparemment fondées se présentent : nous avons nous-même, déjà, à maintes reprises dans ce livre, attiré votre attention sur le manque de sommeil et ses conséquences dont nous sommes presque tous victimes. Alors est-ce que nous n'allons pas agrandir ce déficit de sommeil, en aggraver les effets funestes et notre somnolence ? Est-ce que de rogner ainsi le temps de notre sommeil et d'augmenter d'autant le temps de notre éveil ne va pas accroître la fatigue, ce fléau moderne ? Bref, en admettant que ce soit possible, est-ce bien raisonnable, sans risques difficilement mesurables, contrôlables ? Sommes-nous bien sûrs d'être vraiment gagnants « au change » ? Eh bien oui. Mais comme cette affirmation va à l'encontre des idées reçues et préconçues, des tabous sur le sommeil, avant de vous montrer que cette affirmation est celle des grands spécialistes du sommeil, résultat d'études et aussi d'expériences contrôlées, et avant d'en donner l'explication scientifique, il nous paraît indispensable de faire disparaître de l'esprit une idée fausse : celle de la fameuse loi des huit heures de sommeil. Elle est universellement répandue, sans cesse répétée depuis l'Antiquité, et elle est admise chez les Esquimaux comme au centre de l'Afrique. Or, elle ne correspond à rien : à aucun impératif, à aucune norme officieuse ou officielle, et tous les experts du sommeil, même et surtout les plus éminents, nous disent « (...) qu'il n'existe pas de durée officielle et naturelle à respecter ».

Ceci pour plusieurs raisons : d'abord parce que la durée du sommeil qui convient à chaque individu est très variable d'une personne à l'autre : certains ont trop de cinq heures de sommeil, d'autres pas assez de neuf heures ; pour un même individu cette durée varie très fortement d'un bout à l'autre de sa vie : après soixante ans on a besoin environ de trois fois moins de temps de sommeil qu'au tout début de la vie. Nous sommes plus différents les uns des autres vis-à-vis de notre sommeil que nous ne le sommes pendant notre temps de l'éveil. On ne peut même pas dire que huit heures soient la durée moyenne du temps de sommeil. Elle est plus proche de sept heures et demie.

Chaque espèce animale a une sorte de quota moyen de sommeil (un peu variable aussi d'un animal à l'autre d'une même espèce), et ce quota est extrêmement variable d'une espèce à l'autre : nous avons vu, par exemple, que certains animaux ne dorment pas : la baleine, l'antilope, certains poissons, la musaraigne, alors que d'autres comme l'opossum ou les grosses tortues dorment plus de vingt heures sur vingt-quatre. Dans l'espèce humaine, la durée est intermédiaire. Nous sommes des dormeurs moyens et cette durée moyenne correspond au sommeil du plus grand nombre suivant une « courbe de Gauss » classique, mais individuellement elle ne signifie rien. En effet, pour l'obtenir, on a additionné des durées de sommeil d'un grand nombre de personnes dont certaines dormaient de dix à douze heures et d'autres quatre à cinq heures, et on a divisé par le nombre de dormeurs ; mais le dormeur moyen n'existe pas plus que le Français moyen (celui, par exemple, qui a entre deux et trois enfants). De plus, cela ne signifie pas que cette moyenne représente la durée normale de votre sommeil, pas plus qu'il n'y a de couleur de cheveux ou de pointure de chaussures moyennes en dehors desquelles on serait un anormal. On n'a pas le droit (et pourtant on le fait constamment) de transformer une moyenne en norme. Enfin, en admettant même qu'il existe une espèce de norme théorique, rien ne dit (et même tout indique le contraire) qu'on ne puisse pas gagner du temps de sommeil par rapport à cette norme. Cela est vrai d'ailleurs dans tous les domaines, et heureusement car sinon aucun progrès ne serait envisageable ni même possible. En fait, il faut oublier totalement cette fausse norme de huit heures de sommeil. D'abord, parce qu'elle est nocive et cause un certain nombre d'insomnies. « Elle condamne à une inquiétude superflue quelque 60 % de la population », affirme le Dr Wilse B. Webb, spécialiste du sommeil à l'université de Floride. De plus, on sait maintenant avec certitude que l'on peut raisonnablement réduire, en moyenne et individuellement, son temps de sommeil. Il apparaît en effet que cette durée de sept heures et demie résulte plus d'un conditionnement, génération après génération, que d'un besoin réel : nous avons été habitués à penser que si cette durée diminuait, nos corps et nos esprits en souffriraient, et il serait grand temps que nous nous libérions de cette habitude. On nous a tellement dit et répété (nos parents en particulier) depuis l'enfance « dors beaucoup, c'est bon pour toi », et même « plus on dort, mieux ça vaut », alors que dormir au-delà de nos besoins est presque aussi nocif que l'inverse : une prolongation anormale de la durée du sommeil s'accompagne souvent au réveil de sensations désagréables avec céphalées, fatigue, état dépressif, mauvaise humeur. On sait maintenant qu'à cause de cette intoxication mentale la plupart d'entre nous, ayant été poussés à dormir plus longtemps qu'ils en avaient réellement besoin (un bébé qui dort, c'est un parent libre), dorment trop longtemps, plus qu'ils n'en ont réellement besoin. De la même manière qu'ils mangent plus qu'il ne le faudrait. Il n'y a pas là de contradiction avec le fait que nous manquons de sommeil car ce manque provient davantage du fait que nous dormons mal ; et pour ne plus manquer de sommeil, on peut à la fois dormir mieux et moins longtemps.

Il est à remarquer qu'un certain nombre de personnes se contentent de peu de sommeil en durée : 5 % dorment moins de six heures et s'en portent très bien. Ce ne sont pas tous des célébrités ou des « supermen », mais on constate que beaucoup de dirigeants politiques, de grands hommes d'affaires, de créateurs, que l'on pourrait qualifier d'hommes — ou de femmes — d'action, dorment peu en général. La liste serait longue de ceux qui, tels Virgile, Horace, Darwin, Edison, Napoléon, etc., étaient de petits mais excellents dormeurs. Ceux qui dorment moins de temps que les autres sont les plus actifs, les moins fatigués, et ils sont en meilleure santé. On pourrait penser que c'est dû à leur personnalité exceptionnelle et que c'est pour cette raison qu'ils sont à la fois plus résistants et ont besoin de moins de sommeil ; il y aurait une cause commune à ces deux effets. Mais on peut aussi se demander s'il n'y a pas un lien de cause à effet entre les deux : c'est-à-dire si, bien que cela semble quelque peu paradoxal, ce ne serait pas de dormir moins qui les aurait rendus plus actifs et plus lucides. On peut certes penser que ce sont des êtres hors du commun qui, pouvant se contenter d'une faible durée de sommeil, bénéficient ainsi d'un grand privilège par rapport au reste des mortels, privilège qu'ils auraient reçu de Dieu, de la nature, de leurs parents ou du hasard. Il s'agit là d'une explication commode, voire simpliste, qui ne résout rien. On sait maintenant qu'elle est erronée.

Chacun a en soi (à de très rares exceptions près) de grandes potentialités ignorées. Il n'est nul besoin pour être à la fois un petit dormeur et un homme d'action de don spécial dont on aurait hérité ; ce don, s'il existe, nous l'avons tous ou pouvons l'acquérir. Pour comprendre pourquoi, il est important d'examiner les différences entre le sommeil des gros dormeurs et celui des petits dormeurs, rappelons d'abord que l'on appelle petits dormeurs (à ne pas confondre avec les mauvais dormeurs) ceux qui dorment moins de six heures, et gros dormeurs ceux qui dorment plus de neuf heures [1].

Selon Hartmann [2] et Odile Benoît, on constate que la durée des sommeils profond et très profond (stade III et IV) reste pratiquement constante, quelle que soit la durée totale du sommeil ; il apparaît même que les petits dormeurs ont un peu plus de sommeil profond et très profond que les autres [3]. D'autre part, la durée du sommeil paradoxal (rêve, stade V) est moins longue chez les petits dormeurs que chez les

1. Webb et Agnew, Hartmann et coll., 1971.
2. Hartmann, *Les Fonctions du sommeil,* 1973.
3. Odile Benoît, *Sommeil normal ou sommeils normaux : livre Insomnuit,* Yves Pelicier.

grands : en moyenne elle est de soixante-cinq minutes au lieu de cent vingt et une minutes, soit environ une heure de moins. On constate même que les gros dormeurs, contrairement à ce que l'on pourrait croire, ont non seulement un sommeil paradoxal plus long mais aussi plus « dense ». On mesure celui-ci par le nombre de mouvements oculaires rapides par minute appelé densité REM *(Rapid Eyes Mouvement)*, et les gros dormeurs ont un sommeil paradoxal plus intense que les petits. Si on admet que la différence de durée du sommeil entre les gros et petits dormeurs est d'au moins trois heures, on peut dire que la plus grande partie de cette différence — les deux tiers — est constituée par du sommeil stade I et stade II (sommeil léger). De plus, on constate qu'il y a chez les gros dormeurs beaucoup de changement d'un stade à l'autre, et aussi qu'ils passent plus de temps en état d'éveil soit avant de s'endormir (latence) soit au cours de la nuit. Enfin, ils ne se sentent pas aussi dispos le matin que les petits dormeurs.

Alors qu'arrive-t-il si l'on réduit son temps total de sommeil ?

La comparaison précédente entre le sommeil des gros dormeurs et celui des petits dormeurs va nous permettre de comprendre qu'il n'y a pas de miniaturisation du sommeil, c'est-à-dire pas de réduction proportionnelle pour chacun des stades. En effet, c'est surtout le sommeil des stades I et II qui va être diminué. Et aussi un peu le sommeil paradoxal ; mais en aucune façon cette réduction n'amputera la durée des sommeils profond et très profond, car « que vous dormiez quatre heures au lieu de huit, la durée des sommeils stade III et IV est la même, et elle va même augmenter », précise Mattlin. Or nous avons montré que c'est surtout et même presque exclusivement ces sommeils des stades III et IV qui assurent les fonctions réparatrices sur le plan physique. Ces fonctions seront donc conservées intactes, même en cas de réduction « massive » du temps de sommeil. Des expériences ont montré que si l'on réduit son temps de sommeil d'un cycle, c'est-à-dire entre une heure et demie et deux heures, le sommeil paradoxal est réduit d'environ 20 %, c'est-à-dire environ vingt minutes. Cette réduction est donc relativement minime ; mais ce sommeil paradoxal étant important pour la réparation psychique et, dans un souci de perfectionnement, nous reviendrons sur les moyens simples d'augmenter son temps de sommeil paradoxal, ou même de réduire ses besoins de sommeil paradoxal.

Ainsi, les trois parties les plus essentielles du sommeil, à savoir dans l'ordre : les stades III, IV et V, seront intégralement préservés. Seul le sommeil léger, dont on peut très facilement et sans aucun inconvénient se passer, sera amputé ; on pense même que cela est plutôt bénéfique car on évite ainsi de faire du sommeil « dilué ». Nous voudrions à ce propos rappeler la notion suivante : la quantité de sommeil ne dépend pas seulement de la durée, mais elle est (en gros) le produit de la durée par la profondeur du sommeil. On peut dire que le sommeil est à deux dimensions et non pas seulement à une (le temps), et cette quantité est représentée par une surface sur l'hypnogramme. Cela signifie que l'on peut compenser une durée moins grande par une plus grande profondeur du sommeil tout en gardant la même quantité de sommeil. Or, nous dit Jean Delphaut (professeur à la faculté de médecine et de pharmacie de Marseille) : « Il semble que l'on puisse admettre, au moins chez l'adulte, qu'il existe un rapport inverse entre la durée et la profondeur du sommeil. » Autrement dit, en réduisant la durée de votre sommeil vous le rendez automatiquement plus profond ; inversement, en dormant trop longtemps on « superficialise » son sommeil. Or il faut savoir qu'à quantité de sommeil égale il est plus bénéfique d'avoir un sommeil plus court et plus profond ; cela explique en partie que le petit dormeur se sente beaucoup plus dispos à l'éveil et même dans la journée par rapport au gros dormeur. En d'autres termes, il vaut mieux faire du sommeil « concentré » (jusqu'à une certaine limite) que du sommeil « dilué ».

Des expériences de réduction contrôlée de temps de sommeil ont été réalisées par différents laboratoires de recherches sur le sommeil. Nous allons en relater seulement une à titre d'exemple [1] : « Le Dr L. Johnson travailla en collaboration avec deux de ses collègues du centre naval de recherches sur la santé à San Diego et trois autres de l'université de Californie, à Irvine, tous titulaires de titres

1. Les résultats en ont été publiés en 1977 dans deux articles de la revue *Psychophysiology* (et rappelés par Everett Mattlin).

éminents. Ils choisirent pour cette expérience un échantillon de quatre couples, tous étudiants, bacheliers ou non, dont les âges variaient entre vingt et un ans et vingt-huit ans. Six des huit sujets dormaient habituellement huit heures, l'un des couples se contentait généralement de six heures et demie. Chacun commença par respecter son rythme habituel, pour les tests de base, puis réduisit le temps de sommeil d'une demi-heure tous les quinze jours. Arrivés au palier des six heures et demie on leur laissait néanmoins trois semaines pour s'adapter avant une nouvelle réduction. S'ils parvenaient au stade de cinq heures, ils avaient encore droit à un mois d'adaptation avant de poursuivre. L'expérience devait durer de quatre à six mois, suivant le palier atteint par chacun. Il était entendu que dès qu'un sujet se sentirait incapable de continuer, sa participation à l'expérience s'arrêterait là. Ils dormaient chez eux, comme d'habitude, sans contrôle extérieur. Ils tenaient un journal où ils notaient leur temps de sommeil total, sommeil nocturne et sommeil diurne, ainsi que leurs humeurs et leur état général de la journée. Ils étaient censés mener une vie normale. Il avait été décidé qu'ils se coucheraient de plus en plus tard, et se réveilleraient à la même heure. Quoique maîtres de leur régime de sommeil et de leur journal, les sujets faisaient quand même l'objet d'un contrôle technique permanent. Le sommeil de chacun des huit sujets était enregistré par un appareillage électrique trois nuits par semaine. Un contrôle physique approfondi était effectué périodiquement au centre naval. Ils étaient soumis à une imposante série de tests et restaient également en contact régulier avec des psychiatres. Deux des sujets ayant débuté à huit heures réduisirent leur temps de sommeil à cinq heures et demie avant d'abandonner, deux autres atteignirent le palier des cinq heures, et enfin deux autres parvinrent aux quatre heures. Le couple qui avait démarré à six heures et demie s'arrêta à cinq heures. » Pour ne pas allonger trop le texte, nous allons résumer les résultats et conclusions de cette expérience : « Ces huit individus ne furent affectés ni de corps, ni d'esprit, ni dans leurs capacités générales, même après une réduction de trois heures et demie. Ils eurent néanmoins sommeil. Il est inutile de se cacher qu'il est difficile de changer des habitudes bien ancrées, au moins dans un premier temps. Il fallut une semaine à dix jours pour que le groupe s'habitue à chaque palier différent. Et cela devint de plus en plus difficile au-dessous des six heures. Les sujets se plaignaient alors souvent de fatigue (...). La plupart des habitués des huit heures seraient tout simplement incapables de descendre à cinq heures, bien que certains y parviennent, ou tout au moins pas avec si peu de temps d'adaptation. Il est possible qu'il existe un seuil génétique (sauf pour certains individus) au-delà duquel on ne peut plus réduire. » Mais l'histoire ne s'arrête pas là. Un an plus tard, les chercheurs recontactèrent les huit sujets pour voir comment ils se portaient et combien d'heures ils dormaient à présent. Aucun de ceux qui, au départ, dormaient huit heures, n'avait repris ses anciennes habitudes. Les deux personnes qui avaient démarré à six heures et demie étaient revenues à cette durée, mais les six autres, parties de huit heures, dormaient à présent une heure à deux heures et demie de moins qu'avant. Et elles se sentaient tout à fait bien, disposes, malgré cette diminution importante de leur temps de sommeil. L'une d'elles se portait à merveille, sans besoin de sommeil ni désir de dormir plus, avec cinq heures et demie de sommeil par jour ; une autre dormait six heures. L'équipe de recherche conclut que la réduction progressive du sommeil peut se révéler un moyen efficace de réduire d'une heure ou deux le temps de sommeil total et peut modifier de façon permanente les habitudes et les besoins de sommeil. Nous ajouterons encore ceci, extrait également du texte d'Everett Mattlin : « Les sujets de l'expérience étaient relativement jeunes. Mais cela ne change rien. Le Dr Johnson m'a rapporté avoir rencontré de nombreuses personnes d'âge mûr ayant réduit leur temps de sommeil et déclarant trouver leur niveau actuel « confortable et agréable ».

Les différentes expériences réalisées permettent d'établir une méthode sûre pour arriver sans inconvénients à gagner, par exemple, un cycle de sommeil : il faut pour cela respecter un certain nombre d'impératifs. Leur exposé s'inspirera de l'ouvrage d'Everett Mattlin [1], mais nous compléterons sa méthode pour augmenter encore vos chances de réussite,

1. *Sleep less, live more,* 1979, trad. française : *Dormez moins, vivez plus,* Ed. Belfond, 1981.

éviter plus encore les retombées éventuelles et même rendre votre sommeil plus profitable qu'il ne l'était avant cette réduction.

« Le principe de base de son programme est qu'une réduction graduelle de la durée du sommeil donne au corps et à l'esprit le temps nécessaire pour s'adapter à des changements modérés, étape par étape... Donnez à vos horloges internes le temps de s'adapter à chaque nouveau palier. Si la période d'adaptation est assez longue pour apporter, à un palier donné, un bien-être habituel, le passage à l'étape suivante sera moins traumatisant... Assurez-vous une base confortable de bien-être avant d'essayer de descendre une nouvelle fois. »

Sur le plan pratique, voici comment opérer : les tranches de réduction doivent être à notre avis de vingt minutes (certains préconisent trente minutes). Le temps d'adaptation après réduction de chaque tranche et avant de passer à la tranche suivante varie d'un individu à l'autre, et ce temps est d'autant plus élevé que l'on a atteint un temps de sommeil plus court et que l'on est plus âgé. Voici, simplement à titre indicatif, certains chiffres ; mais c'est à chacun de trouver, de ressentir le temps d'adaptation qui lui convient :

— entre vingt et trente ans : il faut attendre environ trois semaines entre chaque réduction ;

— entre quarante-cinq et cinquante-cinq ans : cinq semaines.

Au-delà d'une heure de réduction totale de temps de sommeil, il faut attendre une semaine de plus. Si on veut descendre au-dessous de six heures et demie de temps total de sommeil par vingt-quatre heures, il faut attendre jusqu'à huit semaines. Ne passez pas à la tranche de réduction suivante tant que vous n'êtes pas parfaitement adapté. Ne soyez pas pressé, n'essayez surtout pas d'aller trop vite, vous risqueriez ainsi de compromettre l'ensemble de l'expérience, même si vous êtes déjà parvenu sans inconvénient à une certaine réduction.

Remarquons que cette réduction progressive va, pour la première fois, à l'encontre de cette règle que nous vous avons déjà présentée comme absolue : dormir un nombre entier de cycles. C'est le seul cas où vous devez l'enfreindre : car il vaut mieux dans ce cas précis ne pas respecter cet impératif pourtant majeur et réduire très *progressivement* plutôt que d'essayer de gagner en une seule fois un cycle entier. Mais il faut d'abord vous mettre en accord avec la règle déjà maintes fois énoncée dans ce livre : dormir la nuit un nombre entier de cycles[1].

Voici les autres conditions de réussite de votre programme : ne commencez cette réduction de votre temps de sommeil que si vous êtes en bonne forme physique, intellectuelle, affective ; appliquez en même temps le programme de la « journée intelligente » ; employez bien le temps de veille ainsi gagné pour que cela vous aide à surmonter les petits désagréments que vous pourriez rencontrer — provisoirement — à chaque réduction d'une tranche (somnolence, fatigue...).

Ce programme est simple. Ce qui ne veut pas dire qu'il sera toujours très facile pour vous de le respecter, mais vous devez cependant vous y astreindre. C'est la condition de la réussite et, croyez-moi, vous serez très largement récompensé, votre vie durant, de ces quelques difficultés passagères. D'abord, par tout ce temps précieux récupéré. Et puis, par bien d'autres avantages très intéressants si vous respectez les conseils importants qui vont suivre et qui complèteront ce programme. Non seulement ils vous éviteront une partie de ces difficultés pendant le temps d'adaptation, vous faciliteront et rendront plus sûre la stabilisation définitive à un temps de sommeil nettement plus réduit, mais de surcroît vous vous sentirez plus « frais » le matin, plus en forme dans la journée sur le plan physique, intellectuel, émotionnel, plus éveillé et moins fatigué le soir, et beaucoup mieux endormi la nuit que lorsque vous dormiez plus longtemps.

Nous avons vu qu'en réduisant son temps total de sommeil d'un cycle, on perd environ vingt minutes de sommeil paradoxal. Mais on peut par ailleurs augmenter ce temps de sommeil paradoxal (stade V). Par suite d'un certain nombre d'erreurs, la quasi-totalité d'entre nous réduisent leur temps de sommeil paradoxal ; c'est même la partie du sommeil que l'on démolit le plus. Or, on peut (en évitant ces erreurs) augmenter de manière simple la durée du stade V. Mais il est

1. Pierre Fluchaire, *Bien dormir pour mieux vivre*, Dangles.

possible aussi, en même temps, de faire en sorte d'avoir besoin de moins de sommeil paradoxal. Comme vous le savez, ce sommeil paradoxal est surtout destiné à nous « réparer » sur le plan psychique. C'est donc la comparaison psychique entre les gros et les petits dormeurs qui va maintenant vous donner les indications les plus précieuses et les plus précises sur la manière dont vous devez changer votre « état d'être », votre attitude dans la vie, votre comportement intérieur et extérieur. Ce n'est pas facile, c'est quelquefois long (encore que certains y soient parvenus du jour au lendemain), mais important, et cela ne demande que peu d'efforts contrairement à ce que l'on serait tenté de croire. Il s'agit simplement de « voir » ; de voir clair en soi-même, donc il suffit souvent d'une simple prise de conscience pour changer son attitude « devant la vie ».

Selon Hartmann [1], les petits dormeurs formaient un groupe de personnes efficaces, ambitieuses, très actives, plutôt sûres d'elles-mêmes, extraverties et peu angoissées. La plupart, interrogées sur leur attitude en période de difficulté ont répondu qu'elles ne laissaient jamais les soucis encombrer leur esprit. Les gros dormeurs formaient un groupe plus complexe, psychologiquement plus fragile. Ils étaient plus anxieux et inhibés, voire légèrement dépressifs, agressifs ou ayant des problèmes sexuels. Ils laissaient les problèmes envahir leur esprit. Notons que la réduction du temps de sommeil provoquera en vous un changement de personnalité bénéfique. On peut dire que le besoin de sommeil paradoxal résulte en partie de cet état de conflit dans lequel on vit presque en permanence. C'est donc ce conflit intérieur et extérieur qu'il faut tenter de faire cesser. D'autre part, toujours dans le dessein de diminuer le besoin de sommeil paradoxal (cela résulte non seulement de la comparaison entre gros et petits dormeurs, mais aussi des variations du sommeil paradoxal pour un même individu suivant les péripéties de sa vie), voici un moyen lié au stress : on sait en effet qu'une des fonctions du rêve est d'évacuer les stress subis et accumulés dans la journée, ce qui en évite partiellement les effets destructeurs.

---

1. *Les Fonctions du sommeil,* Ed. Dessart et Mardaga.

On peut presque dire que le besoin de sommeil paradoxal est proportionnel aux stress subis, à leur nombre et à leur importance. Or on peut déjà en éviter certains. Pas tous, malheureusement, sinon on serait contraint de vivre en ermite, mais on peut tenter de réduire les agressions sensorielles et, d'abord, celles dues au bruit, pollution numéro un de notre vie. Il faut donc ménager des « zones » de silence. « Ecoute le silence en toi », conseille un proverbe oriental. Ou Kahlil Gibran : « Je ne suis qu'un chercheur de silence et quel trésor ai-je trouvé en mes silences ! » Silence extérieur pour parvenir à faire taire le vacarme qui est en nous-même et y trouver le silence intérieur. On fuira ensuite les agressions sensorielles dues à certaines lumières et couleurs : lumières trop puissantes, trop directes, clignotantes, couleurs trop vives. On connaît bien maintenant l'effet des couleurs. Leur rôle est en général sous-estimé ; pourtant, celles de nos vêtements (et des vêtements des autres), de notre environnement (appartement, bureau, atelier, salles de réunions, de spectacles, etc.) exercent sur nous une influence déterminante. Les expressions populaires en sont le reflet : rire jaune, voir rouge, se mettre au vert, avoir une peur bleue, voir la vie en rose, broyer du noir, faire grise mine, en voir de toutes les couleurs, etc. On fait la distinction entre les couleurs chaudes et les couleurs froides. Le vert et le bleu — couleurs froides — agissent sur le système parasympathique, dont l'influence prédomine dans le sommeil. Les couleurs chaudes, rouge, orangé, agissent sur le système orthosympathique (ou sympathique), dont l'influence prédomine dans l'état d'éveil. Ainsi certaines couleurs nous agressent et d'autres nous apaisent. On fuira aussi les bains de foule, les réunions enfumées et bruyantes, stressantes par le bruit et l'agitation. Il faut savoir se réserver des zones de solitude complète ou de quasi-solitude. Attention également aux aliments trop stimulants.

On peut filtrer les stress inévitables. A un stress déterminé ne correspond pas nécessairement un impact déterminé. Tout dépend de la façon dont on le « reçoit ». Cet impact est très subjectif ; avant de nous atteindre et de créer des perturbations physiques et physiologiques, le stress passe à travers une sorte de filtre qui peut soit le réduire ou même l'annuler, soit au contraire l'amplifier. Souvenons-nous de ce conseil d'Aragon : « Ne pas prendre les campanules pour des fleurs de la passion », car le plus souvent toute chose n'a d'importance que celle qu'on lui attribue...

Pour les stress qui ne peuvent être ni évités ni annulés, et qui parfois produisent grâce à ce filtrage un impact apparemment insignifiant mais dont le cumul risque d'être dommageable, il importe de savoir évacuer ces tensions. Il existe deux moyens essentiels pour ce faire : le rêve et l'exercice physique. C'est même l'intérêt principal de l'exercice. Mais il faut le pratiquer le plus vite possible après le choc subi. Il ne sert, en effet, pas à grand-chose de laisser s'accumuler les tensions toute la semaine durant et de les évacuer en fin de semaine par l'exercice : non seulement vous n'évitez pas ainsi le cumul, mais, de plus, le stress aura tout le temps de faire en vous des dégâts. Certes, il vaut mieux faire de l'exercice en fin de semaine que pas du tout, mais il est bien préférable de le pratiquer chaque jour ou, au moins, plusieurs fois par semaine.

Voici quelques autres conseils pour vous aider à réduire encore votre temps de sommeil. Il faut :

— Manger moins. Nous sommes des surnourris et c'est très nocif pour notre santé, notre jeunesse, notre longévité, notre sommeil. De plus, trop manger incite à trop dormir. Les Japonais dorment en moyenne une heure par nuit de moins que nous, en grande partie parce qu'ils mangent moins.

— Faire dans la journée des sommeils flash, pauses-parking et tranches de sommeil.

— D'autre part, au moins pendant le programme de réduction du temps de sommeil, dormir à des heures régulières et un nombre d'heures aussi constant que possible bien que seule compte, à l'arrivée, la moyenne de durée du sommeil.

— De plus, dormir aux heures qui conviennent le mieux, c'est-à-dire respecter sa tendance à être couche tard/lève tard ou couche tôt/lève tôt ; les uns sont hibou ou coq, chouette ou alouette...

Sachez aussi que vous aurez d'autant plus de facilité à dormir moins que vous aurez une vie plus stimulante. Enfin n'appliquez ce programme que si vous êtes adulte et bien portant.

Voici un exemple qui vous incitera peut-être à tenter l'expérience. C'est celui de Louis Amade, raconté dans *France-Soir :* « Le préfet poète Louis Amade livre enfin ses deux secrets : s'il a pu concilier depuis plus de trente ans une brillante carrière administrative avec l'écriture de six romans, de quatorze plaquettes, de deux livres de contes, d'un opéra, d'une cantate, d'un mystère, de trois cents chansons, d'un recueil de souvenirs (...), c'est qu'il est resté célibataire et qu'il n'a jamais dormi plus de quatre heures par nuit. » N'essayez pas cependant de suivre l'exemple cité par W. Dement « d'un jeune canadien qui dormait trois heures par nuit, se permettant ainsi de mener trois vies professionnelles ».

Grâce au temps retrouvé, peut-être serez-vous moins tenté de dire, comme Pierre Hamp : « Destin tu m'as donné une vie, merci tout de même. Mais que veux-tu que j'aie fait de grand avec cela ? C'était si court. »

Utiliser son insomnie

Certains ont su le faire : Henry Certigny l'a joliment exprimé : « Il y a l'insomnie qui ouvre des parenthèses dans mes nuits » ; ou Marcel Proust : « Un peu d'insomnie n'est pas inutile pour apprécier le sommeil, projeter un peu de lumière dans cette nuit. » Ou bien encore, du philosophe Alain : « Les heures d'insomnie, lorsqu'on n'est pas malade, ne sont si redoutées, je crois, que parce que l'imagination est alors trop libre et n'a point d'objets réels à considérer. Un homme se couche à 10 heures et jusqu'à minuit, il saute comme une carpe en invoquant le dieu du sommeil. Le même homme, à la même heure, s'il était au théâtre, oublierait tout à fait sa propre existence. »

L'insomnie, dit-on, est avec la fatigue l'un des deux fléaux engendrés par notre siècle. Certains la vivent comme un drame car le manque de sommeil les amoindrit ; elle constitue pour eux un handicap considérable sur le plan personnel, professionnel, familial, social. Nous avons suffisamment montré les ravages du mauvais sommeil pour qu'on ne puisse nous soupçonner de la prendre à la légère. Nous avons aussi donné les moyens de combattre l'insomnie et la vaincre. Nous ne voudrions pas davantage donner aux insomniaques l'impression qu'il ne leur reste plus qu'à s'accommoder de leur insomnie et se résigner. Tous, plus ou moins souvent, plus ou moins longtemps, nous sommes victimes d'insomnies périodiques ou ponctuelles. Il nous arrive de connaître de véritables blocages provisoires de sommeil, apparemment sans raison autre que celle des événements et péripéties de la vie. Il existe un moyen de ne pas aggraver son insomnie, de ne pas risquer de transformer une insomnie passagère en insomnie permanente, et aussi d'en atténuer non seulement la durée mais les effets, c'est de ne pas la dramatiser et pour cela de l'intégrer à sa vie. Cela revient non pas à la considérer comme normale, inéluctable, mais à composer au mieux avec elle et même à renverser les données du problème. Car une des raisons du mauvais endormissement ou réendormissement réside dans ce désir forcené, cet acharnement à vouloir dormir à tout prix sous prétexte que les autres dorment ; il existe une véritable culpabilisation, une peur panique de l'insomnie et de ses conséquences. Il faut absolument sortir de cet engrenage psychologique, cesser de croire que, si on ne dort pas assez, on va, forcément, le lendemain être fatigué et somnolent. En vérité, c'est précisément cette peur avec l'agitation physique, la cogitation mentale qui en résultent qui crée la fatigue, l'épuisement par dépense absurde d'énergie alors que si on était resté calme, même sans dormir, on l'aurait récupérée.

Utiliser l'insomnie, après l'utilisation du sommeil, constitue l'étape suivante pour vivre vingt-quatre heures sur vingt-quatre. Mais c'est aussi, si l'indifférence et l'immobilité échouent, le moyen le plus efficace de retrouver au plus vite le sommeil, en chassant l'anxiété de ne pas dormir et la peur de l'insomnie.

On peut considérer qu'après tout c'est du temps gagné sur le sommeil, sans effort, sans s'astreindre à ce programme de réduction du sommeil, du temps offert « sur un plateau ». Ainsi, le fait de ne pas dormir à certains moments, même s'ils se situent au milieu de la nuit, peut offrir un côté très positif. En fait, aucun moment de la journée ne saurait remplacer ces heures nocturnes de silence et de calme, de résonance cosmique. C'est un état d'hyperconscience propre à la réflexion, à la méditation, mais aussi au travail, et l'on peut ainsi intégrer son temps d'insomnie dans son emploi du temps normal. On peut même faire marcher une imagination devenue plus fertile pour transformer ces heures pénibles, phobie ou obsession pour certains, en heures agréables, occupées à ce qui vous plaira ou improvisées, par exemple, en heures de relaxation physique ou mentale, en heures délicieuses de prélassement, de paresse nonchalante si tentante que les morales ont dû l'ériger en péché capital, mais que vous pouvez alors à votre aise cultiver comme un art.

Tout, en tout cas, est plus intelligent que de « courir » dans son lit après un sommeil qui s'enfuit de plus belle ou de se battre contre une insomnie qui devient alors de plus en plus redoutable.

Plutôt que de rester au lit à s'énerver, se tournant et se retournant, il est de beaucoup préférable de se lever et même de travailler de manière détendue, dans le calme. C'est non seulement du temps gagné, mais aussi de l'énergie économisée.

Utiliser son insomnie est aussi très bénéfique aux personnes âgées : elles ne sont plus soumises aux obligations habituelles de la vie, professionnelles ou familiales, aussi font-elles le plus souvent la sieste et des sommes dans la journée. Alors elles passent des nuits interminables parce qu'elles ont besoin de moins de sommeil. On peut faire de l'insomnie une alliée, presque une amie. Telle est la solution préconisée par un certain nombre de spécialistes du sommeil. Citons à titre d'exemple celui du professeur américain Charles Kelly qui, après avoir très bien dormi toute sa vie, a perdu le sommeil vers l'âge de soixante-dix ans. Il refusa la dangereuse solution de facilité des somnifères, préconisée par ses médecins, et décida de consacrer son temps d'insomnie à chercher des méthodes scientifiques pour retrouver son bon sommeil, pour lui tout d'abord et aussi pour ses frères insomniaques. Après y avoir réussi grâce à ses méthodes, il écrivit sur ce sujet des ouvrages qui lui valurent la célébrité car elles sont très efficaces.

« Les périodes d'insomnie peuvent être non pas épuisantes mais fructueuses. Un psychanalyste renommé, le Dr B. Ruddick de New York, estime que c'est perdre un temps précieux que de rester au lit quand on n'arrive pas à dormir. Il a toujours encouragé ses amis, dans ce cas, à se lever et à travailler pendant une heure ou deux. Il se trouve parfois lui-même au lit, à 2 heures du matin, incapable de dormir. Il s'assied alors à sa table et il écrit. « Je suis fatigué le lendemain, admet-il, mais je me sens mieux d'avoir travaillé jusqu'à 4 heures du matin que si j'étais resté au lit jusqu'à 2 ou 3 heures sans dormir, à ruminer. » Sa femme qui peint se réveille souvent très tôt, avant l'aube. Elle se lève et travaille. On cite aussi le cas d'une femme très occupée, qui passe une partie de la nuit à trier et classer les recettes avec lesquelles elle est en train de composer un livre de cuisine. Et celui d'un fameux avocat qui s'occupe de sa collection de timbres avant que le jour soit levé. D'autres préfèrent les travaux manuels : un mécanicien fait de la sculpture sur bois ; beaucoup de mères de familles cousent, ravaudent, brodent ou cuisinent de bons plats qu'elles mettront au réfrigérateur. Une femme âgée, qui avait été employée de maison pendant quarante ans, créait pendant ses heures d'insomnie de merveilleux colliers de perles de couleur dont elle inondait son entourage. Mais bien des gens préfèrent ne pas s'activer. Ils restent au lit à écouter la radio, à apprendre une langue étrangère ou tout simplement à ne rien faire [1]. »

Le Dr Peter Tyrer écrit aussi : « Pendant que vous travaillez ou que vous vous distrayez, pensez de façon positive à tous les avantages que vous avez sur les pauvres dormeurs. Vous marquez un point : grâce à cette activité nocturne, vous aurez plus de temps libre dans la journée. Eux perdent leur temps en dormant pendant que vous vous occupez intelligemment. »

Voici, extrait d'un article sur le sommeil dans la revue *Vital* (janvier 1981), un merveilleux exemple d'insomnie bien vécue. Il s'agit d'Elisabeth, vingt-huit ans, journaliste : « Jusqu'à vingt ans, on a considéré que mes insomnies étaient une maladie. Tout a changé quand j'ai décidé de vivre normalement avec. Mes insomnies ont commencé vers l'âge de six ans. Elles étaient une source de conflit entre mes parents et moi. Avec irritation, ils me répétaient toujours : " Dors, dors donc, il faut que tu dormes... " Mais je ne pouvais pas. Jeune fille, elles n'ont fait que se confirmer et se prolonger. Je me cachais pour lire au lit, je trafiquais la

1. Gay Gaer Luce et Julius Segal, *L'Insomnie*, Ed. Fayard.

lumière de ma chambre, je calfeutrais de coussins le bas de ma porte afin que personne ne puisse se douter que je restais éveillée. Dès sept ou huit ans, on a commencé à me faire prendre des médicaments. Entre dix-sept et vingt-deux ans, c'est devenu un véritable festival de tranquillisants. C'était terrible. Le jour, je me sentais épuisée, abrutie. Il m'arrivait de dormir en classe. La nuit, je m'enferrais dans les insomnies. Et puis j'ai décidé de tout arrêter, toutes les pilules en “ ium ” et les autres. Je ne dormais pas mieux, mais je me sentais mieux. C'est une différence importante. Avec les tranquillisants, je ne dormais pas mieux et je me sentais mal. Cette décision, je l'ai prise à vingt ans. C'était une décision intellectuelle. J'ai refusé d'admettre que le fait de dormir moins que les autres devait être considéré comme une maladie. Depuis je ne dors en moyenne que cinq heures par nuit. J'ai en général un petit coup de pompe vers 6 heures du soir, mais c'est à peu près le seul inconvénient majeur de mes insomnies. La nuit, je bricole, je lis, je me coupe les cheveux à 3 heures du matin... En fait, mon insomnie est une insomnie bien vécue. J'en arrive même à me demander pourquoi les gens se couchent si tôt autour de moi, vers 10 ou 11 heures du soir, ou même minuit. Comme s'ils acceptaient que le temps social, le temps professionnel puissent leur suffire. La nuit, vous commencez à vivre un temps qui vous est propre, un temps personnel. Comment l'immense majorité des gens peut-elle se priver de ce temps individuel nocturne en basculant immédiatement dans le sommeil ? C'est vrai, la vie d'insomniaque n'est pas toujours rose. Mais surtout à cause de ses conséquences diurnes. Par exemple vers 18 heures, tous les jours, j'ai une fatigue passagère. J'aimerais pouvoir m'allonger dans l'obscurité et me reposer vraiment. Ce n'est jamais possible. Il y a aussi ma mauvaise humeur au réveil. Je bougonne, rien ne va. Si on me téléphone vers 8 heures, on se fait alors très mal recevoir. Une ou deux fois par mois, je connais une nuit blanche, et c'est une nuit plutôt agréable. Je reste allongée dans le noir, je laisse passer les heures. J'attends la naissance du jour. Je vis un rêve éveillé. C'est un état irréel que je sais ne pas être la vraie vie, un état entre rêve et pensée. C'est incroyablement agréable. Contrairement à de nombreux insomniaques, je ne connais ni cauchemars ni angoisses (...). Mes pensées vont et viennent, ne cessent de tisser des histoires. Beaucoup d'amis pensent que j'ai beaucoup de chance de pouvoir vivre en dormant très peu. »

On se souvient aussi des « nuits blanches de l'Empereur » dont voici un extrait tiré du *Point,* en date du 29 septembre 1980 : « Se tournant et se retournant dans leur lit, la plupart des insomniaques qui, pour une raison ou une autre, ne veulent pas recourir à la thérapeutique ne tirent aucun profit de leur absence de sommeil. Au mieux leur morosité ou leur angoisse se trouve ponctuée par les bulletins d'informations que diffusent à chaque heure les stations de radio. Ils disposent pourtant, dans l'Histoire, de quelques exemples d'insomnie parfaitement intégrée à l'activité même de celui qui en souffrait. Deux d'entre eux n'étaient pas des moindres : Frédéric II et Napoléon Ier. Le roi de Prusse ayant même servi de modèle à l'Empereur. Frédéric II se couchait à 9 heures, se levait vers minuit et demi et travaillait sur ses dossiers jusque vers 3 heures. Il se recouchait alors jusqu'à 5 heures du matin... L'horaire de Napoléon était un peu décalé. Qu'il s'agisse du général en Italie ou du prisonnier de Sainte-Hélène, il se couchait régulièrement avant 11 heures, se levait à 3 heures du matin, annotait, écrivait et souvent dictait jusqu'à 5 heures. Ensuite il se recouchait jusque vers 7 heures. Les secrétaires de service dormaient sur le sol de la pièce voisine et étaient enjambés par Berthier ou Bertrand, appelés à tout instant. On peut en sourire mais l'essentiel des réalisations napoléoniennes, civiles comme militaires, nous vient ainsi du cœur de la nuit » (J.-F. L.).

Nous ajouterons seulement ceci. Mieux vaut d'abord essayer de faire disparaître son insomnie. Mais si on n'y parvient pas, autant bien l'utiliser...

Apprendre et guérir en dormant

Voici une autre utilisation de son temps de sommeil ; elle n'exclut pas d'ailleurs les autres et peut se pratiquer en même temps. Quel en est l'intérêt ? Le niveau des connaissances humaines s'accroît en exponentielle parce que le savoir se transmet, et donc se cumule, et parce que les moyens et le nombre de chercheurs s'accroissent. D'autre part, le nombre de personnes auxquelles il faut enseigner s'accroît, que ce soit dans les écoles, lycées et facultés ou dans la formation permanente pour ceux qui ont dépassé l'âge scolaire. A cette formation permanente, deux causes essentielles : les connaissances deviennent très vite périmées (tous les dix ans environ), et cela nécessite un recyclage continuel pour les enseignants et pour les anciens élèves, d'une part ; d'autre part, il faut s'adapter à des changements de situation par suite de l'évolution des techniques et des marchés. A ce besoin d'apprendre de plus en plus grand s'opposent des *obstacles :*

— les écoles, collèges, lycées, facultés sont déjà surchargés (nombre d'élèves et programmes) et on y manque de professeurs ;

— un grand nombre encore ne peuvent y avoir accès ;

— la formation permanente est insuffisante. Elle devrait, dit-on, être multipliée au moins par dix. Là encore, on se heurte au manque de temps. ;

— de plus, apprendre est astreignant. Il faut effort et persévérance. Les méthodes d'enseignement, nous a dit un professeur éminent, n'ont dans leur ensemble pas varié « depuis les Romains ». On commence cependant à recourir aux techniques nouvelles, en particulier à l'audiovisuel ;

— la suggestopédie, que l'on appelle maintenant la pédagogie interactive, selon G. Racle, est en train de bouleverser certains domaines de l'enseignement, en particulier celui des langues, par son efficacité [1].

Mais tout cela est nettement insuffisant, et une autre voie nous est offerte, très prometteuse : utiliser son temps de sommeil pour apprendre. Il s'agit de l'*hypnopédie.* Elle est utilisée dans d'autres pays mais très peu encore en France où elle devrait, pourtant, se développer. Un institut a été créé qui la rend maintenant opérationnelle (méthodes, appareils, cassettes...).

Il n'est pas dans notre intention de relater ici toutes les études et tests effectués ainsi que les réalisations existantes qui en découlèrent, mais parce que l'hypnopédie est encore contestée par certains nous allons très rapidement relater la

---

1. Cf. Fanny Saféris, *Une révolution dans l'art d'apprendre,* coll. « Réponses », Ed. Laffont.

pratique de cette méthode dans certains pays et en expliquer le fondement scientifique.

Il apparaît que c'est en URSS que l'enseignement hypnopédique est le plus officiellement appliqué. Voici un très bref résumé de quelques-unes des réalisations connues : « Le XVIIIe Congrès international de psychologie (Moscou, août 1966) mit l'hypnopédie au rang de science nouvelle. Selon les rapports de ce congrès, plus de cinq cents expériences ont été menées et cent soixante d'entre elles ont été enregistrées (...). Le ministère de l'Education en URSS donna son accord pour une application plus étendue de l'enseignement hypnopédique (1968). Il y a un nombre croissant d'instituts civils et militaires (l'académie militaire par exemple) en URSS où l'enseignement des langues étrangères est mené selon la méthodologie hypnopédique de Bliznitchenko (1966-1968)[1]. » Voici un autre témoignage, celui du Dr Eva Szalontai, professeur de langue russe en Hongrie : « En 1965, on inaugura à Moscou le Laboratoire de hautes et moyennes études des langues étrangères du ministère de l'Education de l'Union soviétique ; c'est le premier laboratoire scientifique dont la tâche est l'élaboration des problèmes méthodologiques et psychologiques de l'hypnopédie en ce qui concerne l'enseignement des langues étrangères. J'ai eu l'occasion de visiter ce laboratoire en tant qu'invitée de Mme B. G. Vladimirovia, qui est professeur d'anglais, et j'ai ainsi pu assister à un cours hypnopédique d'anglais. L'on m'a montré aussi le bureau des professeurs, le studio, la salle des instruments, la salle de classe, les chambres (...). [En Hongrie], « c'est l'association de la défense nationale qui, en 1966, fut l'initiatrice des expériences concernant l'hypnopédie[2]. » Aux Etats-Unis « les sociétés qui consacrent leur activité à l'enseignement par le sommeil font des millions de dollars de chiffre d'affaires depuis 1947. Il existe maintenant dans presque toutes les grandes villes des centres d'instruction pour le sommeil qui vous promettent de vous inculquer toutes les connaissances possibles et imaginables (...). Cela

---

1. Cf. F. Rubin, *Learning ans Sleep. The Theory and the Practice of Hypnopaedia.*

2. Cf. Dr Eva Szalontai, *Des problèmes fondamentaux de la suggestopédie.*

va de la connaissance du français à l'enregistrement technique, du développement de la mémoire à la lutte contre l'insomnie [1]. » En France, le psychologue Jacques Genevay a procédé à des expériences probantes sur des élèves de sixième d'un collège parisien en leur enseignant ainsi, pendant leur sommeil, l'histoire romaine. Il a tiré de ses expériences une méthode efficace d'enseignement hypnopédique grâce à laquelle on peut enseigner les langues étrangères, mais aussi, par exemple, les règles de grammaire difficiles, les théorèmes compliqués, les fables longues, etc.

Roger Galvez, président fondateur de l'Institut international de recherches et applications hypnopédiques a continué les recherches et a mis au point une technique très précise. On sait maintenant que le champ d'application de l'hypnopédie est très vaste. « On considère que 95 % des problèmes humains proviennent d'un esprit négatif. Ce chiffre inclut les problèmes de timidité, de mésententes familiales, d'échecs financiers, de mauvaise mémoire, de tension nerveuse, de malheur, d'inquiétude, etc. Il a été découvert qu'en rééduquant l'esprit créateur à penser de façon positive au lieu de négative, la plupart des problèmes psychologiques disparaîtront [1]. » On soigne aussi la timidité avec cet enseignement hypnopédique. « On me raconta l'histoire d'une femme qui était si timide qu'elle se sentait mal à l'aise au milieu d'un groupe de gens. Elle se procura un cours d'enseignement nocturne. Parmi les enregistrements de conditionnement, il y en avait un pour surmonter la timidité. Elle l'écouta. Plus tard, elle fut invitée à une soirée et, en rentrant chez elle, elle réalisa que pour la première fois, elle s'était bien amusée et avait participé à la conversation. Sa timidité avait disparu. »

Les cours d'éducation nocturne proposent d'autres sujets : comment se construire une bonne mémoire, l'art de se relaxer, développer sa créativité, faire travailler son esprit pour rester jeune, apprendre ses textes en dormant, etc.

Nous sommes sortis du domaine de l'instruction proprement dite pour entrer dans celui de l'éducation. Mais on peut aller jusqu'à l'*hypnothérapie*. Sans que la liste en soit

---

1. Cf. Gay Gaer Luce et Julius Segal, *Le Sommeil*.
2. Cf. Ben Sweetland, *La fortune en dormant*, Ed. Un monde différent, Québec.

exhaustive, voici quelques autres applications possibles : troubles du caractère, énurésie, aphasie, perte d'appétit... En Amérique, bien des gens ont cessé de boire ou de fumer grâce à l'hypnothérapie. On peut aussi traiter toutes les toxicomanies ou les douleurs, notamment dans l'accouchement. Ajoutons que les maladies psychosomatiques relèvent toutes de l'hypnothérapie.

On sait par de nombreuses constatations et expériences que le cerveau reste en partie vigilant pendant le sommeil et qu'il demeure souvent réceptif à ce qui l'intéresse avant l'endormissement. On connaît les exemples classiques de la mère de famille réveillée par les gémissements de son enfant mais pas par le tonnerre, ou celui du garde-barrière réveillé par le train... qui n'est pas passé, ou encore celui du meunier qui se réveille quand son moulin... s'arrête. Ceci grâce à l'ouïe, seul sens qui ne se « débranche » jamais complètement car il est chargé justement d'assurer le service de garde. D'autre part, on sait que dans certains états de conscience (et c'est cela qu'utilise l'hypnose, la sophrologie et la suggestopédagogie), on est beaucoup plus facile à suggestionner, on est plus réceptif : certaines choses s'impriment plus facilement en nous, et de manière indélébile. Il en est ainsi de certains états rencontrés dans le sommeil autre que le sommeil profond ou très profond. De plus, notre inconscient, qui fonctionne en permanence, est particulièrement « éveillé » pendant le sommeil, « voie royale d'accès à l'inconscient », selon la formule de Freud. On sait aussi que la voix humaine est un moyen puissant de suggestion et que dans le sommeil les conditions idéales pour l'écouter sont réunies : solitude, silence, obscurité, état d'introversion, absence du conscient. Ainsi s'explique en quelques mots le champ immense d'application de l'hypnopédie et de l'hypnothérapie.

Pour pratiquer ces méthodes, il faut un magnétophone doté d'une bande sans fin permettant la répétition d'un texte. Le magnétophone doit pouvoir se déclencher et s'arrêter automatiquement. A titre d'exemple : « Une heure environ avant d'aller se coucher, l'étudiant prépare sa leçon et en fait un résumé d'une durée de cinq minutes qu'il enregistre. Cet enregistrement effectué (ce peut être aussi un texte préenregistré), il règle sa pendule par rapport à l'heure exacte du coucher. Par exemple, s'il se couche à 22 heures, le dormeur devra régler son chronorupteur à 22 h 30, de façon que la première émission se fasse après l'endormissement. La deuxième séquence devra intervenir après la période du sommeil très profond pendant lequel l'inconscient est moins réceptif, donc vers 3 heures du matin. Pendant une heure environ la bande magnétique chuchote dix à quinze fois le texte à apprendre. La leçon à fixer par la méthode hypnopédique ne doit jamais dépasser cinq minutes.

Enfin, une troisième séquence, dite de consolidation, pourra être effectuée au réveil, au moment où l'étudiant est encore dans une demi-somnolence[1]...

Deux questions importantes peuvent être posées à propos de l'hypnopédie. C'est pour éviter la fatigue qu'à la suite de nombreuses expériences et enregistrements électroencéphalographiques, on dispense cet enseignement pendant certaines périodes seulement du sommeil afin que « (...) sur le plan de la fatigabilité nerveuse, tout se passe comme s'il n'y avait aucune intervention », précise J. Genevay. L'hypnopédie ou, d'une manière plus générale, la suggestion pendant le sommeil, peut-elle servir à des desseins douteux ? Dans le sommeil, comme dans l'état hypnotique, justement grâce à la vigilance subsistante qui permet la suggestion, l'individu garde des moyens de défense et tout se passe comme si un système de censure extrêmement vigoureux continuait, comme dans l'état d'éveil, à être en état d'alerte. Par l'hypnosuggestion, un domaine extraordinaire s'ouvre à l'humain, notamment pour essayer de faire face à l'explosion des connaissances et celle des besoins de savoir. Dans le futur, peut-être, les meilleurs élèves seront ceux qui s'endormiront pendant les cours.

La pédagogie hypno-cybernétique (P.H.C.) (le mot *hypno* est pris ici au double sens de l'hypnose et du sommeil) est une utilisation originale de la faculté non plus d'apprendre pendant le sommeil, mais de faciliter la mémorisation par le sommeil. Dans cette méthode, son inventeur, Eric Barone, allie cette faculté à l'utilisation de l'hypnose. Il découvrit de

1. Cf. Roger Galvez, *Apprendre et guérir en dormant,* Librairie Le François.

manière empirique que le sommeil avait un rôle prépondérant dans l'apprentissage, et, comme pour beaucoup de découvertes, ce fut par accident : un soir, un élève quittait le cours de guitare après avoir étudié un arpège difficile. Le test était négatif... Le lendemain matin, l'arpège était réussi : en une seule nuit le mouvement était devenu automatique. Il y a de nombreuses confirmations scientifiques à cette influence du sommeil sur la mémorisation. Nous avons déjà montré le rôle important du sommeil paradoxal vis-à-vis de notre mémoire, comparaison avec le fonctionnement off-line d'un ordinateur. Nous dirons que le sommeil sert à mieux « engrammer » le souvenir. Voici maintenant des extraits de deux articles. L'un tiré de la revue *La Recherche* (décembre 1979), intitulé « Sommeil et mémoire », écrit par Vincent Bloch (professeur à l'université Paris-Sud, Orsay, directeur du département de psychophysiologie au CNRS), Elisabeth Dubois-Hennevin (qui travaille avec Vincent Bloch et est maître assistante à Paris X) et Pierre Leconte (qui a travaillé aussi avec Vincent Bloch et est maître de conférence à l'université de Lille) : « L'effet bénéfique du sommeil sur la rétention d'informations acquises pendant la veille a été expérimentalement démontré par les psychologues depuis longtemps. Les premiers travaux remontent à 1924, date à laquelle J. Jenkins et K. Dallenbach montrèrent qu'une liste de mots est mieux retenue si la séance d'apprentissage est suivie d'une période de sommeil plutôt que par une période de veille de durée équivalente. Ce résultat a été retrouvé à maintes reprises. Ainsi par exemple K. Benson et I. Feinberg en 1977... il apparaît que pour avoir un effet bénéfique, le sommeil doit intervenir le plus tôt possible après l'apprentissage... Le sommeil favorise un véritable traitement de l'information ou une consolidation de la trace mnésique. » Des recherches ont montré que c'était le sommeil paradoxal qui intervenait dans les effets bénéfiques du sommeil sur la mémoire.

L'autre article est extrait de la revue *Psychologie.* Il est d'Evelyne Dumont qui s'est appuyée sur les travaux des auteurs de l'article précédent : « Si le sommeil paradoxal est vraiment indispensable à l'accomplissement d'une étape critique de la mémorisation, un apprentissage devrait entraîner un besoin accru de l'organisme en sommeil paradoxal.

C'est effectivement ce qui apparaît dans leurs expériences. » Citons également Gay Gaer Luce[1] : « La pratique d'expériences sur les humains et sur les animaux laisse à penser que le sommeil paradoxal joue un certain rôle dans le stockage de la mémoire et l'acquisition des connaissances. Par exemple, des animaux privés de sommeil paradoxal en laboratoire se révélaient incapables d'apprendre des tours extrêmement simples qu'ils avait parfaitement assimilés lorsque ce sommeil paradoxal leur avaient été accordé. »

Et le Dr J. M. Robert[2] : « Les signaux d'hyperactivité corticale pendant le sommeil paradoxal sont pour les uns le reflet de la mémorisation à long terme des souvenirs acquis récemment (...) »

Par la P.H.C., on peut en principe apprendre rapidement tous les types de matières : des mathématiques supérieures aux langues, de la dactylographie à tous les types de claviers alphanumériques pour machines-outils, du tennis à la conduite automobile ; il permet aussi le rattrapage scolaire ou l'acquisition du piano de base en quelques mois.

Il y avait un imbécile qui ne savait pas que c'était impossible, alors il l'a fait.

Le dormeur champion

C'est d'abord un bon dormeur : il dort bien quelles que soient les péripéties de sa vie. A de rares exceptions près, lorsque nous étions enfants, nous étions tous de bons dormeurs ; certains le sont restés mais la plupart d'entre nous l'ont désappris ; parmi eux, quelques-uns ont réappris à dormir et ont ainsi retrouvé leur bon sommeil qu'ils avaient non pas perdu mais oublié.

Le dormeur champion est un très bon « conducteur » de son sommeil : il sait le gérer, le mener, le contrôler, le diriger dans les différentes circonstances de sa vie. Il est un bon « manager » de son sommeil. Il sait passer des journées et aussi des nuits « intelligentes » Etant capable de bien

1. Cf. *Le Temps des corps.*
2. Cf. *Comprendre notre cerveau.*

dormir, le dormeur champion connaît par expérience la valeur du bon sommeil. Il l'apprécie, en ressent tous les effets bénéfiques, mais il connaît aussi tout le parti qu'il peut en tirer. Au-delà même de la récupération physique et psychique qu'il éprouve chaque matin après un éveil naturel, il sait exploiter toutes les autres ressources que son sommeil peut lui apporter. C'est-à-dire qu'il en connaît les autres fonctions et les utilise. Mais il sait surtout qu'il peut utiliser le temps de son sommeil, le faire travailler pour lui, en recueillir les fruits nombreux et incomparables.

Malgré cela, le dormeur champion a appris à dormir très peu de temps. Et lorsqu'il lui arrive d'avoir des insomnies volontaires ou moins volontaires pour des raisons qu'il connaît et qu'il n'a pu éviter, alors il sait même se servir de son insomnie. Mais le dormeur champion est allé encore au-delà grâce à deux perfectionnements supplémentaires dans la maîtrise de son sommeil.

1) *Il sait s'endormir en quelques instants, où il veut, quand il veut et en toute circonstance.*

— « En quelques instants », signifie quelques minutes, encore que certains y parviennent en quelques secondes ;

— où il veut : ce peut être, par exemple, au milieu du bruit, de la foule, en pleine lumière ;

— quand il veut : à n'importe quelle heure du jour ou de la nuit ;

— en toute circonstance : même s'il a des soucis ou s'il est en état « d'excitation » physique (en particulier musculaire ou nerveuse), mentale ou affective.

2) *Il sait s'endormir pour le temps qu'il désire, qu'il s'est fixé lui-même à l'avance.*

Ce peut être aussi bien trente-deux minutes que deux heures vingt et une minutes (sans tenir compte de la longueur de son propre cycle) ; et il sait aussi s'éveiller au bout de cette durée, tout seul et d'un éveil naturel, avec toutes les caractéristiques de cet éveil que nous avons déjà décrites, c'est-à-dire en étant instantanément et sans effort disponible sur tous les plans.

Chacun d'entre nous peut devenir un dormeur champion. Il n'y a aucune raison, ni théorique ni pratique, qui puisse nous en empêcher. Et si l'on n'est pas déjà un dormeur champion, on peut le devenir.

Comment s'endormir en quelques instants ? On a demandé un jour à un maître zen qui avait acquis cette faculté étonnante et si précieuse d'un endormissement très rapide à volonté : « Comment faites-vous ? » et il a répondu : « J'ai confiance et c'est tout. » Et c'est vrai que pour être dans cet état d'abandon, de total lâcher-prise qu'est l'endormissement, cela suffit. Rappelons aussi cette phrase de H. Bergson : « Dormir, c'est se désintéresser », et bien sûr se désintéresser de tout et même de dormir. Dès que vous serez totalement imprégné de cette phrase (et pas seulement sur le plan de l'intellect) qui est la meilleure que l'on ait trouvée pour définir l'entrée dans le sommeil, vous vous endormirez en quelques instants. Dès que vous saurez vous « désintéresser » vraiment vous serez en état de sommeil. Donc à cette interrogation : que faut-il faire pour s'endormir en quelques instants ? la seule réponse est : surtout plus rien. C'est simple, mais pas toujours facile à réaliser du jour au lendemain. On dit que seul le désir et la peur font agir en état d'éveil, sachez que c'est exactement l'inverse pour que le sommeil soit, il faut qu'il n'y ait plus ni désir ni peur. Aussi ne faut-il ni attente, ni recherche, ni effort, ni volonté de dormir. On ne doit pas non plus parler d'« attitude » correcte puisque c'est au contraire à une absence, à un abandon de toute attitude qu'il faut parvenir. Si nous insistons sur ces différents points, c'est pour renverser un à un les obstacles classiques à cet endormissement instantané. Et nous pouvons maintenant mieux décrire quel est l'état d'être pour le réaliser : le plus passif, le plus absent, le plus inexistant possible. Il faut en fait « disparaître ».

Au début, vous avez intérêt à vous endormir en quelques instants, au moment où votre cerveau vous le demande, c'est-à-dire à des heures fixes, bien précises pour chacun d'entre nous ; à des heures que vous avez appris à repérer. Vous y arriverez peu à peu (ou quelquefois tout de suite) à n'importe quel moment. Mais voici une technique qui vous conduira à cette merveilleuse maîtrise de l'endormissement que les autres vous envieront et auxquels vous pourrez l'enseigner aussi.

Il s'agit de l'auto-hypnose. Le mot *hypnose* suscite chez la plupart un mélange de doute et de crainte car l'hypnose n'a pas bonne presse en France, où elle est pourtant née il y a un peu plus de deux cents ans grâce à Messmer. Cette réticence vient probablement en partie des démonstrations d'hypnose devenues attractions de music-hall. Les effets de l'hypnose sont indéniables et elle est reconnue officiellement dans certains pays, l'URSS par exemple, où elle fait partie du bagage obligatoire de chaque jeune médecin. Aux USA, en Allemagne, elle est aussi enseignée officiellement dans les facultés.

En France, on pratique par exemple sous hypnose des extractions dentaires sans douleur et des accouchements sans douleur. Tout le monde a vu (ou entendu parlé) du pouvoir de l'hypnotiseur qui « endort » en quelques instants un sujet en lui demandant, par exemple, de regarder fixement un objet ou ses yeux. Il peut aussi l'« endormir » avec la voix, de la musique, un éclairage spécial, des couleurs et des dessins, des objets en mouvement ; souvent, d'ailleurs, il allie les différents procédés. En réalité, l'hypnotiseur n'est pas un thaumaturge ni un magicien, il n'a pas de pouvoirs spéciaux, il utilise seulement une technique très précise. On pourrait d'ailleurs presque dire que l'hypnose n'exige aucun don spécial. Pour démystifier plus encore l'hypnose, nous ajouterons qu'elle est très répandue dans la vie courante. Beaucoup d'animaux l'emploient, et nous ne citerons que le papillon qui, en déployant ses ailes bariolées dont les dessins représentent d'énormes yeux, hypnotise ainsi ses proies. Tous nous faisons de l'hypnose ou nous la subissons dans notre vie quotidienne ; quelquefois elle se manifeste sous une forme légère, mais souvent beaucoup moins. La musique, le chant, la danse en sont des formes courantes, la publicité aussi.

On peut d'ailleurs pratiquer l'hypnose sur soi-même par la suggestion en état de relaxation. C'est l'auto-hypnose. Il s'agit ici d'utiliser la puissance de l'hypnose (puisqu'elle est capable entre autres de faire disparaître la douleur) pour s'endormir. Nous vous en montrerons simplement le principe. Un homme célèbre, nous a dit récemment : « Je voudrais être capable de m'éteindre le soir comme je tourne le bouton de mon poste de télévision. » C'est aussi le rêve de tous, de pouvoir « s'éteindre », c'est-à-dire s'endormir dans son lit (même pendant la journée) comme on éteint sa lampe de chevet ; et c'est aussi le rêve de tous les parents que leurs enfants « s'éteignent » dès qu'ils leur ont demandé. C'est possible grâce à l'hypnose et à l'auto-hypnose. Cela revient à faire en sorte que le train du sommeil passe quand on veut. Signalons déjà que le rituel que l'on observe avec une succession d'opérations toujours identiques lorsque l'on se couche, crée un automatisme qui suggestionne et induit le réflexe conditionné du sommeil ; d'où l'intérêt qu'il y a à le respecter.

Citons deux grands groupes de méthodes pour s'endormir très rapidement faisant appel à l'hypnose. Le premier utilise ce qu'on appelle la suggestion posthypnotique. On appelle ainsi la suggestion d'un acte à un sujet mis en état d'hypnose, mais qu'il aura à accomplir à un signal donné après qu'il aura été « réveillé » ; cette méthode pour être efficace, nécessite un état d'hypnose assez profond. Précisons : l'hypnotiseur, après avoir mis le sujet en état d'hypnose, lui indique qu'il devra s'endormir à un signal donné, par exemple, quand il entendra un bruit précis : un mot, un claquement de doigts, le bruit d'un trousseau de clefs, etc., ou bien lorsque le sujet lui-même prononcera un mot précis, ou fera un geste : se toucher le menton ou le front, etc. Le soir venu, dès qu'il retrouvera le mot ou le geste, le sujet s'endormira aussitôt. L'inconvénient de cette méthode est que cette suggestion posthypnotique tend à s'effacer peu à peu avec le temps, ce qui oblige à retourner périodiquement chez un hypnotiseur pour qu'il la renforce.

Le deuxième groupe de méthodes est d'apprendre à se mettre soi-même en état de suggestion par une méthode de relaxation et alors de se donner l'ordre à soi-même de s'endormir. Cette méthode peut être apprise à l'avance chez un hypnotiseur qui vous l'inculquera sous hypnose ou sans faire appel à l'hypnose. Ce deuxième groupe de méthodes évite l'inconvénient précédemment signalé.

On peut aussi, et il s'agit alors d'une méthode utilisant les deux groupes de méthodes, faire appel à des cassettes d'enregistrement d'une séance d'hypnose avec endormissement, pratiquée chez un hypnotiseur. Le sommeil ainsi obtenu, mis à part le fait qu'il survient très rapidement, est en général très réparateur car calme et profond. De plus, le sommeil dans lequel on bascule est du sommeil naturel et non pas du sommeil hypnotique. D'ailleurs, il faut savoir que l'hypnose, même l'hypnose profonde, ne met pas en état de sommeil. C'est un état voisin puisque les ondes cérébrales sont situées entre l'état alpha et l'état thêta.

Pour s'endormir pendant la durée désirée et s'éveiller naturellement à l'heure choisie, Gay Gaer Luce, déjà citée, précise : « Certains individus semblent être en contact étroit avec ces indicateurs de temps et sont probablement excessivement sensibles à des types de sensations très subtiles, car ils sont capables de se sortir de leur sommeil sans l'aide d'un réveil, et interrogent leur cerveau pour connaître l'heure. Récemment, le Dr Charles Tart testa dix étudiants qui s'efforcèrent de s'éveiller du sommeil normal, à des heures fixées à l'avance et réparties au cours de la nuit. Trois d'entre eux se révélèrent particulièrement ponctuels et furent alors soumis à des observations au laboratoire de sommeil du service Davis de l'université de Californie. Ils se réveillaient parfois avec une exactitude surprenante sur un signal donné. Un sujet qui semblait avoir mal interprété les instructions qui lui avaient été données fut surpris en train de marmonner dans son sommeil : " Réveil à 2 h 23 " et il sortit de son sommeil à 2 h 22. On lui avait prescrit de se réveiller une heure plus tôt, de sorte qu'il ne fut pas tenu compte de cette nuit-là au cours de l'analyse. Il est néanmoins évident que certains individus sont capables de sortir de leur sommeil à des heures fixées à l'avance avec une extraordinaire ponctualité. Toutefois, la profondeur du sommeil ne laisse pas présager le réveil, et des personnes se sortent spontanément du sommeil le plus léger comme le plus lourd. Cependant comme l'a fait observer le Dr Tart, ces individus semblaient se fier à une horloge située dans leur cerveau, plus élaborée et plus sûre encore que ne le laissent prévoir les rythmes bien connus du sommeil. Il est d'ailleurs surprenant de constater que cette faculté de se réveiller soi-même n'a pas été soumise à des études approfondies. » « Un dernier exemple, dont le mécanisme reste encore mystérieux, de la persistance, au cours du sommeil, d'un certain degré de vigilance, concerne certains sujets qui possèdent le don de se réveiller à une heure déterminée à la demande. Où se trouve dans leur organisme cette pendule clandestine qui a le pouvoir de marquer les heures et d'envoyer un influx d'éveil quand elle atteint le moment choisi ? L'énigme reste entière », écrivait à son tour le Dr Charles Maillant[1]. Il y a de cela cinq ans. Depuis on a progressé et cette possibilité est maintenant moins mystérieuse ; on sait en particulier qu'il ne s'agit pas d'un don réservé à certains, mais qu'elle est au contraire accessible à tous, car tous nous avons en nous-même des chronomètres intérieurs capables d'évaluer l'heure et la durée et donc, par exemple, de nous éveiller à l'heure dite si l'on en donne l'ordre à son « guide intérieur » qui, lui, veille en permanence. Il n'y a pas, semble-t-il, de technique précise autre que celle de se pénétrer par autosuggestion au moment de l'endormissement, non pas de la durée choisie de son sommeil, mais plutôt de l'heure de son éveil. C'est ainsi que font tous ceux qui la pratiquent. Le Dr Hubert Larcher, dans *Les Domaines de la parapsychologie,* cite trois cas :

— celui d'une jeune femme qui demandait par une prière en s'endormant aux âmes du purgatoire de la réveiller à l'heure souhaitée ;

— celui d'une veuve qui s'adressait à son défunt mari ;

— et celui d'un étudiant qui s'autosuggestionnait avant de s'endormir. Dans les trois cas, il y avait totale efficacité, et dans les trois cas c'était, bien sûr, l'inconscient du dormeur qui le réveillait.

On peut utiliser cette méthode pour se réveiller à une heure précise la nuit, mais aussi dans la journée lorsqu'on a un temps disponible déterminé (qui n'est pas une tranche de vingt minutes ou un cycle complet) et que l'on veut l'utiliser à dormir.

Il nous arrive de prendre le métro. Or, dès que nous y sommes assis, une envie quasi irrésistible nous pousse à dormir ; il s'agit là sans doute d'une sorte de réaction d'autodéfense contre la foule, le bruit, la lumière. De plus, la chaleur qui y règne, le ronronnement des roues, le bercement du tangage nous y aident. Soulignons qu'il s'agit de sommeil véritable et non pas d'une simple somnolence. Nous programmons ce sommeil de manière à nous éveiller juste avant d'arriver à la station où nous descendons ; cela « marche » chaque fois, quel que soit le nombre de stations, que le parcours soit long ou très court, et cela même sur chaque

1. Cf. *Le Sommeil.*

tronçon de ligne, lorsqu'il y a des changements. Toutefois, cette possibilité allant totalement à l'encontre de la règle du cycle et, de plus, revenant à agir sur la durée de son propre cycle qui est théoriquement intangible, nous recommandons, avant de l'utiliser, de commencer par appliquer cette règle fondamentale du respect des cycles ; ce n'est que lorsqu'on en acquis une grande pratique que l'on peut aller plus loin sans risque de dérégler les pendules intérieures. Il ne faut pas utiliser constamment, ou simplement trop souvent cette possibilité car on risque alors également un déréglage des cycles.

Enfin, éviter, si l'on veut s'éveiller la nuit, que ce soit pendant le sommeil très profond du stade IV. Rappelons que ce stade n'intervient que dans les deux premiers cycles et trente minutes environ après l'endormissement (et le début du deuxième cycle), et qu'il dure une heure environ.

Voici enfin une autre particularité très intéressante du « dormeur champion » : il est à la fois un coq et un hibou, c'est-à-dire qu'il est capable à volonté de toutes les combinaisons possibles en se couchant tôt ou bien tard, et en se levant tôt ou bien tard, et cela en restant en très bonne forme sur tous les plans. Devenir dormeur champion, totalement maître de son sommeil, devrait être le « rêve » de tous. On peut le réaliser. On y trouvera beaucoup de satisfaction, même si notre ambition n'est pas de devenir un champion du monde du sommeil comme le furent ces deux exemples restés fameux : Thomas Edison, probablement le plus grand inventeur de tous les temps, dont on sait qu'il était « très bien éveillé le jour parce qu'il était très bien endormi la nuit », et Napoléon dont on a dit « qu'il avait mis le sommeil sous son commandement ».

« Lorsque votre cœur aura fait alliance avec la nuit » (Paul Claudel)

Dans un film, Louis Jouvet avait cette réplique : « Aimer, c'est un verbe irréfléchi. » On pourrait en dire autant du verbe dormir. Il faut que pour chacun maintenant il devienne un verbe « réfléchi ». Le temps de l'inconscient est venu, avons-nous écrit, mais aussi celui du sommeil « conscient ». Pour certains, le sommeil évoque du temps perdu, pour d'autres du temps agréable, mais pour très peu du temps bien rempli.

Il me paraît que si l'on veut vivre d'une vie plus « grande », ce que chacun espère, ce ne peut être en ignorant une heure sur trois de sa vie et en vivant seulement les deux autres heures restantes. Il faut d'abord essayer de savoir, de comprendre ce qui se passe pendant ces heures de prétendu « black-out », et puis s'en servir pour vivre plus, pour vivre mieux pendant les heures de l'éveil.

Peut-être maintenant, lorsque vous souhaiterez une bonne nuit à quelqu'un ou lorsque vous lui demanderez s'il a passé une bonne nuit, cela ne signifiera pas seulement, pour vous ou lui, une nuit reposante, obscure, mais aussi une nuit bien remplie, une nuit enrichissante. On doit souhaiter bonne nuit comme on souhaite un bon voyage, ce qui veut dire, bien sûr, comme pour la nuit, un voyage sans incident ni accident, mais aussi le plus profitable, le plus intéressant possible. Car le sommeil ne nous a pas été donné seulement, vous le savez désormais, pour nous vider de nos soucis et de notre fatigue, mais aussi et surtout pour nous combler.

Et maintenant, rêvons ensemble avec Khalil Gibran : « Adieu à vous et à la jeunesse que j'ai passée avec vous. Ce ne fut qu'hier que nous nous rencontrâmes en un rêve. Vous avez chanté pour moi dans ma solitude et moi de vos aspirations, j'ai bâti une tour dans le ciel. Mais à présent... le milieu du jour est sur nous et notre demi-éveil s'est transformé en plein jour, et nous devons nous séparer. Si dans le crépuscule du souvenir nous nous rencontrons à nouveau, nous nous entretiendrons ensemble et je vous chanterai un chant plus profond. Et si nos mains se rencontrent en un autre rêve, nous construirons ensemble une autre tour dans le ciel... Dans le silence de la nuit, j'ai marché dans vos rues et mon esprit est entré dans vos maisons.

Oui je connaissais votre joie et dans votre sommeil, vos rêves étaient mes rêves. »

2.

Le sommeil de l'avenir : un peu de prospective

Le sommeil de demain

La recherche d'une molécule du sommeil naturel remonte à l'année 1910 et la découverte du fameux facteur S (S comme *sommeil* ou *sleep*) qui fait dormir est actuellement bien avancée. « Pour la première fois, un insomniaque gravement dépendant des somnifères a pu être guéri par l'injection d'une substance naturelle considérée comme la molécule " programmatrice du sommeil ". Cette molécule a été découverte par l'équipe du Pr Guido Schoenberger. » En outre, « (...) on peut espérer raisonnablement que ce fameux somnifère naturel sera mis au point et rendu accessible dans les années qui viennent. Les chercheurs français de Lyon (de l'équipe du Pr Jouvet) ont découvert avec le VIP (*Vasoactive Intestinal Peptide*) une peptide provoquant le sommeil sans doute polyvalent (...). En 1976-1977 nous avons pu identifier la substance induisant le sommeil comme étant une petite protéine composée de neuf éléments (acides aminés), appelés peptides... On l'a appelée DSIP (*Delta Sleep Inducing Peptide*). »

Le sommeil de l'avenir

Dans un siècle (donc aucun — ou presque — des humains existants ne connaîtra ce « sommeil du futur », mais très progressivement une transformation de la manière de dormir s'opérera), il est vraisemblable que nos lits actuels avec tous leurs accessoires, matelas, sommier, traversin, oreiller, édredon, draps et même, d'ailleurs, nos pyjamas et chemises de nuit ne seront plus utilisés. Ils n'existeront plus que dans nos souvenirs et paraîtront aussi anachroniques que le lit de la reine de Saba — ou celui des riches Romains — composé uniquement de plaques de marbre agrémentées de quelques coussins ; et aussi délicieusement démodés que les lits clos, surélevés, à baldaquin, remplis de plumes dans lesquelles on s'enfonçait, et recouverts d'énormes édredons dans lesquels dormaient nos grand-mères. Aux USA on trouve déjà des lits vibrants qui vous délassent en vous berçant, avec coussins d'eau chauffants et musique incorporée qui induisent le sommeil avec programmation de la musique et de la température de l'eau. Mais aux environs de l'an 2000 le lit ressemblera de plus en plus à ce qu'on appelle déjà aux Etats-Unis « nuage des anges » : on y flotte sur des jets de ce qu'on appelle de l'« eau solide ». Ce sont des particules extrêmement fines de grains de sable pulvérisés et pulsés par une soufflerie ; le corps y flotte dans l'espace, sans aucun contact avec le lit. On dort sur « coussin d'air ». Ce lit est déjà utilisé efficacement pour les grands malades.

Le lit du futur sera une sorte de grand aquarium teinté de couleurs calmantes : on y flottera en état d'apesanteur sur bain spécial, plutôt gazeux. Le sommeil y sera infiniment plus agréable et efficace, ce qui permettra d'y dormir encore moins longtemps... sauf par plaisir.

Les cosmonautes ont fait l'expérience dans l'espace de l'apesanteur. On n'aura plus aucun besoin, comme dans les lits actuels, de changer de position, de se tourner et de se retourner (plus de trente fois par nuit dans les nuits calmes et plus de deux cents fois dans les nuits agitées !). Dans la chambre, l'air sera parfaitement conditionné, c'est-à-dire filtré, désodorisé, renouvelé avec la température, le degré hygrométrique, la teneur en oxygène et en ions négatifs qui conviennent à chacun. La lumière baissera progressivement comme celle du jour, mais plus vite. Dès que nous fermerons les yeux, un appareil programmé nous prendra en charge, émettant des ondes que notre cerveau captera, à distance, sans aucun fil. Il guidera ainsi notre sommeil à travers chaque cycle, assurant non seulement un endormissement rapide et voluptueux, mais la suite du ralentissement de nos ondes cérébrales : successivement de bêta en alpha, puis en thêta, delta et retour lors du rêve en alpha, puis en bêta à la fin de chaque cycle, et ainsi de suite.

Un fond de musique très douce accompagnera notre sommeil toute la nuit et facilitera nos rêves ; des odeurs aussi seront émises, au moment voulu, suivant le rêve que nous aurons préalablement choisi : par exemple, si nous avons décidé de passer cette nuit-là en Corse, on sentira un cocktail des parfums enivrants du maquis corse : les térébinthes, l'eucalyptus, la myrte, le ciste et la lavande sauvage, parfums accompagnés des bruits de la mer. La profondeur de notre sommeil sera réglée automatiquement en fonction de notre besoin de récupération, du temps que l'on veut dormir et de ce que l'on a à faire le lendemain. Et puis, lorsque nous aurons juste dormi ce qu'il faut, l'appareil nous conduira « en douceur » jusqu'à l'éveil ; pourra alors se projeter pour nous au plafond un magnifique lever progressif de Soleil auquel nous pourrons ainsi, sans bouger, assister.

Tout cela n'est pas du tout utopique, et existe, en partie déjà pour certains, en Amérique. La réalisation technique ne pose aucun problème, c'est une question de coût, que l'on arrivera à faire baisser pour le rendre accessible à un grand nombre.

D'autre part, il est vraisemblable que nous aurons dans la journée une deuxième montre qui nous donnera des indications sur nos principaux rythmes biologiques et en particulier sur celui qui règle notre sommeil. Elle sera plus intéressante car plus personnalisée que nos montres actuelles, qui indiquent seulement où en est la rotation de la Terre à l'endroit où l'on se trouve. Ainsi elle nous signalera les heures de passage de nos cycles dans la journée, pour que l'on puisse dormir si on le souhaite. A l'inverse, un appareil enregistrant à distance nos ondes cérébrales nous avertira des endormissements intempestifs, par exemple au volant, et réveillera alors instantanément le conducteur.

L'hypnopédie sera couramment utilisée, grâce à des magnétophones spéciaux, entièrement automatiques, préprogrammés et dans lesquels on pourra introduire les cassettes de son choix, permettant d'apprendre tout ce que l'on veut sans effort. Cet enseignement sera pratiqué par tous et surtout par les plus défavorisés, ceux qui n'ont pas bénéficié d'une instruction longue dans les écoles, collèges, lycées ou facultés. D'ailleurs, ces établissements d'enseignement seront réservés non pas aux cours mais aux travaux pratiques et de groupe ; finies les classes ennuyeuses où l'on avait tendance à s'endormir : ce seront celles-là qui seront les plus efficaces et les plus appréciées. On pourra ainsi apprendre toute sa vie : la nuit la théorie, le jour l'expérience. Somme toute, l'éveil sera là pour expérimenter, réaliser ce qu'on aura appris ou ce dont on aura rêvé la nuit. Ce sera alors la vraie formation continue d'un bout à l'autre de la journée, de la nuit et de la vie. On pourra même apprendre à dormir en dormant et devenir tous des dormeurs champions.

Ce sommeil futuriste semble tiré d'un roman de science-fiction, mais on sait bien que de plus en plus et même très vite la réalité dépasse la fiction. Par exemple, qui aurait osé « rêver » sous Louis XIV :

— d'un humain changeant de planète, premier homme sur la Lune en 1969 ;

— d'une transmission quasi instantanée des plus belles images en couleurs venant de l'autre bout de la Terre par la télévision et des plus belles musiques par la radio ;

— que l'on arrive à New York grâce au Concorde deux heures (heure locale) avant d'être parti de Paris, parce qu'il va plus vite que la rotation de la Terre ;

— que l'on puisse vous greffer le cœur, les reins, de quelqu'un d'autre ;

— que l'on invente l'ordinateur, etc.

Les rêves de l'an 3000

Il est tout à fait vraisemblable que l'on saura en l'an 3000 programmer à l'avance ses rêves. Après tout, le rêve de chaque nuit est une sorte de film que l'on se projette soi-même en plusieurs épisodes. Alors on pourra à l'avance choisir son film exactement comme on peut actuellement, grâce à une cassette et un magnétoscope, faire passer sur son poste de télévision le film correspondant. Il en sera de même pour notre rêve de la nuit. Nous aurons le choix d'un grand nombre de cassettes qui, mises dans une sorte de magnétoscope spécial, nous induira à distance et à chaque phase de sommeil paradoxal le rêve préenregistré et qui passera ainsi sur le petit écran de notre télévision intérieure.

On pourra même, probablement, à l'inverse, enregistrer sur cassette tous nos rêves et se les repasser dans la journée et même la nuit. Ce sera très agréable, mais il ne faudra pas en abuser car rien ne vaut le rêve en « libre cours » : le rêve est, en effet, par définition, nous l'avons dit, la liberté totale retrouvée : il vous affranchit totalement de la logique, de la morale, de tout conditionnement et convention sociale, et même de la vraisemblance ; il s'agit même là de sa fonction principale. De plus, le rêve est un « message personnel » qui nous est adressé par notre propre inconscient. Et donc le rêve imposé (même si on l'a librement choisi), le rêve préfabriqué, venant de l'extérieur, n'est plus vraiment du rêve : il ne remplit plus ces trois missions si précieuses dévolues à notre inconscient : d'être un libérateur, un confident et un conseiller.

On peut penser également qu'en l'an 3000 on aura parfaitement maîtrisé la « technique » du rêve lucide, c'est-à-dire de celui dans lequel on est conscient, au moins à certains moments, que l'on rêve et donc dans lequel on peut intervenir à son gré soit, par exemple, pour arrêter, modifier une situation désagréable, soit, au contraire, pour prolonger une situation agréable.

Le sommeil de l'an 3000

Tout le monde saura faire, dans la journée, du sommeil flash que l'on apprendra d'ailleurs à l'école. Et ces microsommeils auront remplacé en partie le sommeil actuel, celui de la nuit.

Nous vous avons montré l'existence et l'intérêt de ce sommeil flash. Il sera devenu pratique courante et il pourra, comme c'est le cas déjà pour un certain nombre d'animaux et même pour un certain nombre d'humains, se substituer (au moins partiellement) au sommeil normal. On en aura mieux compris le mécanisme, maîtrisé, amélioré, généralisé la technique, et ces microsommeils seront devenus suffisamment efficaces pour cela.

Mais ce ne sera pourtant là qu'un premier pas vers un autre

progrès plus décisif, plus fabuleux, qui consistera à supprimer complètement le sommeil.

Les grands spécialistes du sommeil disent que celui-ci constitue d'ores et déjà une fonction périmée, qu'il a eu sa raison d'être il y a quelques millions d'années, mais que celle-ci n'existe plus. Ces raisons sont fondées sur l'origine du sommeil de l'homme et des animaux : ne pouvant rien faire la nuit, car n'y voyant pas, l'homme a été obligé d'arrêter toute activité et, pour échapper à sa peur, il coupe ses sens et sa vigilance. Mais, depuis, on a inventé le feu et surtout l'électricité qui permettent de demeurer aussi actif la nuit que le jour. On n'a plus de raisons d'avoir peur ; le sommeil est donc devenu obsolète et, si on dort encore, c'est uniquement par habitude, routine, programmation ou par hystérésis. D'où les formules d'Abraham Weinberg : « Le besoin de sommeil que l'on considérait comme fondamental est à présent remis en question » ou de Michel Jouvet : « Je me demande parfois si le sommeil est vraiment nécessaire... » Ou même celle du Dr Meddis : « Selon ma théorie, le sommeil n'a aucune fonction essentielle à l'homme moderne et, au moins en principe, celui-ci peut s'en passer et vivre heureux. »

Le sommeil ne serait donc plus dès à présent, qu'un héritage encombrant et ce serait uniquement « (...) notre cerveau qui continuerait à nous imposer cet anachronisme de l'évolution, ce détestable héritage de l'homme des cavernes » (Thomas Edison). « Ce vestige monstrueusement inutile et mal adapté (...). Ce n'est plus qu'une tare inutile (...). La plus grande erreur de l'évolution (...) (Dr Rechtschaffen).

Mais pour nous aider à supprimer cette très mauvaise habitude (dormir), on peut imaginer que la nuit aura été supprimée :

— soit par des moyens simples : par exemple, grâce à un Soleil artificiel venant remplacer, chaque nuit, au moins au-dessus des villes, ou pour l'ensemble de la planète, la lumière et la chaleur du Soleil naturel ; déjà dans certains quartiers de certaines villes, on n'en est pas loin car on y voit presque comme en plein jour.

— soit par des moyens plus sophistiqués, par exemple, en empêchant la Terre de tourner, ce qui est théoriquement tout à fait possible.

D'ailleurs, ne croyez pas que tout cela demanderait une

énergie hors de proportion avec celle dont on peut disposer : par exemple, il ne serait pas nécessaire, et de très loin, d'avoir un Soleil artificiel aussi puissant que l'autre s'il est plus près. Le nôtre actuel est à cent cinquante millions de kilomètres de la Terre.

D'autre part, nous avons montré qu'une des justifications du sommeil sur le plan physique était de retrouver toutes les vingt-quatre heures la position horizontale ; en effet, la station verticale est encore antinaturelle pour l'homme. L'animal préhumain dont nous descendons (le ramapithèque) s'est mis debout il y a quelques millions d'années (entre quinze et vingt) et cela l'a conduit à l'hominisation. Mais cette station debout, nous l'avons dit, est encore pour nous pénible et nous ne pouvons la supporter à longueur de temps (ainsi que la station assise) nous en avons d'ailleurs expliqué les raisons. L'organisme humain n'a pas eu le temps encore de s'y habituer, de s'y adapter complètement. Mais on peut penser qu'il y parviendra et que cette position verticale lui deviendra de plus en plus normale. Donc cette nécessité physique, mécanique du sommeil, s'atténuera peu à peu pour disparaître complètement au bout d'un temps qu'il est évidemment très difficile de prévoir. Remarquons que dès maintenant on pourrait imaginer de continuer à se mettre périodiquement en position horizontale sans pour autant dormir. Mais pour pouvoir se passer totalement de sommeil sans inconvénient aucun, il faudra à notre avis remplir une autre condition *sine qua non.* La voici : le sommeil n'est pas, comme le croient les Occidentaux, un état sous-conscient, dans lequel la conscience est amoindrie, un état de perte de conscience... Le sommeil, au contraire, est pure conscience, intemporelle (on est dans le non-temps), dans l'immensité non duelle ! I e Vedanta nous dit que le sommeil est expérience de Brahma, de la plus haute réalité... C'est l'éveil au sens oriental de ce terme. Ainsi, la justification éblouissante du sommeil est celle-ci : certains humains sont, dans la journée, en dehors du sommeil, en cet état d'éveil intérieur, mais tous, nous avons besoin, chaque nuit, de l'expérimenter. Telle est sa raison d'être, irremplaçable. Nous ne nous passerons du sommeil qu'après avoir évolué, ouvert les yeux sur notre univers intérieur. Alors continuellement, jour et nuit, nous vivrons dans cet « état de grâce », celui du fameux rythme alpha (10 par seconde), rythme fondamental qui devrait être normalement celui de l'homme, celui dans lequel il se trouvait en permanence lorsqu'il vivait au « paradis terrestre ». Aussi peut-on espérer que par une prise de conscience individuelle et collective, l'homme atteindra (ou tout au moins une bonne partie de l'humanité) dans sa vie de l'éveil ce véritable « éveil de la conscience ».

Certains grands mystiques y sont déjà parvenus : sainte Catherine de Sienne dormait à peine une demi-heure tous les deux jours.

Sainte Colette ne dormait habituellement qu'une heure tous les huit jours, et passa même toute une année sans dormir. Agathe de la Croix demeura sans dormir les huit dernières années de sa vie et sainte Lidwine ne connut que trois heures de sommeil en l'espace de trente ans.

Cet éveil généralisé de la conscience est même une condition de survie pour l'ensemble de l'espèce humaine, condamnée sans cela, sans doute, à disparaître. Konrad Lorentz, le grand éthologiste, a dit : « J'ai découvert le maillon qui manquait entre le singe et l'homme, c'est nous ! » On peut espérer qu'aux abords de l'an 3000, l'humain sera devenu véritablement un homme à part entière. Par cette plénitude et à cette condition seulement, il pourrait se passer de ce sommeil actuellement si précieux et dont il a tant besoin car c'est alors dans sa vie de l' « éveil véritable » qu'il pourrait puiser les trésors correspondants. Peut-être dès maintenant pourrions-nous adresser à Dieu cette supplique : « Nous sommes d'accord pour ne plus avoir notre sommeil quotidien et de ce fait plus d'insomnies non plus ; et même pour qu'il nous soit définitivement enlevé, mais laissez-nous au moins nos rêves qui eux nous permettent chaque nuit, en secret, de réaliser nos désirs comme Vous seul pouvez le faire. » Jean Cocteau a dit : « L'homme ne disparaîtra pas tant qu'il saura rêver »... Avec le Dr J. M. Robert[1], nous nous quitterons sur cette autre espérance : « A l'échelle des temps, la course de l'humain, splendide, commence à peine. Elle ne s'achèvera qu'avec le Soleil. Elle ne peut pas ne pas rencontrer un jour la vérité et par elle accéder à la vraie liberté. »

---

1. Cf. *Comprendre votre cerveau.*

ANNEXE

Le cerveau humain

SCHÉMA SIMPLIFIÉ

Notre cerveau peut être considéré (très schématiquement) comme un système à trois étages. Chacun correspond à un stade de l'évolution animale progressive qui a duré plusieurs centaines de millions d'années avant d'arriver au perfectionnement sans équivalent dans la nature du cerveau humain actuel.

Premier étage

LE TRONC CÉRÉBRAL

— *Le bulbe :* c'est la vie. En piquant ce centre avec une aiguille, on provoque la mort. Il assure la rythmicité respiratoire, cardiaque et la pression artérielle.

— *La protubérance annulaire :* où sont situés les trois centres de l'éveil, du sommeil et du rêve.

LE CERVELET

— *La partie a :* apparaît chez les poissons. Elle renseigne sur la position dans l'espace.

— *La partie b :* apparaît chez les amphibiens et reptiles ; elle s'est surtout développée à partir des oiseaux. Sa mission est de contrebalancer les effets de la pesanteur : sans elle on ne pourrait ni se redresser ni marcher correctement.

— *La partie c :* apparaît chez les mammifères. Elle est le centre de la coordination des mouvements volontaires : par exemple battre la mesure, mimer, etc.

Le rôle d'ensemble du cervelet est surtout celui du contrôle des activités motrices du corps : il est une sorte de pilote un peu indépendant qui permet, par exemple, de monter un escalier, de faire de la bicyclette, tout en pensant à autre chose.

LE THALAMUS : merveilleux standard téléphonique miniaturisé vers lequel convergent toutes les informations sensitives et sensorielles (sauf l'odorat).

L'HYPOTHALAMUS comporte :
— un homéostat : réglant la température interne du corps ;
— un dipsostat : réglant la soif ;
— un orexostat : réglant la faim ;
— un gonadostat : réglant la sexualité.

L'HYPOPHYSE : l'ensemble hypothalamus — hypophyse sécrète des hormones qui agissent sur les glandes endocrines : thyroïde, parathyroïdes, surrénales (corticostéroïdes), et sur les hormones de croissance, prolactine, etc.

Deuxième étage

C'est le système *LIMBIQUE.*

Malgré son faible volume il a un rôle majeur. Il est situé entre le cerveau reptilien (premier étage) qui ne pense pas et le cerveau qui pense (troisième étage).

Il est chargé de la régulation entre les instincts et le comportement, et il comprend les centres psycho-affectifs. Il est responsable de notre humeur grâce à un thymostat (thymos : humeur), des réactions de plaisir, de notre agressivité ainsi que de la mémoire et de l'apprentissage.

C'est dans ce deuxième étage que l'on localise géographiquement l'inconscient ou le Ça de Nietzsche et de Freud.

Il comprend aussi :

L'ÉPIPHYSE : (autrefois appelée *glande pinéale*), minuscule glande qui est l'*horloge* de notre corps, fonctionnant en permanence et qui comporte deux « aiguilles » dont l'une fait un tour en vingt-quatre heures et l'autre un tour en une année.

Elle sécrète une hormone, la mélatonine, dont le taux varie suivant un rythme circadien (vingt-quatre heures), l'obscurité stimulant sa sécrétion. Cette hormone commande tous nos autres cycles circadiens auxquels obéissent plus de cent dix de nos fonctions.

Mais l'épiphyse commande aussi des cycles plus longs : annuels, déclenchement de la puberté, etc.

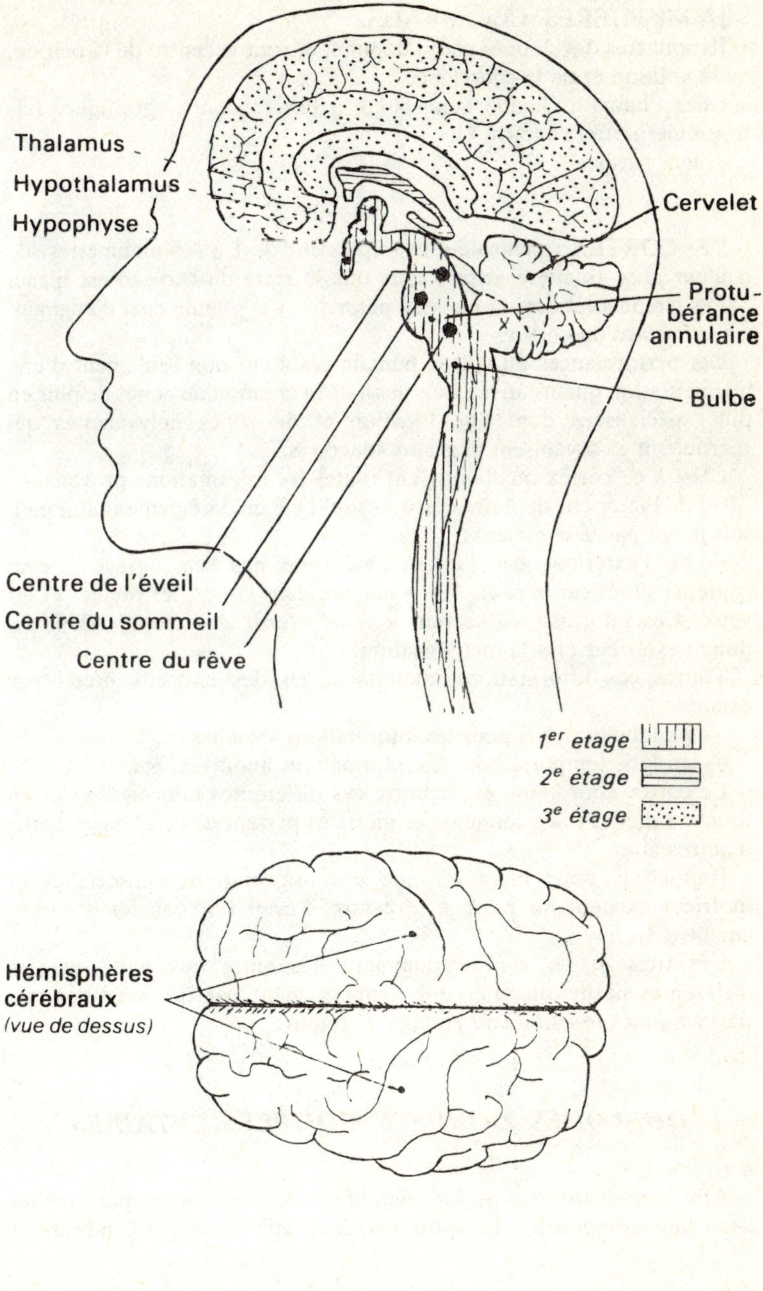
Thalamus
Hypothalamus
Hypophyse
Cervelet
Protu-
bérance
annulaire
Bulbe
Centre de l'éveil
Centre du sommeil
Centre du rêve
1er etage
2e étage
3e étage
Hémisphères
cérébraux
(vue de dessus)

Troisième étage

HÉMISPHÈRES CÉRÉBRAUX

Ils sont très développés chez l'homme, et sont le centre de la pensée, de la volition et de la conscience.

Chez l'humain chaque hémisphère a des fonctions spécifiques (cf. troisième partie, chapitre 1).

A leur surface :

LE CORTEX : pellicule d'une épaisseur de 1 à 4,5 millimètres, de couleur grise (matière grise), alors que le reste du cerveau est blanc. Les circonvolutions du cerveau permettent à volume égal d'augmenter la surface du cortex.

Les performances du cortex humain résultent non seulement d'une augmentation quantitative, mais aussi de la création de zones de plus en plus spécialisées dans une fonction et de zones polyvalentes qui regroupent et organisent plusieurs fonctions.

C'est à ce cortex qu'aboutissent toutes les informations provenant :

— de l'intérieur de notre corps lorsqu'il y a un dérèglement afin qu'il soit perçu par le conscient ;

— de l'extérieur par l'intermédiaire de nos sens, grâce à cinq capteurs situés sur la peau, sur la langue, dans le nez, les oreilles et les yeux. Ces informations servent à nous avertir des modifications du milieu extérieur et à la mémorisation.

Toutes ces informations aboutissent en des endroits précis par exemple :

— au lobe occipital pour les informations visuelles ;

— au lobe temporal pour les informations auditives, etc.

Le cortex coordonne et déchiffre ces différentes informations et en fonction d'elles : des commandes motrices partent de ce cortex à partir d'autres aires.

Rappelons pour mémoire que ces informations sensorielles et motrices excitent au passage le centre d'éveil (cf. deuxième partie, chapitre 3).

Ces trois étages sont évidemment liés entre eux ainsi que les différentes parties décrites qui communiquent par des systèmes très perfectionnés fonctionnant en aller et retour.

QUELQUES DONNÉES COMPLÉMENTAIRES

Afin que cette description simplifiée ne vous fasse pas oublier l'extrême complexité de votre cerveau, voici quelques indications chiffrées qui compléteront celles déjà données (cf. deuxième partie, chapitre 2, deuxième étape) :

— notre cerveau comprend dix à quinze milliards de neurones (cellules cérébrales). Chacun de ces neurones a un potentiel de connexion de 10^{28} (soit dix milliards de fois un milliard de milliards). Nous n'utilisons en fait qu'une toute petite partie de cette possibilité de connections et pour à peine 2 milliards de ces neurones ;

— chaque millimètre carré de notre cortex comporte quarante mille cellules dont chacune peut recevoir vingt mille informations par seconde ;

— l'information dans un cerveau humain est dix mille fois plus concentrée que dans un ordinateur.

Bibliographie

Pr R. ANDRIEU, « Du sommeil quotidien au sommeil éternel », *Revue de pathologie générale et de physiologie clinique*. Février 1960.

J. BENDER, *Enfin dormir,* Biblioth. France-Soir.

Ch. BIALOBOS, « Comment vaincre le JET-LAG », *L'Expansion,* 15-18 mars 1982.

Pr V. BLOCH, E. DUBOIS-HENNEQUIN, P. LECONTE, *Sommeil et Mémoire.*

J. BOUTON, *Bons et Mauvais Dormeurs,* Ed. Gamma. *Réapprendre à dormir,* Ed. E.S.F.

Dr L. COLONNA et Dr D. GINESTET, *Les Troubles du sommeil et leurs traitements,* Ed. Pil (Wyeth-Byla).

Confrontations psychiatriques, n° 15, 1977, « Sommeil et Psychiatrie », Ed. Specia.

D. CYRILLE, *Santé Magazine.*

J. DAUVEN, *Les Pouvoirs de l'hypnose,* Ed. Dangles.

W. DEMENT, *Dormir, rêver,* Ed. du Seuil.

R. GODEL, *Vie et Rénovation,* Ed. Gallimard.

P. FLUCHAIRE, *Bien dormir pour mieux vivre,* Ed. Dangles.

J. FOURASTIÉ, *La Grande Mutation du xxe siècle,* Ed. P.U.F.

S. FREUD, *Nouvelles conférences sur la psychanalyse,* Ed. Gallimard.

Dr D. FRYDMAN, *Et vous trouverez le sommeil,* Ed. Encre.

R. GALVEZ, *Apprendre et guérir en dormant,* Ed. Librairie Le François.

P. GARFIELD, *La Créativité onirique,* Ed. La Table Ronde.

Dr J. GAUTHIER, *Dernières et Nouvelles Connaissances sur l'Homme,* Ed. La Vie Claire.

GAY GAER LUCE et JULIUS SEGAL, *Le Sommeil,* Ed. Fayard. *L'Insomnie,* Ed. Fayard.

GAY GAER LUCE, *Le Temps des corps,* Ed. Hachette. Traduction française de Martine Laroche — © Random House, Inc.

Dr Ch. GELLMAN, *Comment retrouver le sommeil,* Ed. Le Hameau.

K. GILBRAN, *Le Prophète,* Ed. Casterman.

Ch. GODEFROY, *La Dynamique mentale,* coll. « Réponses », Ed. R. Laffont.

F. HARTMANN, *Les Fonctions du sommeil,* Ed. Dessart et Mardaga, Bruxelles.

R. F. KLEIN, VON W. PABURG, *Le Sommeil et le Rêve,* cours de psychosynthérèse, Ed. Klein, Suisse.

Dr W. KOELLA, *Physiologie du sommeil.*

Pr D. LANGEN, *Vaincre son insomnie,* Ed. Presses de la Renaissance.

Dr J. LHERMITTE, *Le Sommeil,* Ed. Armand Colin.

Dr Ch. MAILLANT, *Le Sommeil,* Ed. Julliard.

G. MATHIEU, *Dormez grâce aux traitements naturels,* Ed. Ceds et Stock.

E. MATTLIN, *Dormez moins, vivez plus,* Ed. Belfond.

Revue de Médecine, n° 49, décembre 1973 : « Sommeil, Physiologie et Pathologie ».

S. MONNERET, *Le Sommeil et le Rêve,* Ed. CEPL.

Dr J. MOURET, *Vous avez dit dormir !*

A. E. NOURSE, *Le Corps,* Coll. Life.

Dr P. PASSOUANT, *Le Sommeil, un tiers de votre vie,* Ed. Stock.

Dr Y. PELICIER, *Insomnuit,* Ed. Economica.

N. PEREZ CHRISTIAENS, *Le Bâillement,* Ed. Chiron.

PERNOUT, *L'Homme malade du temps,* Ed. Stock.

Pr G. RACLE, *La Pédagogie interactive,* Ed. Retz.

H. REEVES, *Patience dans l'azur,* Ed. du Seuil.

Dr J. M. ROBERT, *Comprendre notre cerveau,* Ed. du Seuil.

F. RUBIN, *Learning and Sleep. The Theory and the Practice of Hypnopaedia,* J. Wright and Sons L.T.D., Bristol.

F. SAFÉRIS, *Une révolution dans l'art d'apprendre,* Ed. R. Laffont.

Dr E. SCHULLER, *Les Insomnies et le Sommeil,* Ed. R. Laffont.

Science et Vie, « le Sommeil et les rêves », numéro spécial mai 1983.

G. SCIUTO, *Hypnose réelle,* Ed. Dangles.

B SWEETLAND, *La fortune en dormant,* Ed. Un Monde différent, Québec.

F. SZALONTAI, *Des problèmes fondamentaux de la suggestopédie,* Ed. Institut international de recherches et applications hypnopédiques.

G. WERLINGS, *Conférences. Psychophysiologie des conditions multiples de l'Etre.*

Achevé d'imprimer en mars 1984
sur presse CAMERON,
dans les ateliers de la S.E.P.C.
à Saint-Amand-Montrond (Cher)
pour le compte des éditions Robert Laffont

Dépôt légal : janvier 1984.
N° d'Édition : K.801. N° d'Impression : 664.